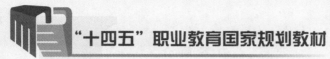
"十四五"职业教育国家规划教材

卫生职业教育"十四五"规划护理专业新形态一体化教材

供护理、涉外护理、助产及相关专业使用

妇产科护理

主　编　王傲芳　沈　清

副主编　谭　红　祝　娇　欧阳春霞

编　者　(以姓氏笔画排序)

王傲芳　咸宁职业教育(集团)学校

刘　珊　丽水护士学校

孙婉钧　秦皇岛水运卫生学校

李森立　西双版纳职业技术学院

沈　清　秦皇岛水运卫生学校

欧阳春霞　咸宁职业教育(集团)学校

赵丽红　黑龙江省林业卫生学校

祝　娇　咸宁职业教育(集团)学校

谭　红　枣庄科技职业学院

华中科技大学出版社
http://press.hust.edu.cn
中国·武汉

内 容 简 介

本书是"十四五"职业教育国家规划教材,暨卫生职业教育"十四五"规划护理专业新形态一体化教材。

全书共分为19个学习项目,内容包括绪论、女性生殖基础知识、妇产科护理程序、妇女保健、正常妊娠妇女的护理、正常分娩产妇的护理、正常产褥期管理、异常妊娠妇女的护理、妊娠合并症妇女的护理、高危妊娠管理、异常分娩产妇的护理、分娩期并发症产妇的护理、产褥期疾病产妇的护理、女性生殖系统炎性疾病病人的护理、女性生殖系统肿瘤病人的护理、女性生殖内分泌疾病病人的护理、妊娠滋养细胞疾病病人的护理、妇科其他疾病病人的护理及优生优育妇女的护理等。本书贴近教师教学需求,设立"学习目标""案例引导""考点提示""直通护考""知识链接"等模块,在形式上更具特色。

本书可供护理、涉外护理、助产及相关专业学生使用。

图书在版编目(CIP)数据

妇产科护理/王傲芳,沈清主编. —武汉:华中科技大学出版社,2017.8(2024.7重印)
ISBN 978-7-5680-3048-9

Ⅰ. ①妇…　Ⅱ. ①王…　②沈…　Ⅲ. ①妇产科学-护理学-中等专业学校-教材　Ⅳ. ①R473

中国版本图书馆 CIP 数据核字(2017)第 144086 号

妇产科护理　　　　　　　　　　　　　　　　　　　　　王傲芳　沈　清　主编
Fuchanke Huli

策划编辑:罗　伟
责任编辑:罗　伟
封面设计:原色设计
责任校对:张会军
责任监印:周治超
出版发行:华中科技大学出版社(中国·武汉)　　　电话:(027)81321913
　　　　　武汉市东湖新技术开发区华工科技园　　　邮编:430223
录　　排:华中科技大学惠友文印中心
印　　刷:武汉市洪林印务有限公司
开　　本:787mm×1092mm　1/16
印　　张:21.5
字　　数:563千字
版　　次:2024年7月第1版第10次印刷
定　　价:59.90元

卫生职业教育"十四五"规划
护理专业新形态一体化教材

编委会

Introduction

总 序

随着我国经济的持续发展和教育体系、结构的重大调整,职业教育办学思想、培养目标随之发生了重大变化,人们对职业教育的认识也发生了本质性的转变。我国已将发展职业教育作为重要的国家战略之一,卫生职业教育成为我国职业教育的重要组成部分。作为职业教育重要组成部分的卫生职业教育也取得了长足的发展,为国家输送了大批高素质技能型、应用型医疗卫生人才。

为了更好地顺应我国卫生职业教育教学与医疗卫生事业的新形势,贯彻落实《国家中长期教育改革和发展规划纲要》中"以服务为宗旨,以就业为导向"的思想精神,充分发挥教材建设在提高人才培养质量中的基础性作用,同时,也为了配合教育部"十四五"规划教材建设,进一步提高教材质量,在认真、细致调研的基础上,我们组织了全国20余所医药院校的近150位老师编写了这套以工作过程为导向的卫生职业教育"十四五"规划护理专业新形态一体化教材,并得到了参编院校的大力支持。

本套教材充分体现新一轮教学计划的特色,强调以就业为导向、以能力为本位、以岗位需求为标准的原则,按照技能型、服务型高素质劳动者的培养目标,坚持"五性"(思想性、科学性、先进性、启发性、适用性)和"三基"(基本理论、基本知识、基本技能)要求,着重突出以下编写特点:

(1)紧扣新专业目录、新教学计划和新教学大纲,科学、规范,具有鲜明的卫生职业教育特色。

(2)密切结合最新卫生职业教育护理专业课程标准,紧密围绕执业资格标准和工作岗位需要,与护士执业资格考试相衔接。

(3)突出体现"工学结合"的人才培养模式,以及课程建设与教学改革的最新成果。

(4)基础课教材以"必需、够用"为原则,专业课程重点强调"针对性"和"适用性"。

(5)内容体系整体优化,注重相关教材内容的联系和衔接,避免遗漏和不必要的重复。

（6）探索案例式教学方法，倡导主动学习。

这套新一轮规划教材得到了各院校的大力支持和高度关注，它将为新时期卫生职业教育的发展做出贡献。我们衷心希望这套教材能在相关课程的教学中发挥积极作用，并得到读者的青睐。我们也相信这套教材在使用过程中，通过教学实践的检验和实际问题的解决，能不断得到改进、完善和提高。

卫生职业教育"十四五"规划护理专业新形态一体化教材
编写委员会

前 言

Preface |

　　本教材是由全国卫生职业教育教学指导委员会和华中科技大学出版社在全国职业卫生院校经广泛遴选，组织具有丰富教学和临床护理工作经验的专家、教师精心编撰的新教材，供全国卫生职业教育护理、助产和母婴照护专业学生、在职护士、育婴师及农村卫生人员学习使用。

　　党的二十大报告指出，育人的根本在于立德。本教材编写重在全面贯彻党的教育方针，落实立德树人根本任务，培养德智体美劳全面发展的社会主义建设者和接班人；努力推进职普融通、产教融合、科教融汇，优化职业教育类型定位。依据 2022 年新修订的职业教育法，全面深化职业教育教学改革，整合融通各级各类优质教育资源，探索优质高效育人的教育发展新模式，完善现代职业教育体系，构建人才培养"立交桥"，为学生成长成才提供更多更好的发展机会。深入实施科教兴国战略、人才强国战略，加快构建中国特色现代职业教育体系，全面提升技术技能人才培养质量，为现代化强国建设提供坚实的人才支撑。本教材融入理实一体化的理念，以就业为导向，探索任务引领，项目承载，人文渗透的教材编写模式，力求培养与实际工作紧密衔接的技术、技能型人才；以注重提高学生的职业道德、执业能力、创业能力和创新精神为主要目标，力求做到整体结构优化，深度和广度适当，突出"以人为中心"的服务宗旨；同时，贴近护考，贴近临床，按照实际需要编写，强调操作技能，突出实用性和针对性。

　　本书以职业教育护理专业教学实际和岗位需要为导向，为农村、社区等基层服务；以常见病、多发病的相关内容为重点；注重对学生实用知识和技能的培养；内容上与护士执业考试相衔接，以提高学生获取执业资格证书的能力，利于学生就业。同时接轨"双证书"制度，紧扣执业资格考试大纲，在每章或节后加入历年国家护士执业资格考试真题或相关同型题——"直通护考"模块。注重相近课程、前期课程和后续课程之间的协编，避免知识点的遗漏、重复，删除与专业教学无关的知识点。

全书共分为 19 个学习项目,内容包括:绪论、女性生殖基础知识、妇产科护理程序、妇女保健、正常妊娠妇女的护理、正常分娩产妇的护理、正常产褥期管理、异常妊娠妇女的护理、妊娠合并症妇女的护理、高危妊娠管理、异常分娩产妇的护理、分娩期并发症产妇的护理、产褥期疾病产妇的护理、女性生殖系统炎性疾病病人的护理、女性生殖系统肿瘤病人的护理、女性生殖内分泌疾病病人的护理、妊娠滋养细胞疾病病人的护理、妇科其他疾病病人的护理及优生优育妇女的护理等。

本书在编排上稍做调整,将内容相关联的章节合并,在内容上尽可能与国际接轨,重视知识更新,紧跟临床发展变化,如阴道炎症的规范化治疗、子宫颈炎症的理论更新及盆腔炎性疾病的新认识等。

本书紧扣二十大"办好人民满意的教育"宗旨,增设"思政课堂"模块。在编写时将护理程序贯穿始终,紧扣教学及后期护士执业资格考试需要,贴近教师教学需求,设立"学习目标"、"护理应用"、"考点提示"、"直通护考"、"知识链接"等模块,在形式上更具特色。贴近学生需求特点,精炼文字,多采用图片、表格等形式,使教材图文并茂,增加可读性和实用性,凸显"十四五"规划教材的魅力。

在本书编写过程中,为保证高质量,全体参编人员付出了辛勤的劳动,各参编学校和医院给予了大力支持,华中科技大学出版社各级领导给予了悉心指导,在此特致谢意! 由于时间紧迫,本书的内容和编排难免有疏漏之处,恳请使用教材的教师、学生、妇产科护理同仁及广大读者提出宝贵意见,以便日臻完善。

王傲芳

Contents

目　录

妇产科护理教学大纲

项目一　绪　论

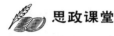

学习目标

1. 热爱本职工作,具有热忱服务于病人的高尚道德情操。
2. 具有良好的护患沟通与医护团队合作能力。
3. 掌握妇产科护士应具备的素质。
4. 熟悉妇产科护理的性质、内容、学习目的及方法。

思政课堂

推进健康中国建设。人民健康是民族昌盛和国家强盛的重要标志。

一、妇产科护理的性质及内容

妇产科护理是一门诊断并处理妇女现存和潜在的健康问题,对不同健康状况的女性实施整体护理,为妇女健康提供服务的科学,是现代护理学的重要组成部分。

妇产科护理是中等卫生职业教育护理专业重要的专业核心课程,是依据医学学科设置的护理临床课程。本课程突出以"整体人的健康为中心"的现代护理理念,任务是在学习和实践中培养学生具有良好的职业素质和专业知识与技能,运用现代护理程序对妇产科正常和异常妇女以及胎儿、新生儿实施针对个案特点的整体护理,并对个体、家庭、社区进行保健指导和健康教育。确保妇女在整个生命不同生理阶段健康、安全和幸福,保证胎儿、新生儿的生命安全及健康成长。

根据妇婴护理工作岗位范畴,本课程分为女性生殖基础知识、妇女保健、孕产妇护理、妇科疾病病人护理和计划生育妇女护理五大部分。

二、妇产科护理的学习目的及方法

学习妇产科护理的目的在于掌握现代妇产科护理理论和技能,发挥护理特有职能,为病人提供解除痛苦、促进康复的护理活动,帮助护理对象尽快获得生活自理能力;同时为健康女性提供自我保健知识,预防疾病并维持健康状态。

妇产科护理是临床医学中一门涉及范围广、整体性和实践性强的学科,对专科护士文化基础水平、专业知识、专业实践能力、责任心、职业道德等方面有更高的要求。学习妇产科护理,首先应广泛学习理论知识,除应具备社会人文学科和医学基础知识外,还应具有护理学基础、内科护理、外科护理、儿科护理、社区护理等综合知识,同时应注重培养实践能力。妇产科护理课程分系统理论学习和毕业实习两个阶段,在学习的全过程中强调理论联系实际,注意综合素质和创新能力的培养,加强实践能力和职业行为规范培养,使学生的知识结构与临床病人护理需求相适应。毕业实习是在医院临床护理带教老师的指导下,针对服务对象提供个体化整体护理,通过临床护理实践,进一步培养和提高实际工作能力,正确运用护理程序科学管理病人,为生命各阶段不同健康状况的女性提供优质、全方位的护理服务。本课程承担的重要任务是,培养有理想、有道德、有文化、有纪律,能适应未来社会科学发展,具备良好职业素质、科学文化和身心素质,品德高尚、全面发展的复合型护理人才。

三、妇产科护理的发展趋势

妇产科护理是在医学发展过程中逐渐形成的,最早源于产科护理。自有人类以来,就有专人参与照顾妇女的生育过程,这就是早期的产科护理雏形。大约在公元前 1500 年,古埃及古医书中就有关于民间对分娩、流产、产科阵痛处理及妊娠诊断方法等的描述。我国产科发展历史悠久,公元前 1300 年至公元前 1200 年间,甲骨文撰写的卜辞中就有王妃分娩时染病的记载。唐朝大中初年(公元 8 世纪中叶)咎殷所著《经效产宝》是我国现存最早的一部中医妇产科专著,产科与内科从此分立。至近代,分娩场所由家庭转移到医院,一批受过专业训练、具备特殊技能的护理人员参与产科的护理工作。当代,我国妇产科护理进行了多种形式的改革和尝试,使我国妇产科护理事业步入了科学的发展轨道,并逐渐与国际妇产科护理接轨。

为适应医学模式转变和社会发展过程中人们对健康、生育及医疗保健需求的变化,妇产科护理模式随现代护理学发展,由单纯"以疾病为中心的护理"向"以病人为中心的护理"转变,现已转变为"以整体的人的健康为中心"的护理模式。护理场所逐渐由医院扩大到社会和家庭,护理内容扩大到系统化整体护理。

目前开展的"以家庭为中心"的产科护理,即确定并针对个案、家庭、新生儿在生理、心理、社会等方面的需要及调适,向他们提供具有安全性和高质量的健康照顾,尤其强调提供促进家庭成员间的凝聚力和维护身体安全的母婴照顾,是当代整体化护理的具体体现。其优点如下:①有利于建立养育和亲密的家庭关系;②易于完成父母的角色转变;③父母及新生儿之间易建立积极的相互依附关系(亲子关系);④减少并发症。

我国各地普遍建立"爱婴医院",开展"温馨待产"、"母婴同室",提供类似家庭环境的待产和分娩机构,是实现"以家庭为中心"的产科护理的具体体现。妇科护理和产科护理具有共同的基础,也兼顾家庭成员、治疗环境和出院指导等,对妇科病人实施"以整体的人的健康为中心"的护理。"以家庭为中心"的护理是妇产科护理的发展趋势。

四、妇产科护士应具备的素质

护士素质不仅与医疗护理质量密切相关,更是护理事业发展的决定性要素。妇产科护士必须具有高尚的医德修养、全面的综合素质、扎实的专业技术和技能。首先要有奉献精神,热爱本职工作,忠诚于病人,对病人有同情心;重视护理伦理,自觉尊重护理对象的人格,保护护理对象的隐私;具有良好的人文精神,珍视生命,关爱护理对象,减轻痛苦,维护健康。其次应具有良好的法律意识和医疗安全意识,自觉遵守有关医疗卫生的法律法规,依法实施护理任务;具有良好的护患沟通及医护团队合作能力;善于与人合作共事,言谈举止文明,情绪稳定振作;有较强的人际沟通能力和协调能力,以及发现问题、解决问题的能力;具备较好的语言、文字表达能力;具有从事护理工作的健康体质和健全人格,良好的心理素质和社会适应能力,职业生涯发展和群体个性化发展能力。同时应具备妇产科护理专业全面的技术和技能。要以优良的道德品质和良好的心理素养、广博的知识、端庄的仪表、亲切的态度服务于病人,能科学地组织、有效地实施护理活动,达到不断提高护理服务质量和护理对象满意度的目的,为我国妇产科护理事业做出应有的贡献。

（王傲芳）

项目二　女性生殖基础知识

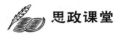

学习目标

1. 掌握女性内生殖器的结构、功能,子宫内膜周期性变化和月经。
2. 熟悉骨盆的组成、平面和径线,女性外生殖器,生殖器邻近器官。
3. 熟悉女性一生各阶段的生理特点,卵巢的周期性变化及功能。
4. 了解骨盆底的构造,女性生殖器血管、淋巴管、神经,月经周期的调节。

 思政课堂

自信自强、守正创新,踔厉奋发、勇毅前行!

任务一　女性生殖系统解剖

案例引导

案例 2-1　小张,女,15 岁,因外阴部剧烈疼痛就诊。女孩 1 h 前跨越栏杆时不慎摔倒,外阴受到撞击,呈骑跨式。检查可见外阴皮肤和皮下组织无明显裂口,无活动性出血。

问题:①外阴血肿最常见的发生部位是哪里? ②此时应给予哪些处理及护理?

一、骨盆

女性骨盆是躯干和下肢的骨性连接,能支持躯干、保护盆腔脏器,同时还是胎儿娩出的通道,其大小、形状直接影响分娩。

(一) 骨盆的组成

1. 骨盆的骨骼　骨盆由骶骨、尾骨和左右两块髋骨组成。骶骨由 5～6 块骶椎合成;尾骨由 4～5 块尾椎合成；每块髋骨由髂骨、坐骨及耻骨融合而成（图 2-1）。

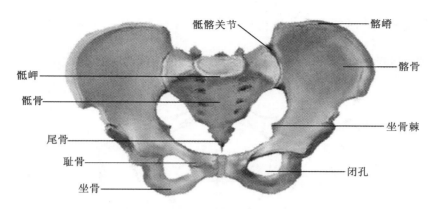

图 2-1 正常女性骨盆（前上观）

2. 骨盆的关节 前方两耻骨之间由纤维软骨连接，称为耻骨联合；骶骨与髂骨之间形成骶髂关节；骶骨与尾骨之间以骶尾关节相连。

3. 骨盆的韧带 骨盆 2 对重要的韧带为骶棘韧带和骶结节韧带。骶棘韧带为骶骨、尾骨与坐骨棘之间的韧带，骶棘韧带宽度即坐骨切迹宽度；骶结节韧带为骶骨、尾骨与坐骨结节之间的韧带。

（二）骨盆的分界

骨盆以耻骨联合上缘、两侧髂耻缘和骶岬上缘的连线为界，分为上、下两部分。上方为假骨盆（又称大骨盆），下方为真骨盆（又称小骨盆）。真骨盆即骨产道。

（三）骨盆的平面和径线

真骨盆分为 3 个平面。

1. 骨盆入口平面 真假骨盆分界面，呈横椭圆形，有四条径线（图 2-2）。

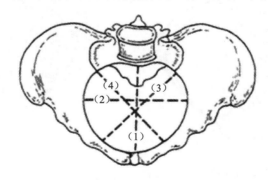

图 2-2 骨盆入口平面及径线

（1）入口前后径：又称真结合径，耻骨联合上缘中点至骶岬上缘正中间的距离，正常值平均 11 cm，其长短与分娩关系密切。

（2）入口横径：左右髂耻缘间的最大距离，正常值平均 13 cm。

（3）入口斜径：左右各一，左骶髂关节上缘至对侧髂耻隆突间的距离为左斜径，右骶髂关节上缘至对侧髂耻隆突间的距离为右斜径，正常值平均 12.75 cm。

2. 中骨盆平面 骨盆最小平面,呈纵椭圆形,前为耻骨联合下缘,两侧为坐骨棘,后为骶骨下端。有两条径线(图2-3)。

(1)中骨盆前后径:耻骨联合下缘中点经两侧坐骨棘连线中点至骶骨下端的距离,正常值平均11.5 cm。

(2)中骨盆横径:也称坐骨棘间径,为两坐骨棘间的距离,正常值平均10 cm,其长短与分娩关系密切。

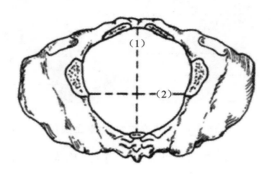

图2-3　中骨盆平面及径线

3. 骨盆出口平面 由两个不同平面的三角形组成。前三角顶点为耻骨联合下缘,两侧为左右耻骨降支;后三角顶点为骶尾关节,两侧为左右骶结节韧带。两个三角形共同的底边为坐骨结节间径。有四条径线(图2-4)。

(1)出口前后径:耻骨联合下缘至骶尾关节间的距离,正常值平均11.5 cm。

(2)出口横径:也称坐骨结节间径,两坐骨结节末端内缘间的距离,正常值平均9 cm,其长短与分娩关系密切。

(3)出口前矢状径:耻骨联合下缘中点至坐骨结节间径中点的距离,正常值平均6 cm。

(4)出口后矢状径:骶尾关节至坐骨结节间径中点的距离,正常值平均8.5 cm。

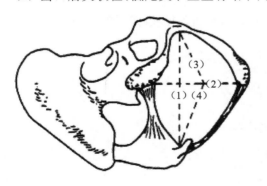

图2-4　骨盆出口平面及径线

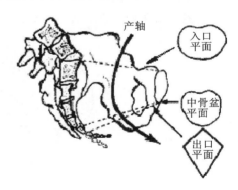

图2-5　骨盆轴

(四)骨盆轴及骨盆倾斜度

1. 骨盆轴 连接骨盆各平面中心点的假想曲线称骨盆轴,又称产轴(图2-5)。此轴上段向下向后,中段向下,下段向下向前。分娩时,胎儿沿此轴娩出。

2. 骨盆倾斜度 女性直立时,骨盆入口平面与地平面形成的角度称骨盆倾斜度,一般为60°(图2-6)。骨盆倾斜度过大影响胎头衔接和娩出。

（五）骨盆的类型

骨盆按形状分为四种类型：①女型骨盆：最常见，为女性正常骨盆，在我国妇女中占52%～58.9%。骨盆入口呈横椭圆形，入口横径较前后径稍长。骨盆侧壁直，坐骨棘不突出，耻骨弓较宽，坐骨棘间径≥10 cm。②扁平型骨盆：占23.2%～29%。③类人猿型骨盆：14.2%～18%。④男型骨盆：1%～3.7%。

（六）骨盆底

骨盆底由多层肌肉和筋膜组成，其功能为封闭骨盆出口，承托盆腔脏器并保持其正常位置（图2-7）。骨盆底组织由外向内分为三层。

1. 外层 位于外生殖器、会阴皮肤及皮下组织的下面，由会阴浅筋膜及深面的3对肌肉（球海绵体肌、坐骨海绵体肌、会阴浅横肌）和肛门外括约肌组成。此层肌肉的肌腱汇合于阴道外口和肛门之间，形成中心腱。

2. 中层 即泌尿生殖膈，由上、下两层坚韧筋膜及其间的1对会阴深横肌和尿道括约肌组成，覆盖于骨盆出口前三角形平面上，又称三角韧带。有尿道和阴道穿过。

3. 内层 即盆膈，是骨盆底最里面最坚韧的一层，由肛提肌及其内、外筋膜组成。每侧肛提肌自前内向后外由3部分组成：①耻尾肌；②髂尾肌；③坐尾肌。

广义的会阴指封闭骨盆出口的所有软组织。狭义的会阴又称会阴体，指阴道口与肛门之间的软组织，呈楔形，厚3～4 cm，包括表层皮肤、皮下脂肪、筋膜、部分肛提肌和会阴中心腱。

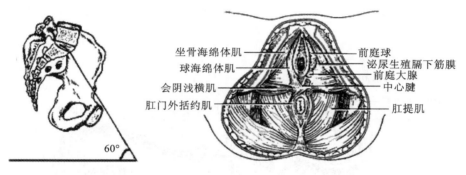

图 2-6　骨盆倾斜度

图 2-7　骨盆底肌肉

二、女性生殖器

（一）外生殖器

女性外生殖器又称外阴，指生殖器官的外露部分，位于两股内侧，前为耻骨联合，后为会阴（图2-8）。

1. 阴阜 耻骨联合前面隆起的脂肪垫，青春期开始生长阴毛，呈尖端向下分布的三角形。

2. 大阴唇 两股内侧一对纵行隆起的皮肤皱襞，起自阴阜，止于会阴。大阴唇外侧面皮层内有皮脂腺和汗腺，青春期长出阴毛；内侧面皮肤湿润似黏膜。大阴唇皮下为疏松结缔组织和脂肪，含丰富血管、淋巴管和神经，外伤后易形成血肿。

3. 小阴唇 位于大阴唇内侧的一对薄皮肤皱襞。无毛，富含神经末梢。两侧小阴唇前端前叶形成阴蒂包皮，后叶形成阴蒂系带。大、小阴唇后端会合，在正中线形成阴唇系带。

4. 阴蒂 位于小阴唇顶端的联合处，为海绵体组织，具有勃起性。

5. 阴道前庭 两侧小阴唇之间的菱形裂隙。前为阴蒂，后为阴唇系带。阴道口与阴唇系

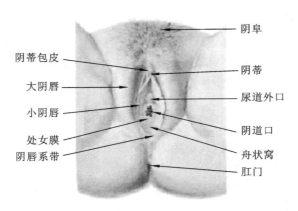

图 2-8　女性外生殖器

带之间形成一浅窝,称舟状窝(又称阴道前庭窝)。此区域内有:①前庭球:又称球海绵体。②前庭大腺:又称巴氏腺,位于大阴唇后部,海绵体肌下方,如黄豆大,左右各一。腺管细长(1～2 cm),向内侧开口于阴道前庭后方小阴唇与处女膜之间的沟内。性兴奋时分泌黏液润滑阴道口,若感染可形成囊肿或脓肿。③尿道外口:位于前庭前部。④阴道口和处女膜:阴道口位于尿道外口后方,前庭后部。其周边覆盖一层黏膜皱襞,中间有一孔,称为处女膜。

(二) 内生殖器

女性内生殖器包括阴道、子宫、输卵管和卵巢(图 2-9),临床将输卵管和卵巢合称为子宫附件。

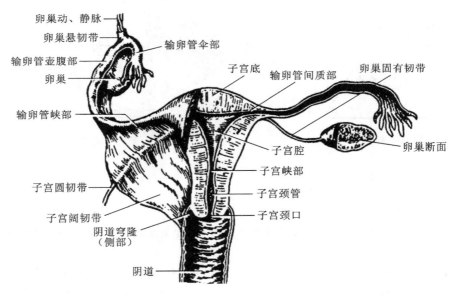

图 2-9　女性内生殖器

1. 阴道　性交器官,经血排出及胎儿娩出的通道。

(1) 位置、形态:阴道位于真骨盆下部中央,为上宽下窄的管道。前壁长 7～9 cm,与膀胱和尿道相邻;后壁长 10～12 cm,与直肠相贴。下端开口于阴道前庭后部,上端环绕子宫颈阴道部。子宫颈与阴道间的圆周状隐窝称为阴道穹隆,分前、后、左、右 4 部分,后穹隆最深,与盆腔最低部位直肠子宫陷凹相邻,临床上可经此处穿刺或引流。

（2）组织结构：阴道壁自内向外由黏膜、肌层和纤维组织膜构成。黏膜层淡红色，无腺体，由复层鳞状上皮覆盖，受性激素影响有周期性变化。肌层由外纵内环两层平滑肌构成。阴道壁富有静脉丛，损伤后易形成血肿或出血。

2. 子宫　子宫为产生月经和孕育胚胎、胎儿的器官。

（1）位置、形态：子宫位（宫体）于真骨盆腔中央，坐骨棘水平之上，前为膀胱，后为直肠，下接阴道，两侧有输卵管和卵巢。成人子宫正常位置呈轻度前倾前屈位，似倒置的扁梨形。长 7～8 cm，宽 4～5 cm，厚 2～3 cm，重 50～70 g，子宫腔（宫腔）容量约 5 mL。子宫上部较宽，称子宫体，其上端隆突部分称为子宫底（宫底）。子宫底两侧为子宫角（宫角）。子宫下部较窄呈圆柱状，称子宫颈（宫颈）。子宫体与子宫颈的比例，女童为 1∶2，育龄期为 2∶1，老年期为 1∶1。子宫颈以阴道为界分为上下两部，上部占 2/3，称为子宫颈阴道上部；下部占 1/3，伸入阴道内，称为子宫颈阴道部。

子宫腔为上宽下窄的三角形，两侧通输卵管，下接子宫颈管（宫颈管）。子宫体与子宫颈之间最狭窄部分为子宫峡部，非孕期长约 1 cm，上端为解剖学内口，下端为组织学内口。子宫颈内腔呈梭形，称为子宫颈管，成年女性长 2.5～3 cm，其下端称为子宫颈外口（宫颈外口），通向阴道。未产妇的子宫颈外口呈圆形；经产妇呈横裂状，将子宫颈分为前唇和后唇（图 2-10）。

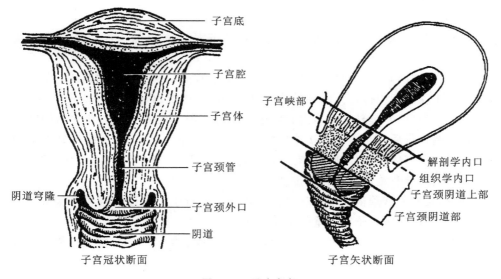

图 2-10　子宫各部

（2）组织结构：

①子宫体：子宫体壁由外层的浆膜层、中间的肌层和内层的黏膜层（子宫内膜）三层组织构成。

a. 子宫浆膜层：覆盖子宫底部及前后面的脏腹膜。在子宫前面近子宫峡部处，腹膜向前反折覆盖膀胱，形成膀胱子宫陷凹。在子宫后面，腹膜至子宫颈后方及阴道后穹隆再反折向直肠，形成直肠子宫陷凹，又称道格拉斯陷凹。

b. 子宫肌层：由大量平滑肌束、少量弹力纤维和胶原纤维组成，非孕时厚约 0.8 cm，分为 3 层，外层纵行，内层环行，中层肌纤维交叉排列。子宫肌收缩时压迫血管，能有效制止子宫出血。

c. 子宫黏膜层：一层粉红色黏膜组织，表面 2/3 为致密层及海绵层，统称功能层，青春期开始受卵巢性激素影响发生周期性变化、脱落。其下 1/3 靠近子宫肌层的内膜为基底层，无周期性变化。

②子宫颈：主要由结缔组织构成，含少量平滑肌纤维、血管及弹力纤维。子宫颈管黏膜为单层高柱状上皮，内有许多腺体能分泌碱性黏液，形成黏液栓堵塞子宫颈管。子宫颈阴道部被复层鳞状上皮覆盖。子宫颈外口柱状上皮与鳞状上皮交接处是子宫颈癌的好发部位。

（3）子宫韧带：子宫韧带共有4对，与盆底肌和筋膜共同维持子宫位置（图2-11）。

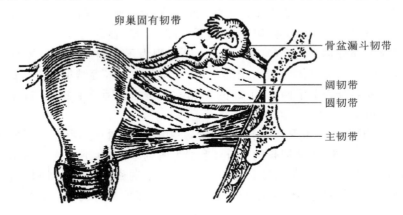

图 2-11　子宫韧带

①圆韧带：起自两侧子宫角前面、输卵管近端的下方，向前外侧达骨盆壁，经腹股沟管止于大阴唇前端。维持子宫前倾位置。

②阔韧带：子宫两侧翼型双层腹膜皱襞，由覆盖子宫前后壁的腹膜向两侧延伸达骨盆壁形成。维持子宫于盆腔正中位置。阔韧带分前、后两叶，上缘游离，内2/3包绕输卵管，外1/3移行为骨盆漏斗韧带（即卵巢悬韧带），内有卵巢动静脉。卵巢内侧与子宫角之间的阔韧带称卵巢固有韧带。阔韧带后叶与卵巢相接处称卵巢系膜。输卵管以下、卵巢附着处以上的阔韧带称输卵管系膜。子宫体两侧阔韧带内有丰富的血管、淋巴管、神经和疏松结缔组织，称为子宫旁组织。子宫动静脉和输尿管从阔韧带基底部穿过。

③主韧带：又称子宫颈横韧带，在阔韧带的下部，横行于子宫颈两侧和骨盆壁之间。作用为固定子宫颈位置，是防止子宫下垂的主要结构。

④子宫骶韧带：起自子宫颈侧后方，向两侧绕过直肠达第2、3骶椎前面的筋膜。将子宫颈向后上牵引，间接维持子宫前倾位置。

3. 输卵管　一对细长弯曲的肌性管道，长8～14 cm。位于阔韧带的上缘内，内侧与子宫角相通，外端游离，与卵巢接近，开口于腹腔。由内向外分为间质部、峡部、壶腹部和伞部。输卵管壶腹部为卵子与精子相遇受精的场所，也是向子宫腔运送受精卵的通道，伞部有"拾卵"作用。

4. 卵巢　一对扁椭圆形的性腺，具有产生及排出卵子、分泌甾体激素的功能。

卵巢位于输卵管的后下方，借卵巢系膜连于阔韧带后叶，有血管和神经出入，称卵巢门。卵巢外侧以骨盆漏斗韧带连于骨盆壁，内侧以卵巢固有韧带连于子宫。成年妇女卵巢呈灰白色，重5～6 g，大小约为4 cm×3 cm×1 cm；绝经后卵巢萎缩变小变硬。

卵巢表面无腹膜，由单层立方上皮覆盖，称生发上皮。上皮深面有一层致密纤维组织，称卵巢白膜。再往内为卵巢实质，分皮质与髓质两部分。皮质在外层，是卵巢的主体，由大小不等的各级卵泡、黄体、黄体退化形成的残余结构和间质组织组成；髓质与卵巢门相连，无卵泡，内含丰富血管、神经、淋巴管及疏松结缔组织（图2-12）。

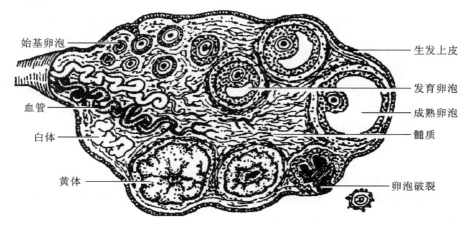

图 2-12　卵巢的结构(切面)

图中标注：始基卵泡　生发上皮　血管　发育卵泡　白体　成熟卵泡　髓质　黄体　卵泡破裂

三、女性生殖器的邻近器官

(一) 尿道

位于耻骨联合与阴道前壁之间,长 4～5 cm,直径约 0.6 cm,起自膀胱三角尖端,穿过泌尿生殖膈,终于阴道前庭部尿道外口。女性尿道短而直,又接近阴道,易引起泌尿系统感染。

(二) 膀胱

膀胱为一囊状肌性器官。空虚时位于耻骨联合与子宫之间,膀胱充盈时可凸向骨盆腔甚至腹腔。妇科检查及手术前必须排空膀胱。

(三) 输尿管

输尿管为一对圆索状肌性管道,起自肾盂,终于膀胱,长约 30 cm。输尿管在腹膜后,从肾盂开始沿腰大肌向下,在髂外动脉起点的前方进入骨盆腔,下行经阔韧带基底部向前内方,在子宫颈外侧约 2 cm 处,从子宫动脉下方穿过,再向前、向内进入膀胱。在施行子宫切除结扎子宫动脉时,应避免损伤输尿管。

(四) 直肠

位于盆腔后部,全长 15～20 cm,上接乙状结肠,下接肛管。直肠前壁与子宫和阴道后壁相贴,阴道后壁损伤可累及直肠,易发生直肠阴道瘘。肛管长 2～3 cm,借会阴体与阴道下段分开,妇科手术及分娩处理时,应避免损伤肛管。

(五) 阑尾

通常位于右髂窝内,长 7～9 cm。右侧附件与其相邻,妇女患阑尾炎时可能累及右侧子宫附件。妊娠期阑尾位置随妊娠月份增加而逐渐向外上方移位。

四、女性生殖器的血管、淋巴结和神经

(一) 血管

1. 动脉　女性内外生殖器官的血液供应主要来自卵巢动脉、子宫动脉、阴道动脉及阴部内动脉。卵巢动脉发自腹主动脉(左侧卵巢动脉可来自左肾动脉),其余动脉均来自髂内动脉。

2. 静脉　盆腔静脉均与同名动脉伴行,数量多,在相应器官及其周围形成静脉丛,互相吻合,故盆腔静脉感染容易蔓延。右侧汇入下腔静脉,左侧汇入左肾静脉,故左侧盆腔静脉曲张较多见。

(二)淋巴结

女性生殖器官及盆腔具有丰富的淋巴系统,淋巴结通常沿相应的血管排列,成群或成串分布,其数目和位置变异很大。分为外生殖器淋巴结与盆腔淋巴结两组。当生殖器发生感染或肿瘤时,往往沿各部回流的淋巴管传播,导致相应淋巴结肿大。

(三)神经

女性内、外生殖器官由躯体神经和自主神经共同支配。

1. 外生殖器的神经支配　主要由阴部神经支配。由第Ⅱ、Ⅲ、Ⅳ骶神经分支组成,含感觉和运动神经纤维,走行与阴部内动脉相同。

2. 内生殖器的神经支配　主要由交感神经与副交感神经支配。子宫平滑肌有自主节律活动,完全切除其神经后仍能有节律性收缩,还能完成分娩。

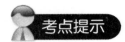

骨盆的分界、骨盆各平面形态、骨盆各平面的关键径线、阴道后穹隆、子宫峡部长度及上下口、子宫颈癌的好发部位。

任务二　女性生殖系统生理

 案例引导

案例 2-2　陈女士,30 岁,因单位女职工体检来妇科门诊做常规检查。月经史:初潮 13 岁,经期 5～6 日,月经周期 30 日,平素月经规律。末次月经 2017 年 4 月 19日,行经如常。全身检查及妇科检查各项指标均正常。今天是 2017 年 5 月 5 日。

问题:①陈女士的排卵期是在月经周期的第几天?②陈女士本月排卵应该是在几号?③她的子宫内膜现在处于哪一期?④她今天的子宫颈黏液涂片应该呈什么形状?

一、女性一生各阶段的生理特点

(一)胎儿期

受精卵是由父系和母系来源的 23 对(46 条)染色体组成的新个体,其中性染色体 XX 合子发育为女性。胚胎 6 周后原始性腺开始分化,8～10 周性腺组织才出现卵巢的结构。卵巢形成后,两条副中肾管发育为女性生殖道。

(二)新生儿期

出生后 4 周内称为新生儿期。女性胎儿在母体内受到母体性腺和胎盘产生的性激素的影响,子宫内膜和乳房均有一定程度的发育。出生后,乳房微隆或少许泌乳;出现少量阴道流血即假月经。这些生理现象数日内可自行消失。

(三)儿童期

从出生满 4 周到 12 岁左右称儿童期。儿童早期(8 岁前)体格发育较快,但生殖器官仍处于幼稚型。儿童后期(8 岁后),卵巢内卵泡受垂体促性腺激素影响,有一定发育并分泌性激素,但达不到成熟。故乳房和内、外生殖器开始发育,女性特征开始出现。

(四)青春期

青春期是儿童到成人的转变期,是生殖器官、内分泌、体格逐渐发育至成熟的阶段。世界卫生组织(WHO)规定青春期为 10～19 岁。

1. 第一性征发育　即在促性腺激素作用下,卵巢增大,卵泡开始发育和分泌雌激素,生殖器从幼稚型变为成人型。

2. 第二性征出现　除生殖器官以外,其他所有的女性特征即第二性征,包括音调变高、乳房发育、阴毛及腋毛分布、骨盆横径发育大于前后径,以及胸、肩部皮下脂肪增多等。

3. 月经初潮　月经初潮是青春期的重要标志。

(五)性成熟期

性成熟期又称生育期,是卵巢生殖功能和内分泌功能最旺盛的时期。一般从 18 岁左右开始,历时约 30 年。此期妇女性功能旺盛,卵巢功能成熟并分泌性激素,周期性排卵,生殖器官各部及乳房发生周期性变化。

(六)绝经过渡期

绝经过渡期指从开始出现绝经趋势直至最后一次月经的时期。可始于 40 岁,历时短至 1～2 年,长至 10～20 年。此期卵巢功能逐渐衰退,月经期不规律,常为无排卵性月经。月经永久性停止称为绝经。我国妇女平均绝经年龄为 49.5 岁,80% 在 44～54 岁之间。以往对绝经过渡期采用"更年期"这一术语,1994 年 WHO 提出废除"更年期"一词,推荐使用"围绝经期"这一术语,将其定义为从卵巢功能开始衰退直至绝经后 1 年内的时期。围绝经期由于雌激素水平降低,可出现血管舒缩障碍和神经精神症状,表现为潮热、出汗、情绪不稳定、不安、抑郁或烦躁、失眠等表现,称为绝经综合征。

(七)绝经后期

绝经后期指绝经后的生命时期。初期,卵巢间质仍能分泌少量雄激素,在外周转化为雌酮,是循环中的主要雌激素。一般 60 岁以后妇女机体逐渐老化进入老年期。此期卵巢功能完全衰竭,雌激素水平低落,不足以维持女性第二性征,生殖器官进一步萎缩老化。骨代谢失常引起骨质疏松,易发生骨折。

二、卵巢功能及周期性变化

(一) 卵巢的功能

卵巢为女性性腺,主要功能是产生卵子并排卵,同时分泌性激素,分别称为卵巢的生殖功能及内分泌功能。

(二) 卵巢的周期性变化

卵泡自胚胎形成后即进入自主发育和闭锁的轨道,其机制尚不清楚。女性胚胎16～20周时生殖细胞数目达高峰,约700万个。卵巢的基本生殖单位是始基卵泡。出生时约剩200万个,至青春期只剩下约30万个。

从青春期至绝经前,卵巢在形态和功能上发生周期性变化,称为卵巢周期。包括以下过程。

1. 卵泡发育和成熟 进入青春期后,卵泡发育成熟的过程依赖于促性腺激素的刺激。性成熟期,每月发育一批(3～11个)卵泡,经过募集、选择,其中一般只有1个优势卵泡能发育成熟并排卵,其余卵泡发育到一定程度通过细胞凋亡机制而自行退化,称卵泡闭锁。女性一生中仅有400～500个卵泡发育成熟并排卵。

卵泡的发育始于始基卵泡到初级卵泡的转化,始基卵泡可以在卵巢内处于休眠状态数十年。一般卵泡生长的最后阶段正常需15日左右,是月经周期的卵泡期。

卵泡生长过程分为始基卵泡、窦前卵泡、窦卵泡和排卵前卵泡4个阶段,排卵前卵泡为卵泡发育的最后阶段,亦称格拉夫卵泡。此时卵泡液急剧增加,卵泡腔体积显著增大,直径可达18～23 mm,卵泡向卵巢表面突出,其结构从外到内依次为:卵泡外膜、卵泡内膜、颗粒细胞、卵泡腔、卵丘、放射冠和透明带。

2. 排卵 卵细胞和它周围的卵丘颗粒细胞一起被排出的过程称排卵(图2-13)。排卵多发生在下次月经来潮前14日左右。卵子由两侧卵巢轮流排出,也可由一侧卵巢连续排出。

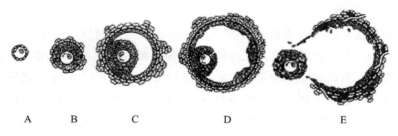

图2-13 不同发育阶段卵泡形态示意图
A为始基卵泡;B为窦前卵泡;C为窦状卵泡;D为排卵前卵泡;E为排卵

3. 黄体形成和退化 排卵后,卵泡液流出,卵泡腔内压下降,卵泡壁塌陷,形成许多皱襞,卵泡壁的卵泡颗粒细胞和卵泡内膜细胞向内侵入,周围由卵泡外膜包围,共同形成黄体。卵泡颗粒细胞和卵泡内膜细胞在黄体生成素排卵峰的作用下进一步黄素化,分别形成颗粒黄体细胞和卵泡膜黄体细胞。

黄体分泌孕激素和雌激素。排卵后7～8日,黄体发育达高峰,直径1～2 cm,外观黄色。若卵子未受精,黄体在排卵后9～10日开始退化,黄体功能限于14日。黄体退化时黄体细胞逐渐萎缩变小，周围的结缔组织及成纤维细胞侵入黄体，逐渐由结缔组织所代替，组织纤维化，外观色白，称白体。若卵子受精，黄体继续发育成妊娠黄体，妊娠 3 个月末退化。

（三）卵巢性激素的合成及分泌

卵巢主要分泌雌激素、孕激素和少量雄激素，均为甾体激素，属类固醇激素。主要在肝内代谢，经肾脏排出。

1. 卵巢性激素分泌的周期性变化

（1）雌激素：雌激素在排卵前主要来源于卵泡膜细胞，月经第 7 日迅速增加，排卵前达高峰。排卵后黄体分泌大量雌激素，排卵后 7～8 日雌激素达第 2 高峰。主要有雌二醇（E_2）、雌酮（E_1）和雌三醇（E_3）。雌激素活性以雌二醇为主，雌酮次之，雌三醇最弱，雌三醇是前两者的代谢产物。

（2）孕激素：卵泡期卵泡不分泌孕酮，排卵后黄体分泌孕酮逐渐增加，排卵后 7～8 日达最高峰，以后逐渐下降。

（3）雄激素：女性雄激素主要来自肾上腺。卵巢也能分泌部分雄激素，卵巢内泡膜层主要分泌雄烯二酮，卵巢间质细胞和门细胞主要分泌睾酮。

2. 卵巢性激素的生理作用 见表 2-1。

表 2-1 雌、孕激素的生理作用

部 位	雌激素（E）	孕激素（P）
子宫肌	促进发育，肌层增厚；收缩加强，提高对缩宫素敏感性	抑制收缩，降低对缩宫素敏感性
子宫内膜	增生期变化	增生基础上转化为分泌期
子宫颈	子宫口松弛；黏液分泌增加，稀薄，拉丝度长	子宫口闭合，黏液分泌减少，黏稠，拉丝易断
输卵管	促进发育和节律性收缩	抑制节律性收缩
阴道	促进上皮细胞增生、角化；糖原增多	加快上皮细胞脱落
乳房	促使乳腺管增生，乳头乳晕着色	促进乳腺腺泡发育
下丘脑-垂体	正、负反馈调节	月经中期增强雌激素的正反馈作用；黄体期有负反馈作用
其他	促进第二性征发育；促进水、钠潴留；维持和促进骨基质代谢；促进肝脏高密度脂蛋白合成和抑制低密度脂蛋白合成，降低胆固醇；大剂量的雌激素促进回奶	使基础体温升高 0.3～0.5 ℃；促进水、钠排泄

雄激素生理作用：雄激素促进外生殖器发育、阴毛和腋毛生长；促进蛋白质合成、红细胞增生、骨骼和肌肉发育。分泌过多可出现男性化特征。

三、其他生殖器官周期性变化

（一）子宫内膜的周期性变化

1. 增殖期 也称增生期，月经周期第 5～14 日，与卵巢周期中的卵泡期相对应。在雌激素作用下，内膜表面上皮、腺体、间质、血管均呈增殖性变化，称增殖期。月经后基底层快速增生修复内膜创面，内膜逐渐变厚，腺体增多、延长、弯曲，间质致密，其间小动脉增生、延长、弯曲，管腔扩大。该期子宫内膜厚度由 0.5 mm 增生至 3～5 mm。该期又可分为早、中、晚期。

2. 分泌期 月经周期第15～28日,与卵巢周期中的黄体期相对应。雌激素和孕激素共同作用,使子宫内膜继续增厚,腺体增长弯曲,出现分泌现象;间质疏松水肿;血管进一步弯曲,呈螺旋状,为受精卵着床做准备。该期也分为早、中、晚期。

3. 月经期 月经周期第1～4日。经前24 h,由于黄体萎缩,雌、孕激素水平下降,内膜螺旋小动脉痉挛性收缩,导致内膜缺血、坏死,血管破裂形成内膜底部血肿,促使内膜剥脱。脱落的内膜碎片与血液经阴道排出,月经来潮。

(二)阴道黏膜的周期性变化

排卵前,阴道上皮在雌激素作用下,底层细胞增生,演变为中、表层细胞,使阴道上皮增厚;表层细胞角化。细胞内富含糖原,经阴道杆菌分解成乳酸,使阴道内保持一定酸度,可以防止致病菌繁殖。排卵后在孕激素作用下,主要表现为细胞脱落。

(三)子宫颈黏液的周期性变化

随着雌激素水平不断升高,子宫颈黏液分泌量增多,至排卵期子宫颈黏液稀薄、透明,拉丝度可达10 cm以上。黏液涂片干燥后可见羊齿植物叶状结晶,排卵期最典型。排卵后受孕激素影响,黏液分泌量减少,质地黏稠而混浊,拉丝易断。涂片结晶逐渐模糊,至月经周期第22日左右完全消失,呈现排列成行的椭圆体(图2-14)。

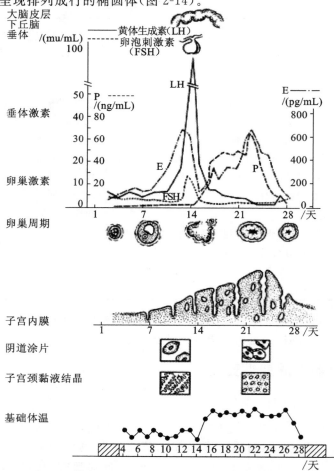

图2-14 月经周期中激素、卵巢、子宫内膜、阴道涂片、子宫颈黏液和基础体温周期性变化

（四）输卵管的周期性变化

雌激素促进输卵管发育及输卵管节律性收缩,排卵前,峡部收缩、闭锁。孕激素抑制输卵管节律性收缩,排卵后,峡部肌肉松弛。

四、月经及月经期健康指导

1. 月经　伴随卵巢周期性变化出现的子宫内膜周期性脱落、出血,称为月经。第一次月经来潮称月经初潮。月经初潮年龄多为 13~14 岁,可受遗传、营养、体重、气候等因素影响。15 岁以后月经尚未来潮,应引起临床重视。

2. 月经血的特征　月经血暗红色、呈碱性、无臭味、黏稠不凝固。月经血含血液、子宫内膜碎片、子宫颈黏液及脱落阴道上皮细胞。月经血中还含前列腺素及来自子宫内膜的大量纤维蛋白溶酶。由于纤维蛋白溶酶对纤维蛋白的溶解作用,月经血不凝,只有出血多的情况下出现血凝块。

3. 正常月经的临床表现　相邻两次月经第 1 日间隔的时间称为一个月经周期。一般为 21~35 日,平均 28 日。每次月经持续时间称为经期,一般为 2~8 日,平均 4~6 日。正常经量为 20~60 mL,超过 80 mL 称为月经过多。

月经期一般无特殊症状,但由于盆腔充血和前列腺素作用,有些妇女出现下腹部及腰骶部坠胀不适或子宫收缩痛,还可出现腹泻等胃肠功能紊乱症状。极少数可出现头痛及轻度神经系统不稳定症状。

4. 月经期健康指导　①劳逸结合,避免精神紧张;②注意卫生,保持外阴清洁;③禁止游泳、盆浴、性生活及阴道冲洗;④加强营养,少食生冷、辛辣、刺激食物;⑤注意保暖,不滥用药。

五、月经周期的调节

月经周期的调节是一个非常复杂的过程,主要涉及下丘脑、垂体和卵巢。下丘脑分泌促性腺激素释放激素(GnRH),通过调节垂体促性腺激素的分泌,调控卵巢功能。卵巢分泌的性激素对下丘脑-垂体又具有反馈调节作用。下丘脑、垂体、卵巢之间相互调节、相互影响,形成完整而协调的神经内分泌系统,称为下丘脑-垂体-卵巢(HPO)轴。

（一）下丘脑促性腺激素释放激素

下丘脑弓状核神经细胞分泌的促性腺激素释放激素(GnRH)是一种十肽激素,直接通过垂体门脉系统输送到腺垂体,调节垂体促性腺激素的合成与分泌。

（二）腺垂体生殖激素

腺垂体(垂体前叶)分泌的直接与生殖调节有关的激素是促性腺激素和催乳素。腺垂体的促性腺激素细胞分泌卵泡刺激素(FSH)和黄体生成素(LH)。FSH 促使卵泡生长发育至成熟,同时分泌雌激素。LH 排卵前促使卵母细胞最终成熟及排卵;在黄体期维持黄体功能,促进孕激素和雌激素分泌。

（三）卵巢性激素的反馈调节

1. 雌激素　雌激素对下丘脑产生负反馈和正反馈两种作用。在卵泡期早期,一定水平的雌激素负反馈作用于下丘脑,抑制 GnRH 释放,并降低垂体对 GnRH 的反应性,从而实现对垂体促性腺激素脉冲式分泌的抑制。在卵泡期晚期,当雌激素分泌达到阈值(≥200 pg/mL)

并维持 48 h,即可发挥正反馈作用,刺激 LH 分泌高峰。

2. 孕激素　在排卵前,低水平的孕激素可增强雌激素对促性腺激素的正反馈作用。在黄体期,高水平的孕激素对促性腺激素的脉冲式分泌产生负反馈抑制作用。

(四) 月经周期的调节机制

1. 卵泡期　青春期开始,下丘脑分泌 GnRH,使垂体分泌 FSH,促进卵泡发育,分泌雌激素,子宫内膜发生增生期变化。随着雌激素逐渐增加,对下丘脑的负反馈增强,抑制下丘脑 GnRH 的分泌,加之抑制素 B 的作用,使垂体 FSH 分泌减少。当卵泡发育接近成熟时,卵泡分泌的雌激素达到 200 pg/mL 以上并维持 48 h,即对下丘脑和垂体产生正反馈作用,形成 LH 和 FSH 峰,两者协同作用,促使成熟卵泡排卵。

2. 黄体期　排卵后循环中 LH 和 FSH 均急剧下降,在少量 LH 和 FSH 作用下,黄体形成并逐渐发育成熟。黄体主要分泌孕激素,也分泌雌二醇,使子宫内膜发生分泌期变化。排卵后第 7～8 日循环中孕激素和雌激素均达到高峰。大量孕激素和雌激素以及抑制素 A 的共同负反馈作用,又使垂体 LH 和 FSH 分泌相应减少,黄体开始萎缩,雌、孕激素分泌减少,子宫内膜失去性激素支持,发生剥脱,月经来潮。雌、孕激素和抑制素 A 的减少解除了对下丘脑和垂体的负反馈抑制,FSH 分泌增加,卵泡开始发育,下一个月经周期开始,如此周而复始(图 2-15)。

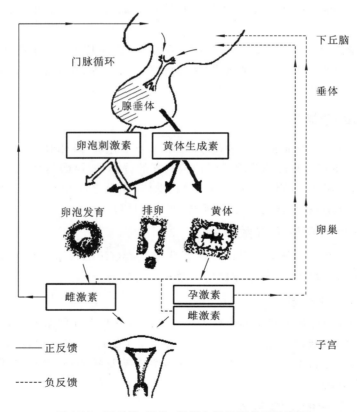

图 2-15　下丘脑、垂体、卵巢之间相互关系示意图

月经周期主要受 HPO 轴的神经内分泌调节,同时也受抑制素-激活素-卵泡抑制素系统的调节,其他腺体内分泌激素对月经周期也有影响。HPO 轴的生理活动受到大脑皮层神经中枢的影响,如外界环境、精神因素等均可影响月经周期。

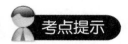

排卵时间、黄体退化时间、雌孕激素主要生理功能、子宫内膜的周期性变化、月经周期、月经期、正常月经量、月经周期调节有赖于 HPO 轴。

（沈　清）

🏥 直通护考

一、A1/A2 型题(以下每一道考题下面有 A、B、C、D、E 五个备选答案,请从中选择一个最佳答案。)

1. 盆腔最低部位是(　　)。
A. 阴道后穹隆 　　　　　　 B. 直肠子宫陷凹 　　　　　　 C. 膀胱子宫陷凹
D. 阴道前穹隆 　　　　　　 E. 以上均不是

2. 子宫颈癌的好发部位是(　　)。
A. 子宫颈阴道部 　　　　　 B. 子宫颈阴道上部 　　　　　 C. 子宫颈内口
D. 子宫峡部 　　　　　　　 E. 子宫颈外口柱状上皮与鳞状上皮交接处

3. 维持子宫体处于前倾前屈位置的韧带是(　　)。
A. 子宫圆韧带 　　　　　　 B. 子宫阔韧带 　　　　　　　 C. 子宫主韧带
D. 子宫骶韧带 　　　　　　 E. 卵巢固有韧带

4. 能够产生性激素的器官是(　　)。
A. 阴蒂 　　　 B. 阴道 　　　 C. 卵巢 　　　 D. 子宫 　　　 E. 输卵管

5. 防止子宫脱垂的结构主要是(　　)。
A. 子宫阔韧带 　　　　　　 B. 子宫主韧带 　　　　　　　 C. 子宫圆韧带
D. 子宫骶韧带 　　　　　　 E. 子宫旁组织

二、A3/A4 型题(以下提供若干个案例,每个案例下设若干个考题。请根据各考题题干所提供的信息,在每道题下面的 A、B、C、D、E 五个备选答案中,选择一个最佳答案。)

(6~9 题共用题干)

张女士,27 岁,因备孕来产科门诊咨询。月经史:13(5~6)/30 日,平素月经规律。末次月经 2017 年 4 月 19 日,行经如常,近一周无性生活。全身检查及妇科检查各项指标均正常。今天是 2017 年 5 月 3 日。

6. 张女士的排卵期是在月经周期的(　　)。
A. 第 12 日 　　　　　　　 B. 第 13 日 　　　　　　　　 C. 第 14 日
D. 第 15 日 　　　　　　　 E. 第 16 日

7. 张女士本月排卵应该是在(　　)。
A. 5 月 3 日 　　 B. 5 月 4 日 　　 C. 5 月 5 日 　　 D. 5 月 6 日 　　 E. 5 月 7 日

8. 她的子宫内膜现在处于(　　)。
A. 月经前期 　　　　　　　 B. 增殖期 　　　　　　　　　 C. 分泌期

D. 月经期　　　　　　　　E. 以上均不对

9. 她今天的子宫颈黏液涂片应该呈（　　）。

A. 圆形结晶　　　　　　B. 椭圆形结晶　　　　　　C. 方形结晶

D. 羊齿植物叶状结晶　　E. 条索状排列的椭圆体

项目三 妇产科护理程序

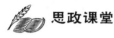 **学习目标**

1. 具有对妇产科病人特殊心理需求进行沟通的能力和医护团队合作能力。
2. 掌握妇产科护理程序、盆腔检查的护理配合与注意事项。
3. 熟悉妇产科健康史的内容、盆腔检查方法及临床意义。

 思政课堂

贯彻以人民为中心的发展思想,在幼有所育、学有所教、劳有所得、病有所医、老有所养、住有所居、弱有所扶上持续用力!

案例引导

案例 3-1　李女士,39 岁,因"下腹疼痛 3 天,阴道异常流血 2 天"入院。

问题:①应如何进行健康史采集? ②需指导病人进行哪些妇科检查?

护理程序是指导护理人员以满足护理对象的身心需要,以恢复或增进护理对象的健康为目标,运用系统方法实施计划性、连续性、全面整体护理的一种理论与实践模式。

护理程序一般分为五个步骤,即评估、诊断、计划、实施和评价。

妇产科护士通过护理程序评估妇女的健康状态,确认现存或潜在的健康问题,制订适合护理对象的护理计划,并采取适当的护理措施以解决确认的问题。妇产科护理计划客观、全面、系统地反映护理质量,同时又是一个重要的法律依据,书写时要准确、简练、及时,不允许涂改。

【护理评估】

护理评估是护理程序的基础,是指收集护理对象的全面资料,加以整理、综合、判断的过程。包括健康史、身体状况评估和心理-社会状况评估。

(一) 健康史

健康史采集方法:妇产科健康史采集可以通过观察、会谈及对护理对象进行健康史评估、身体检查、相关的实验室检查及相应的心理测试等方法获得妇女生理、病理、心理-社会等资料。在护理评估过程中,妇产科护士要做到态度和蔼、语言亲切,体贴和尊重病人,耐心细致地询问和进行体格检查,并给予保护隐私的承诺。

健康史采集内容如下。

1. 一般项目　包括护理对象姓名、年龄、籍贯、职业、民族、婚姻、住址、入院日期、入院方式、健康史记录日期、健康史陈述者及可靠程度。若非护理对象陈述,应注明陈述者与护理对象的关系。

2. 主诉　指促使病人就诊的主要症状(或体征)及持续时间。力求通过主诉能初步评估疾病大致范围及程度。要求简明扼要,通常不超过 20 字。妇科临床常见症状有阴道流血、外阴瘙痒、白带异常、闭经、下腹痛、下腹部包块、不孕等。也有本人无任何自觉症状,妇科普查时发现妇产科问题的护理对象。

3. 现病史　指病人本次疾病发生、演变、诊疗全过程,为病史的主要部分。应以主诉为核心,按主要症状出现的时间顺序进行询问,了解发病时间、原因或诱因、病情发展经过、就医经过、采取的护理措施及效果。还要了解有无伴随症状及出现时间、特点,尤其是与主要症状的关系。另外询问病人睡眠、饮食、体重、大小便、心理反应等。

4. 月经史　询问初潮年龄、月经周期、经期、经量、经期伴随症状,末次月经日期(LMP)及绝经年龄。记录为:初潮年龄 $\dfrac{经期}{月经周期}$ 末次月经日期或绝经年龄。如:12 岁初潮,月经周期 28～30 日,经期持续 5～6 日,末次月经 2017 年 5 月 10 日,可记录为:$12\dfrac{5～6}{28～30}$ 2017.5.10。

5. 婚育史　询问婚次及每次结婚年龄,是否近亲结婚(直系血亲及三代旁系血亲),配偶健康状况,有无性病史及双方同居情况等。生育史(孕产史)包括足月产、早产及流产次数及现存子女数。记录为:足月产数-早产数-流产数-现存子女数或孕$_{数}$产$_{数}$($G_{数}P_{数}$)。如足月产 1 次,无早产,流产 3 次,现存子女 1 人,可记录为 1-0-3-1,或用孕$_4$产$_1$(G_4P_1)表示。记录分娩方式、有无难产史、新生儿出生情况、产后或流产后有无出血或感染史,自然流产或人工流产情况,末次分娩或流产日期,采用何种计划生育措施及其效果。

6. 既往史　指病人过去的健康和疾病情况。内容包括以往一般健康状况、疾病史、传染病史、预防接种史、手术外伤史、输血史、药物过敏史。

7. 个人史　出生、生活和曾居住地区,有无特殊嗜好等。

8. 家族史　父母、兄弟、姐妹及子女健康情况。家族成员有无遗传性疾病(如血友病、白化病等)、可能与遗传有关的疾病(如糖尿病、高血压、肿瘤等)以及传染病(如结核病等)。

(二)身体状况评估

身体状况评估在采集健康史后进行。包括全身检查、腹部检查和盆腔检查。除病情危急外,应按下列先后顺序进行。

1. 全身检查　常规测量体温、脉搏、呼吸及血压,必要时测量身高和体重。评估病人神志、精神状态、面容、体态、全身发育及毛发分布情况、皮肤黏膜、浅表淋巴结、头部器官、颈、乳房、心、肺、脊柱及四肢。

2. 腹部检查　腹部检查为妇产科体格检查的重要组成部分,应在盆腔检查前进行。视诊观察腹部有无隆起,腹壁有无瘢痕、静脉曲张、妊娠纹、腹壁疝、腹直肌分离等。触诊肝、脾、肾有无增大及压痛,腹部有无压痛、反跳痛和肌紧张,能否扪到包块,包块部位、大小、形状、质地、活动度、表面是否光滑、有无压痛等。叩诊时注意鼓音和浊音分布范围,有无移动性浊音。必要时听诊了解肠鸣音情况。若合并妊娠,应检查腹围、宫底高度(宫高)、胎方位及胎儿大小,并听胎心音。

3. 盆腔检查　又称妇科检查,是了解内外生殖器情况及诊断妇产科疾病特有的检查方法。包括外阴、阴道、宫颈、宫体及双侧附件检查。

（1）护理配合与注意事项：

①检查者应关心体贴病人，做到态度和蔼、语言亲切、检查仔细，动作轻柔。检查前向病人解释盆腔检查方法、目的、可能引起的不适，消除病人紧张。注意遮挡病人，保护病人隐私，取得病人的信任和配合。

②准备好消毒器械及用物，包括阴道窥器、长镊、子宫探针、鼠齿钳、宫颈刮片、载玻片、手套、棉签、消毒液、液体石蜡或肥皂水、生理盐水、光源、保暖设备等。

③检查前嘱病人排空膀胱（尿失禁病人除外），必要时导尿，大便充盈者应予排便或灌肠后检查。协助病人脱去1条裤腿，取膀胱截石位躺在检查床上接受妇科检查。不宜搬动的危重病人，可在病床上检查。

④为避免感染或交叉感染，无菌手套、检查器械及置于臀下的垫单或纸单应一人一换。使用过的物品应及时消毒处理。

⑤避免月经期做盆腔检查。若为阴道异常流血必须检查，检查前消毒外阴、阴道，以防感染。

⑥无性生活史者禁做阴道窥器和双合诊检查，应行直肠-腹部诊。确有检查必要时，应在征得病人及家属同意后，方可进行检查。

⑦男性医护人员进行妇科检查时，需女性医护人员在场，以减轻病人的紧张心理和避免发生不必要的误会。

（2）检查方法及步骤：

①外阴检查：观察外阴发育、阴毛多少和分布情况，有无畸形、水肿、皮炎、溃疡、赘生物或肿块，注意皮肤和黏膜色泽或色素减退及质地变化，有无增厚、变薄或萎缩。分开小阴唇，暴露阴道前庭观察尿道口和阴道口及处女膜完整性。最后让病人用力向下屏气，观察有无阴道前后壁脱垂、子宫脱垂或尿失禁等。

②阴道窥器检查：先合拢阴道窥器两叶，两叶前端表面涂滑润剂。若拟做宫颈细胞学检查或取阴道分泌物做涂片检查时，不宜用滑润剂，以免影响涂片质量。检查者左手拇指、食指将两侧小阴唇分开，右手将窥器斜行放入阴道口，沿阴道后壁缓慢插入阴道内，边推进边将窥器两叶转正并逐渐张开两叶，暴露宫颈、阴道壁及穹隆部（图3-1）。a.检查阴道：观察阴道黏膜颜色、皱壁，是否有阴道隔或双阴道等先天畸形，有无溃疡、赘生物或囊肿等。注意阴道内分泌物量、性状、色泽、有无臭味。阴道分泌物异常者应做相关细胞检查。b.检查宫颈：暴露宫颈后，观察宫颈大小、颜色、外口形状，有无出血、柱状上皮异位、撕裂、外翻、腺囊肿、息肉、赘生物，宫颈管内有无出血或分泌物。同时可采集宫颈外口鳞-柱交接部或宫颈分泌物标本做宫颈细胞学检查。

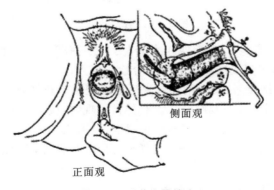

侧面观

正面观

图 3-1　阴道窥器检查

③双合诊:盆腔检查中最重要的项目。检查者一手食指、中指伸入阴道内,另一手在腹部配合检查,称为双合诊。可扪清阴道、宫颈、宫体、输卵管、卵巢、宫旁结缔组织、韧带及骨盆腔内壁有无异常(图3-2)。

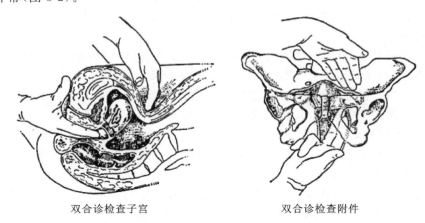

双合诊检查子宫　　　　　　　　　双合诊检查附件

图3-2　双合诊检查

④三合诊:经直肠、阴道、腹部联合检查,称为三合诊。方法:一手食指放入阴道内,中指插入直肠内,另一手在腹部配合检查(图3-3)。可弥补双合诊检查的不足。通过三合诊能扪清后倾或后屈子宫大小,发现子宫后壁、宫颈旁、直肠子宫陷凹、宫骶韧带和盆腔后部病变,估计盆腔内病变范围,及其与子宫或直肠的关系,特别是肿瘤与盆壁间的关系,以及扪诊阴道直肠隔、骶骨前方或直肠内有无病变。三合诊在检查生殖器官肿瘤、结核、内异症、炎症时尤显重要。

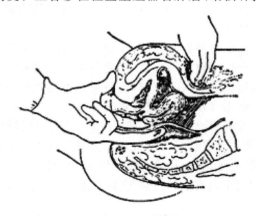

图3-3　三合诊检查

⑤直肠-腹部诊:检查者一手食指伸入直肠,另一手在腹部配合检查,称为直肠-腹部诊。适用于无性生活史、阴道闭锁或经期不宜行双合诊的病人。

(3)记录:盆腔检查结束后,按解剖部位先后顺序记录检查结果。

①外阴:发育情况、阴毛分布及婚产式。有异常发现时,应详加描述。

②阴道:是否通畅,黏膜情况,分泌物量、色、性状及有无臭味。

③宫颈:大小、硬度,有无柱状上皮异位、撕裂、息肉、腺囊肿,有无接触性出血、举痛及摇摆痛等。

④宫体:位置、大小、硬度、活动度、有无压痛等。

⑤附件:有无块物、增厚或压痛。若扪及块物,记录其位置、大小、硬度、表面光滑与否、活

动度、有无压痛以及与子宫及盆壁关系。左右两侧情况分别记录。

（三）心理-社会状况评估

1. 评估病人对健康的态度及对医院环境的感知　了解病人对健康问题的感受,对自己所患疾病的认识程度,对治疗和护理的期望,对病人角色的接受程度。

2. 评估病人对疾病的反应　借用量化评估表评估病人患病前及患病后的应激方法,面对压力时的解决方式,遇到的困难等。

3. 了解病人的精神心理状态　注意病人发病后的定向力、认知水平、注意力、仪表、举止、情绪、沟通交流能力、思维、记忆和判断能力有无改变。

（四）辅助检查

1. 妇产科常用特殊检查

（1）阴道分泌物悬滴检查:又称湿片法,常用于检查阴道内有无滴虫或假丝酵母菌。用无菌长棉签取阴道后穹隆白带少许,涂在滴有 0.9％氯化钠溶液的载玻片上或放在盛有 0.9％氯化钠溶液 1 mL 的试管内,立即镜检,找活动的滴虫。如查假丝酵母菌,则在载玻片上滴 10％氢氧化钾溶液作悬液,此溶液可溶解其他细胞成分;也可将分泌物直接涂在载干燥玻片上,染色后镜检,查假丝酵母菌的芽孢和菌丝。

（2）生殖道脱落细胞检查:

①阴道涂片:主要目的是了解卵巢或胎盘功能。对已婚妇女,一般在阴道侧壁上 1/3 处轻轻刮取黏液及细胞做涂片,薄而均匀地涂于载玻片上,置于 95％乙醇中固定,然后染色、镜检。对未婚阴道分泌物极少的女性,可将消毒棉签先浸湿,然后伸入阴道在其侧壁上 1/3 处轻卷后取出棉签,在载玻片上涂片并固定。

②宫颈刮片:宫颈上皮内瘤变及早期宫颈癌筛查的基本方法(图 3-4)。先拭净宫颈外口黏液,用木质小刮板在宫颈外口鳞-柱上皮交接处,轻轻刮取 1 周,然后均匀涂在载玻片上,固定、染色、镜检。

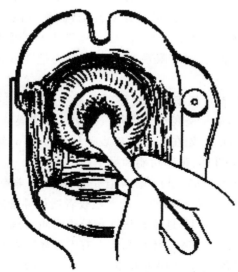

图 3-4　宫颈刮片

③宫颈管涂片:先将宫颈表面分泌物拭净,将"细胞刷"置于宫颈管内,达宫颈外口上方 10 mm 左右,在宫颈管内旋转 1 周后取出,旋转"细胞刷"将附着于小刷子上的标本均匀地涂

布于载玻片上或立即固定或洗脱于保存液中。主要用于子宫内膜癌的检查。

④局部印片:主要用于诊断外阴癌。

> **知识链接**
>
> ### 宫颈刮片的分级诊断
>
> 　　宫颈刮片是筛查宫颈癌的重要方法,以达到早期发现、早期诊断和早期治疗的目的。对于宫颈刮片,我国目前主要采用巴式5级诊断,标准如下。
>
> 　　Ⅰ级:正常,未见异常细胞。
>
> 　　Ⅱ级:炎症,发现异常细胞,但均为良性。
>
> 　　Ⅲ级:可疑癌,发现可疑恶性细胞。
>
> 　　Ⅳ级:高度可疑癌,发现待证实的癌细胞,具有恶性特征但数目太少。
>
> 　　Ⅴ级:癌,发现癌细胞,其恶性特征明显或数目较多。

(3)宫颈或宫颈管活组织检查:可确定宫颈病变性质,是确诊宫颈癌的主要方法。适用于宫颈脱落细胞学涂片检查巴氏Ⅲ级或以上者、阴道镜检查时反复可疑阳性或阳性者、疑有宫颈癌或慢性特异性炎症需进一步明确诊断者。用活检钳在宫颈外口鳞-柱交接处或特殊病变处取材。可疑宫颈癌者选3、6、9、12点4处取材。取出组织放置于装有10%甲醛固定液的标本瓶内,并做好部位标记送病检。为提高取材准确性,可在阴道镜检指引下行定位活检,或在宫颈阴道部涂以碘溶液,选择不着色区取材。手术结束后,于宫颈局部填带尾棉球压迫止血,嘱患者24 h后自行取出。

(4)诊断性刮宫:简称诊刮,是诊断宫腔疾病最常用的方法,也间接反映卵巢功能。用于诊断月经失调、不孕症、子宫内膜结核、子宫内膜癌等。将小刮匙伸入宫腔,自上而下沿宫腔四壁、宫底和两侧宫角刮取组织(避免来回刮),将刮取物装入标本瓶内送检。怀疑同时有宫颈管病变时,需对宫颈管及宫腔分别进行诊断性刮宫,称分段诊刮。分段诊刮时,先用小刮匙由宫颈内口至外口顺序刮宫颈管一周,然后刮匙进入宫腔刮取子宫内膜。刮出组织分别装瓶、固定、标记送检。若刮出物肉眼观察高度怀疑为癌组织时,不应继续刮宫,以防出血及癌扩散。

(5)基础体温测定:孕激素可使基础体温升高0.3~0.5 ℃,在正常月经周期中,基础体温呈高低双相变化表示有排卵,单相型表示无排卵。妇女每日清晨醒来时(睡眠不少于6 h),在清醒状态及无任何活动的情况下,先在床上用口表测体温5 min,然后记录,连续3个月不间断。用于了解有无排卵、排卵日期、黄体功能和早孕等。

(6)输卵管通畅检查:主要目的是检查输卵管是否畅通,并兼有一定的治疗功效。病人可术前半小时肌注阿托品0.5 mg解痉,排空膀胱。检查者通过导管向宫腔内注入0.9%氯化钠溶液20 mL(内加庆大霉素80000 U、地塞米松5 mg、透明质酸酶1500 U)。在推注过程中根据观察阻力大小、有无液体反流、注入液体量和病人有无腹痛等判断输卵管是否通畅。适用于不孕症妇女疑有输卵管阻塞者;检验和评价输卵管绝育术、输卵管复通术或输卵管成形术的效果;输卵管黏膜轻度粘连者疏通。

(7)阴道后穹隆穿刺术:阴道后穹隆顶端与直肠子宫陷凹贴接,选择经阴道后穹隆穿刺术进行抽出物的肉眼观察、化验、病理检查,是妇产科临床常用的辅助诊断方法。适用于疑有腹腔内出血(输卵管妊娠流产或破裂)的诊断,盆腔积液、积脓穿刺引流和治疗,明确子宫直肠陷凹处肿块性质。

(8) 妇科肿瘤标志物检查:肿瘤标志物是肿瘤细胞异常表达所产生的抗原蛋白或生物活性物质,可在肿瘤患者的组织、血液或体液及排泄物中检测出,有助于肿瘤诊断、鉴别诊断及监测。①癌抗原125(CA125)是目前世界上应用最广泛的卵巢上皮性肿瘤标志物,临床广泛用于鉴别诊断盆腔肿块、检测治疗后病情进展及判断预后等。其常用血清检测阈值为35 kU/L。②甲胎蛋白(AFP)是由胚胎肝细胞及卵黄囊产生的糖蛋白,血清正常值<10 μg/L。对卵巢恶性生殖细胞肿瘤尤其是内胚窦瘤的诊断及监测有较高价值。

(9) 影像检查:

①超声检查:利用向人体内部发射超声波,并接受其回声信号所显示的波形、图像及信号音来诊断疾病。目前临床最常用的是 B 超(有经腹壁超声检查和经阴道超声检查),可检查妊娠时胎儿发育情况、有无畸形,测定胎盘位置及成熟度,检测羊水量等。在妇科领域,可探测子宫及附件、盆腔有无异常,如肿瘤、炎症等;监测卵泡发育;探查宫内节育器情况等。

②X 线检查:X 线检查借助造影剂可了解宫腔和输卵管腔内形态,对诊断先天性子宫畸形和输卵管通畅程度仍是首选的检查方法。X 线摄片对骨产道各径线测定、骨盆入口形态、骶骨弯曲度、坐骨切迹等方面的诊断,可为自然分娩提供重要依据。

③计算机体层扫描(CT)检查:妇产科领域主要用于卵巢肿瘤的鉴别诊断。

④磁共振成像(MRI)检查:利用原子核在磁场内共振产生的信号经重建的一种影像技术。能准确判断肿瘤大小和转移情况,在恶性肿瘤术前分期方面属最佳影像学诊断手段。

(10) 内窥镜检查:利用连接于摄像系统和冷光源的内镜,窥探人体体腔和脏器内部情况。

①阴道镜检查:利用阴道镜在强光源照射下将宫颈阴道部上皮放大 10~40 倍,观察肉眼看不到的微小病变(异型上皮、早期癌前病变),在可疑部位行定位活检,以提高宫颈疾病确诊率。

②宫腔镜检查:应用膨宫介质扩张宫腔,通过光导玻璃纤维束和柱状透镜将冷光源经宫腔镜导入宫腔内,直视下观察宫颈管、宫颈内口、子宫内膜及输卵管开口,对宫腔内的生理与病理变化进行检查和诊断;同时可在直视下取活检或行宫腔手术治疗。

③腹腔镜检查:将腹腔镜自腹壁插入腹腔内,通过视频观察腹腔脏器的形态及病变情况,必要时可取组织行病理检查以明确诊断,还可在腹腔镜下进行手术治疗。

2. 特殊检查护理配合

(1) 热情接待病人,全面评估病人的身体状况,耐心向病人解释检查目的、意义、方法及注意事项,取得病人的配合。生殖道细胞学检查和阴道镜检查,要求病人检查前 2 日内禁止性生活、阴道检查、阴道用药及灌洗,且阴道镜检查前应行妇科检查,排除阴道炎症。输卵管通畅检查要求术前 3 日禁止性生活。诊断性刮宫要求病人刮宫前 5 日禁止性生活。了解卵巢功能时,术前至少 1 个月停用激素,以免结果错误。

(2) 协助病人按要求选择检查时间。诊断病人有无排卵或黄体功能不足,应选在月经来潮前或月经来潮 6 h 内刮宫;诊断子宫内膜不规则脱落,应于月经第 5 日刮宫;宫颈活体组织检查应避开月经前期;输卵管通畅检查应在月经干净后 3~7 日进行;宫腔镜检查以月经干净后 1 周内为宜。

(3) 基础体温检查时应指导病人连续测量,不能中断;指导病人在体温单上正确标记,并将性生活、月经期、感冒、发热、腹泻、失眠、饮酒、药物治疗及使用电热毯等容易影响基础体温的情况随时记录,以便分析病情时参考。

（4）充分做好术前准备，严格消毒检查器具，备齐各项检查用物。

（5）术中陪伴病人并给予心理支持。为医生提供手术用品，确保手术顺利进行。密切观察病人生命体征，发现异常及时报告医生并协助处理。

（6）术后整理、消毒所用物品，安置病人休息。观察有无脏器损伤及内出血等异常情况，了解阴道出血情况，如有异常立即报告医生并协助处理。

（7）将手术取材组织分别装入标本瓶内固定，并标注病人姓名及取材部位，及时送检并注意收集结果。生殖道细胞涂片时必须均匀，且向一个方向涂抹，以免破坏细胞。阴道分泌物悬滴检查滴虫时宜用不低于 35 ℃的温生理盐水，以免影响滴虫活动。

（8）嘱病人按时复诊。术后 2 周内（宫颈活组织检查者要求 1 个月内）禁止性生活及盆浴，保持外阴清洁，按医嘱服用抗生素预防感染。提醒病人有腹痛或出血多时及时就诊。

【护理诊断】

护理诊断是对病人生命历程中所遇到的生理、心理、社会等方面问题的阐述，这些问题可通过护理措施解决。护理诊断应简明、准确、规范，确认护理诊断后，按照其重要性和紧迫性排列先后顺序，使护士能够根据病情轻重缓急采取先后行动。护理诊断的描述不应有易引起法律纠纷的陈述，也不可与医疗诊断相混淆。

【护理目标】

护理目标是指通过护理干预，护士期望病人达到的健康状态或在行为上的改变，也是护理效果的标准。制订护理目标可以明确护理工作的方向，指导护士为达到目标所期望的结果去设计护理措施，并在护理程序的最后一步对护理工作进行效果评价。护理目标分为：①远期目标：指在数周或数月才能达到的目标。常用于妇产科出院病人、慢性炎症病人和手术后康复病人。②近期目标：指在 1 周或 1 天甚至更短时间能达到的目标。常用于病情变化较快或短期住院的妇产科病人。

【护理措施】

护理措施是指护士为帮助病人达到预定目标所采取的具体护理活动。包括执行医嘱、缓解症状、促进舒适的护理措施，预防、减轻和消除病变反应的措施，用药指导和健康教育等。其内容分为三类：①依赖性护理措施：即护士执行医嘱完成的护理活动。②协作性护理措施：指护士和其他医护人员协同完成的护理活动。③独立性护理措施：指护士运用自己的护理知识和技能独立提出和采取的措施。

【护理评价】

护理评价是对整个护理效果的评定。将病人目前的健康状况与护理计划中的护理目标进行比较，评价目标是否达到。现实与目标之间可能会存在目标完全实现、目标部分实现和目标未实现等几种结果，此时应重新收集病人资料，调整护理诊断和护理计划，包括停止、修订、排除和增加等。

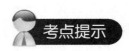考点提示

月经史与孕产史的书写方法、妇科检查的内容及注意事项、宫颈癌早期筛查和确诊方法、妇科特殊检查时间选择。

直通护考

一、A1/A2 型题（以下每一道考题下面有 A、B、C、D、E 五个备选答案，请从中选择一个最佳答案。）

1. 妇科检查对无性生活史者应采用的方法是（　　）。
   A. 双合诊　　　　　　　　B. 三合诊　　　　　　　　C. 直肠-腹部诊
   D. 均不对　　　　　　　　E. 阴道触诊

2. 盆腔检查一般采取何体位？（　　）
   A. 自由体位　　　　　　　B. 平卧位　　　　　　　　C. 膀胱截石位
   D. 胸膝卧位　　　　　　　E. 臀高头低位

3. 病人，女，48 岁，生育情况：足月产 1 次，孕 8 个月顺产 1 次，均健全；自然流产 1 次；人工流产 2 次。其生育史简写为（　　）。
   A. 2-0-2-2　　　　　　　B. 1-1-3-2　　　　　　　C. 2-1-1-2
   D. 1-0-3-2　　　　　　　E. 2-1-3-2

4. 病人，42 岁，自诉 1 周前发现下腹部包块，无痛，来院就诊。双合诊检查子宫，下列哪项不能发现？（　　）
   A. 大小　　　B. 位置　　　C. 活动度　　　D. 硬度　　　E. 宫颈糜烂程度

5. 某女，36 岁，阴道分泌物增多已半年，近来出现血性白带，检查宫颈重度糜烂样改变，触之易出血，子宫正常大小，附件（-），为排除宫颈癌，首先做下述哪项检查？（　　）
   A. 阴道分泌物悬滴检查　　　　B. 宫颈刮片　　　　　　　C. 宫颈活检
   D. 宫颈碘试验　　　　　　　　E. 宫腔镜检查

二、A3/A4 型题（以下提供若干个案例，每个案例下设若干个考题。请根据各考题题干所提供的信息，在每道题下面的 A、B、C、D、E 五个备选答案中，选择一个最佳答案。）

（6～8 题共用题干）

病人，女，29 岁，主诉突然右下腹剧烈疼痛伴有阴道点滴出血半天，急诊入院。追问病史，停经 40 天，结婚 5 年，夫妇同居，未避孕，从未怀孕过。查体：血压 13.3/6.7kPa（100/50 mmHg），白细胞总数 8×10^9/L（8000 /mm³），中性粒细胞 0.7（70%）。妇科检查：阴道内有少许暗红色血，宫颈抬举痛明显，后穹隆饱满，子宫触诊不满意。

6. 可能性最大的诊断是（　　）。
   A. 先兆流产　　　　　　　B. 难免流产　　　　　　　C. 输卵管妊娠破裂
   D. 阑尾炎　　　　　　　　E. 过期流产

7. 该病人确诊的主要辅助检查方法是（　　）。
   A. 妊娠试验　　　　　　　B. 查血红蛋白　　　　　　C. 宫颈黏液检查
   D. 后穹隆穿刺　　　　　　E. 腹部检查

8. 该病人护理过程中，错误的是（　　）。
   A. 严密观察血压、脉搏、呼吸　　B. 病人立即取半卧位　　　C. 观察体温变化
   D. 立即输液，做好输血准备　　　E. 立即行灌肠术前准备

项目四　妇女保健

学习目标

1. 尊重护理对象人格,保护护理对象隐私。关爱护理对象,促进母婴健康。
2. 掌握妇女保健工作任务。掌握孕前咨询妇女的护理措施。
3. 熟悉妇女保健工作的意义和目的。熟悉孕前咨询妇女的护理评估。

思政课堂

维护人民根本利益,增进民生福祉。

任务一　妇女保健工作任务

案例引导

　　案例4-1　小陈,女,25岁,未婚,现计划半年内结婚,来门诊妇产科咨询。平素月经规律,末次月经2017年5月9日,行经如常。目的:①了解合适的结婚年龄;②了解婚前保健知识。

　　问题:①你作为门诊接诊护士,该如何为小陈提供帮助?②怎样配合医生对小陈进行婚前保健指导?

　　妇女保健工作任务包括妇女各期保健、妇女常见病和恶性肿瘤的普查普治、计划生育技术指导、妇女劳动保护、女性心理保健、社区妇女保健、健康教育与健康促进等。

　　（一）妇女各期保健

　　1. 青春期保健　青春期保健应重视健康与行为方面的问题,以加强一级预防为重点,包括:自我保健、营养指导、体育锻炼、卫生指导、性教育。二级预防包括早期发现疾病和行为偏导以及减少危险因素,通过学校保健等普及对青少年的体格检查,及早筛查出健康与行为问题。三级预防是对女性青春期疾病的治疗与康复。

2. 婚前保健　为即将结婚的男女双方在结婚登记前所提供的保健服务,包括婚前医学检查、婚前卫生指导和婚前卫生咨询。婚前医学检查是通过医学检查手段发现影响结婚和生育的疾病,给予及时治疗,并提出有利于健康和出生子代素质的医学意见。婚前卫生指导是指导即将结婚的男女掌握性保健、生育保健和新婚避孕知识,为个人达到生殖健康目的奠定良好基础。婚前卫生咨询是通过咨询帮助即将结婚的男女改变不利于健康的行为,对促进健康、保障健康生育起到积极保护作用。"不宜结婚"对象是指双方为直系血亲或三代以内旁系血亲;"不宜生育"对象为严重遗传性疾病病人;"暂缓结婚"对象包括精神病发病期、指定传染病在传染期、重要脏器疾病伴功能不全、患有生殖器发育障碍或畸形等。应对受检对象进行耐心、细致的咨询服务,减少遗传性疾病患儿出生,为优生优育打下良好基础。

3. 生育期保健　主要是维护生殖功能正常,保证母婴安全,降低孕产妇和围生儿死亡率。以加强一级预防为重点:普及孕产期保健和计划生育技术指导。二级预防:使妇女在生育期因孕育或节育导致的各种疾病,能被早发现、早防治。三级预防:提高对高危孕产妇的处理水平,降低孕产妇和围生儿死亡率。

4. 围生期保健　指一次妊娠从妊娠前、妊娠期、分娩期、产褥期、哺乳期为孕产妇和胎儿、新生儿的健康提供一系列保健措施。

(1) 孕前期保健:选择最佳受孕时机,减少危险因素和高危妊娠。

①检查与监测:仔细评估既往慢性疾病史、家族史和遗传病史,积极治疗对妊娠有影响的疾病,如心脏病、病毒性肝炎等。

②制订妊娠计划:选择最佳生育年龄,女性 25～30 周岁,男性 25～35 周岁。选择最佳受孕季节,一般为 7、8、9 月份。

③建立健康的生活方式:培养良好的饮食习惯;注意运动与休息;节制性生活;戒烟酒;避免接触有毒物质和放射线;远离宠物。

④调整避孕方法:停用口服避孕药,取出宫内节育器,改用避孕套避孕。停药半年后再受孕。

⑤孕前 3 个月补充叶酸或含叶酸的多种维生素,以降低胎儿神经管畸形等风险。

⑥做好心理调适:保持乐观情绪。

(2) 孕早期保健:注意防病、防流产、防致畸。

①检查与监测:及早确诊妊娠;进行高危妊娠初筛;了解生育史及家族病史。

②营养指导:合理调整饮食,摄入足够营养,补充维生素和微量元素。

③运动、休息指导:适当运动;保证充足睡眠;不外出旅行。

④卫生指导:注意清洁;护理乳房;避免感染。

⑤避免有害因素影响:避免接触药物、放射线、微波、电脑辐射、噪声、烟酒等;避免接触宠物。

⑥心理调适:树立自信、稳定情绪。

(3) 孕中期保健:定期产前检查。

①检查与监测:监测孕妇健康和胎儿发育情况;进行胎儿畸形筛查,对疑有畸形或遗传病及高龄孕妇的胎儿进一步做产前诊断和产前治疗。

②饮食营养指导:保证充足热量、蛋白质;补充维生素、铁、钙、碘等。

③运动、休息指导:适当运动;充足睡眠;劳逸结合。

④卫生指导:清洁卫生;衣着宽松、不穿高跟鞋;护理乳房。

⑤避免有害因素影响:预防感染;合理用药;禁烟酒。

⑥指导胎教:妊娠 4 个月开始胎教,有音乐、语言、抚摸、信息胎教等。

（4）孕晚期保健：定期产前检查，加强监护，防治妊娠并发症。

①检查与监测：定期产前检查；监测胎盘功能和胎儿宫内情况。

②饮食营养指导：补充足量蛋白质、补锌；保证各种营养素摄入。

③运动、休息指导：休息为主；适量活动如散步。

④卫生指导：指导做好乳房准备；后3个月停止性生活。

⑤指导孕妇自我监护：胎动计数。

⑥心理调适：做好分娩准备，减轻焦虑、消除恐惧。

（5）分娩期保健：提倡住院分娩，高危孕妇提前入院。我国国家卫生和计划生育委员会对分娩期保健提出"五防、一加强"，其内容如下：①防出血：及时纠正宫缩乏力，及时娩出胎盘，注意产后2h出血量。②防感染：严格执行无菌操作规程，院外未消毒分娩者应用破伤风类毒素注射预防新生儿破伤风，预防产妇产褥感染。③防滞产：密切观察宫缩，注意产道情况、胎儿大小、产妇精神状态，定时了解宫颈扩张和胎先露下降情况。④防产伤：尽量减少不必要干预和不恰当操作，忌粗暴操作，提高接产质量。⑤防窒息：及时处理胎儿窘迫，做好抢救新生儿准备。⑥一加强：加强产时监护和产程处理。

（6）产褥期保健：产褥期保健均在初级保健单位进行，产后访视时间为出院后3日内、产后14日、产后28日。此期保健重点包括：①指导产妇认识正常生殖器官恢复的变化过程。②指导注意外阴清洁卫生、乳头乳房清洁、饮食营养、睡眠，预防产后尿潴留。③夏季室内应注意通风，避免中暑。④预防产后出血、产褥热、乳腺炎等并发症。⑤加强新生儿护理、指导哺乳及育儿知识。⑥指导产妇在床上做产褥期保健体操。⑦产褥期禁止性生活。指导产后采取避孕措施和常规进行产后检查。

（7）哺乳期保健：哺乳期是指产后产妇用母乳喂养婴儿的时期，通常为1年。哺乳期保健的中心任务是保护、促进和支持母乳喂养。母乳喂养的好处有：①母乳营养丰富，热量高，所含蛋白质、脂肪、碳水化合物的质和量均最适合婴儿的消化与吸收。②母乳喂养方便、经济、省时。③母乳所含的抗体能增加婴儿的抵抗力，是婴儿最理想的营养食品。④通过母乳喂养，可增加母婴感情。应大力提倡母乳喂养。

5. 绝经过渡期保健　绝经过渡期是指妇女40岁左右开始出现内分泌、生物学变化与临床表现直至绝经。绝经过渡期的保健内容有：①合理安排生活：重视蛋白质、维生素及微量元素摄入，保持心情愉快，注意锻炼身体。②保持外阴清洁：预防生殖器感染和月经失调，重视绝经后阴道流血。③加强盆底组织支持力：加强肛提肌锻炼，常做缩肛动作，防止子宫脱垂和压力性尿失禁。④定期体检：防止妇科肿瘤。⑤在医生指导下，采用激素替代治疗、补钙：防止绝经综合征、骨质疏松、心血管疾病。⑥避孕：坚持至月经停止后12个月。

6. 老年期保健　国际老年学会规定65岁以上为老年期。应定期体格检查，加强身体锻炼，合理应用激素类药物。在进行老年常见病防治的同时，以促进身心健康为目标，培养良好的心态，建立健康的生活方式，提高自我保健能力。

（二）定期进行妇女常见病和恶性肿瘤的普查普治

定期进行妇女常见病和恶性肿瘤的普查普治工作，要求35岁以上妇女，每1~2年普查一次。普查内容有：妇科检查、阴道分泌物检查、宫颈细胞学检查、超声检查。发现异常，应进一步行阴道镜检查、宫颈活组织检查、分段诊刮术、CT、MRI等特殊检查。对妇科恶性肿瘤应早发现、早诊断、早治疗,制订防治措施,降低发病率,提高治愈率。

(三) 做好计划生育技术指导

开展计划生育技术咨询、指导与服务,普及节育科学知识,以妇女为中心,大力推广避孕为主的节育措施。指导育龄夫妇选择安全有效的节育方法,避免非意愿妊娠,降低人工流产率和中期妊娠引产率,防止性病传播。提高节育手术质量,减少和防止手术并发症的发生,确保受术者安全、健康。

(四) 做好妇女劳动保护

采用法律手段,贯彻预防为主的方针,确保女性在劳动工作中的安全与健康。目前我国已建立较为完善的妇女劳动保护和保健的法律。有关规定如下。

1. 月经期　调干不调湿(不下水田),调轻不调重(不从事重体力劳动)。

2. 妊娠期　妇女妊娠后在劳动时间进行产前检查,可按劳动工时计算;妊娠满 7 个月后不得安排夜班劳动;不得在女职工妊娠期、分娩期、哺乳期降低其基本工资或解除劳动合同;对有 2 次以上自然流产史、现无子女的女职工,应暂时调离有可能导致流产的工作岗位。

3. 产期　女职工产假为 98 日。其中产前休息 15 日,难产增加产假 15 日。生育多胞胎的,每多生育 1 个婴儿,增加产假 15 日。女职工妊娠未满 4 个月流产,享受 15 日产假;妊娠满 4 个月流产,享受 42 日产假。

4. 哺乳期　时间为 1 年,调近不调远,不得安排夜班及加班。用人单位应在每日劳动时间内为哺乳期女职工安排每个婴儿 1 h 哺乳时间。

(五) 女性心理保健

健康的心理对妇女的身心健康有不可忽视的作用,尤其对女性度过一生中几个特殊时期更为重要。

1. 月经期心理卫生　少女月经期表现困惑、焦虑、烦躁,需对其进行适当性教育,指导劳逸结合,放松身心。

2. 妊娠期和分娩期心理卫生　妊娠期心理状态分为 3 个时期:较难耐受期、适应期和过度负荷期。孕妇最常见的心理问题是焦虑或抑郁状态。这时的心理卫生保健重点是充分休息,进行心理咨询和心理疏导。分娩期常见的心理问题是不适应心理、焦虑紧张心理、恐惧心理、依赖心理。分娩过程中,医护人员应耐心安慰产妇,提倡开展家庭式产室,有丈夫和家人陪伴,可消除产妇的焦虑和恐惧。

3. 产褥期心理卫生　常见心理问题是焦虑和产后抑郁症。产褥期心理保健要依赖家人和社区妇幼保健人员及时了解产妇的心理需要和心理问题,鼓励进行母乳喂养和产后锻炼,并进行心理疏导。

4. 辅助生殖技术相关的心理卫生　人工授精解决男性不育问题,如使用供体的精子,使用前需经夫妇双方同意,签署知情同意书。孩子出生后,应保护妇女和孩子的利益,不得歧视他们。体外受精解决妇女输卵管堵塞引起的不育,应密切关注她们的身心健康。

5. 绝经过渡期和老年期心理卫生　绝经过渡期和老年期心理问题主要是抑郁、焦虑和情绪不稳定、身心疲劳、孤独、个性行为改变。可逐渐消失,必要时加强心理咨询、健康教育和激素替代治疗,鼓励从事力所能及的工作,增加社会文体活动。

6. 与妇科手术有关的心理问题

（1）行子宫、卵巢切除手术者的心理问题:病人表现情绪低落、苦闷、抑郁。应重视术前心理咨询,向病人说明手术的必要性和方法,告知术后不会影响夫妻性生活,也不会改变女性形象,可定期补充适当性激素。另外还应做好病人丈夫和家属的工作,多方减轻病人思想压力和精神负担。

（2）行输卵管绝育术者的心理问题:少数病人出现恐惧、疼痛。术前应仔细检查受术者有无神经衰弱、癔症等心理疾病,告知手术原理,缓解病人不良心理反应。

任务二 妇女保健工作的意义和目的与组织机构

（一）妇女保健工作的意义和目的

1. 妇女保健工作的意义

妇女保健是以维护和促进妇女健康为目的,以"保健为中心,临床为基础,保健与临床相结合,以生殖健康为核心,面向基层,面向群体"为工作方针,开展以群体为服务对象的妇女保健工作。做好妇女保健工作,保护妇女健康,提高人口素质,是富国强民的基础工程。

2. 妇女保健工作的目的

妇女保健工作的目的,在于通过积极的预防、普查、监护和保健措施,做好妇女各期保健,降低患病率,消灭和控制遗传病的发生,控制性传播疾病的传播,降低孕产妇和围生儿死亡率,促进妇女身心健康。

（二）妇女保健工作的组织机构

1. 行政机构

国家卫生和计划生育委员会设妇幼保健与社区卫生司,下设妇女保健处、儿童保健处、社区卫生处、健康促进与教育处等处室,领导全国妇幼保健工作;各省、直辖市、自治区卫生和计划生育委员会设妇幼保健与社区卫生处;市(地)卫生和计划生育委员会设妇幼卫生科或防保科;县(市)级卫生和计划生育局设防保股。

2. 专业机构

妇幼卫生专业机构包括:各级妇幼保健院机构,各级妇产科医院,综合医院妇产科、计划生育科、预防保健科、儿科,中医医疗机构中的妇产科等。

各级妇幼保健专业机构有:部属院校妇幼系或京、津、沪直辖市级妇幼保健机构;省级妇幼保健院;市(地)级妇幼保健院;县级妇幼保健院。

各级妇幼保健机构均属于业务实体,职责是接受同级卫生和计划生育行政部门的领导,认真贯彻妇幼卫生工作方针。

妇女保健工作是一个社会系统工程,应充分发挥各级妇幼保健专业机构和三级妇幼保健网的作用。

任务三　孕前咨询妇女的护理

 案例引导

案例 4-2　小张,女,26 岁,结婚 1 年,准备要一个小宝宝,和丈夫一起来门诊妇产科咨询。平素月经规律,末次月经 2017 年 5 月 16 日,行经如常。婚后一直用女用短效口服避孕药避孕。目的:①选择一个合适的怀孕时间;②了解怀孕前的注意事项;③了解优生优育相关知识。

问题:①你作为门诊接诊护士,该如何为小张提供帮助?②怎样配合医生对小张进行孕前指导及护理?

【护理评估】

（一）健康史

1. 一般项目　年龄,职业,有无接触有害、有毒或放射性物质,营养,睡眠及大小便等。

2. 月经史和孕产史　询问初潮年龄,了解月经周期、末次月经日期。了解以往妊娠、分娩、产后情况,有无流产、难产史及难产原因,胎儿出生情况,有无产后出血等。采用何种避孕措施及效果。凡有反复自然流产、死胎、死产及新生儿死亡者,应转到高危门诊进一步诊治。

3. 既往史和手术史　了解有无高血压、心脏病、糖尿病、血液病、肝肾疾病、结核病及做过何种手术。

4. 家族史　询问家族中有无妊娠合并症、双胎妊娠及遗传性疾病。

5. 配偶情况　着重询问健康状况及有无遗传性疾病等。

（二）身体评估

1. 全身检查　观察发育、营养及精神状态;测量身高、体重、体温、脉搏、呼吸和血压;检查头、颈、乳房发育、乳头有无凹陷、心、肺、脊柱和四肢。

2. 腹部检查　视诊腹部有无隆起,腹壁有无瘢痕、妊娠纹;扪诊腹壁厚度,肝、脾、肾有无增大及压痛,腹部有无压痛、反跳痛、肌紧张和包块。

3. 盆腔检查　①外阴部检查:观察外阴发育、有无异常,查看尿道口有无赘生物。②阴道窥器检查:观察阴道及宫颈有无异常。③双合诊:检查阴道、宫颈、宫体、输卵管、卵巢、宫旁组织及盆腔内壁有无异常。

（三）心理-社会评估

观察护理对象的仪表、言行、举止、情绪，评估其精神心理状态，是否对母亲角色做好充分的心理准备。评估丈夫是否对父亲角色做好心理准备，同时评估家庭经济状况及社会支持程度。

（四）辅助检查

1.0.9％氯化钠湿片法检查 阴道分泌物异常者，应做0.9％氯化钠湿片法检查，检查有无滴虫、假丝酵母菌及线索细胞等。必要时取分泌物或组织检查淋病奈瑟菌、梅毒螺旋体等。

2.宫颈黏液检查 动态检查宫颈黏液，了解卵巢功能。

3.B超检查 检查子宫大小、形状及附件情况；监测卵泡发育。

4.基础体温测定 临床根据基础体温的变化了解有无排卵、排卵日期和黄体功能。一般需要连续测量3个月经周期以上。

5.其他辅助检查 必要时进行心电图、肝肾功能等检查。

【护理诊断】

1.焦虑 对妊娠有一定顾虑，与缺乏妊娠经验有关。

2.知识缺乏 缺乏优生优育知识。

【护理目标】

（1）准孕妇情绪稳定，对妊娠、分娩充满自信。

（2）准孕妇获得优生优育知识，选择最佳受孕期。

【护理措施】

制订一份备孕计划。

（一）基础护理

1.制订妊娠计划 选择最佳生育年龄，女性25～30周岁，男性25～35周岁。选择最佳受孕季节，一般为7、8、9月份。

2.孕前1年养成良好生活习惯 制订一套锻炼身体的计划，劳逸结合，为受孕准备良好的体质；双方均要戒掉烟、酒、咖啡、饮料等刺激性饮食；避免接触有毒物质和放射线；远离宠物。

3.备孕期营养 多吃新鲜蔬菜、水果，增加维生素、钙、微量元素的摄入，为受孕做好营养储备。孕前3个月补充叶酸，预防神经管畸形儿的发生。

（二）备孕期监护

1.孕前1年到医院做体格检查 包括全身体检、血压测量、妇科检查、心电图、超声波、血尿常规、肝肾功能检查等，必要时进行特殊病原体的检测，如弓形虫、风疹病毒、单纯疱疹病毒、巨细胞病毒、艾滋病病毒检测。发现内科疾病、妇科疾病，尤其是性传播疾病，应及时治疗。

2.孕前1年自我监测排卵 测量基础体温、观察宫颈黏液，根据基础体温变化和宫颈黏液情况更好地掌握自己的生理周期。必要时到医院做B超监测排卵。

（三）备孕健康护理

1.孕前1年注射乙肝疫苗 按0、1、6方案注射乙肝疫苗，以保证怀孕时体内乙肝疫苗病毒完全消失，并产生抗体。孕前12个月注射，也为了防止有些人在注射完3针后不能产生抗体或抗体数量少，需要进行加强注射。

2. 孕前 8 个月注射风疹疫苗　孕早期感染风疹病毒,可致胎儿畸形。风疹疫苗至少应在孕前 3 个月注射,并在 2 个月后确认体内是否产生抗体,以保证怀孕时体内风疹疫苗病毒完全消失,不会对胎儿造成影响。

3. 孕前 6 个月停服有致畸作用的药物　一些药物含有致畸成分,应在孕前停服,使身体有充足的时间代谢完这些有害物质。

4. 孕前 6 个月看牙　牙病不仅影响母体健康,还会影响胎儿,故孕前必须治愈。孕期如果出现牙周或牙齿疾病,无论从治疗手段还是用药方面,都会对胎儿造成影响,严重的还会导致胎儿发育畸形,甚至流产或早产。

5. 孕前 1 个月放松心情　尽量不再出差、加班或熬夜,调节饮食和营养平衡。

（四）心理护理

给孕前妇女和家属解释受孕过程及孕期保健知识,以减轻孕前妇女因缺乏妊娠知识而导致的焦虑。

（五）健康指导

指导孕前 6 个月停用短效口服避孕药,改用避孕套避孕。

【护理评价】

（1）准孕妇情绪是否稳定,对妊娠、分娩有无信心。

（2）准孕妇是否获得优生优育知识,是否选择最佳受孕期。

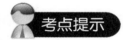

妇女保健工作任务、选择最佳生育年龄（女性 25～30 周岁,男性 25～35 周岁）、分娩期保健"五防、一加强"内容、产后访视时间。

（王傲芳）

直通护考

一、A1/A2 型题（以下每一道考题下面有 A、B、C、D、E 五个备选答案,请从中选择一个最佳答案。）

1. 孕前期妇女咨询最佳生育年龄,护士回答正确的是（　　　）。

A. 女 18～20 周岁,男 20～23 周岁　　　　　　B. 女 20～24 周岁,男 20～24 周岁

C. 女 25～30 周岁,男 25～35 周岁　　　　　　D. 女 30～32 周岁,男 35～38 周岁

E. 女 32～35 周岁,男 35～40 周岁

2. 妇女保健工作任务,下列哪项不符?（　　　）

A. 妇女各期保健　　　　B. 做好妇女手术后康复训练　　　C. 做好妇女劳动保护

D. 做好计划生育技术指导　　　E. 定期进行妇女病和恶性肿瘤的普查普治

3. 我国国家卫生和计划生育委员会对分娩期保健提出"五防、一加强"。下列"五防"内容哪项错误?（　　　）

A. 防畸形　　　B. 防感染　　　C. 防出血　　　D. 防滞产　　　E. 防产伤

4. 孕前期女性咨询此期合适的避孕方法,护士指导正确的是(　　)。

A. 口服避孕药　　　　　　B. 宫内节育器避孕　　　　　C. 避孕套避孕

D. 安全期避孕　　　　　　E. 紧急避孕

二、A3/A4 型题(以下提供若干个案例,每个案例下设若干个考题。请根据各考题题干所提供的信息,在每道题下面的 A、B、C、D、E 五个备选答案中,选择一个最佳答案。)

(5～7 题共用题干)

小陈,女,25 岁,结婚 1 年,准备要一个小宝宝,和丈夫一起来门诊妇产科咨询。平素月经规律,末次月经 2017 年 4 月 19 日,行经如常。婚后一直用避孕套避孕。

5. 小陈咨询孕前服用叶酸的作用,复述正确的是(　　)。

A. 预防胎儿缺钙　　　　　B. 防止流产　　　　　　　　C. 预防早产

D. 预防神经管畸形儿的发生　　E. 预防糖尿病

6. 护士告知备孕期健康护理,小陈复述正确的是(　　)。

A. 孕前 1 年看牙　　　　　　　　　B. 孕前 1 年注射风疹疫苗

C. 孕前 1 月加班完成工作　　　　　D. 孕前 6 个月注射乙肝疫苗

E. 孕前 6 个月停服有致畸作用的药物

7. 护士指导小陈备孕期养成良好的生活习惯,小陈复述错误的是(　　)。

A. 增加营养　　　　　　　B. 双方均要锻炼身体　　　　C. 远离宠物

D. 双方均要戒掉烟、酒　　E. 多喝咖啡,保持心情愉快

项目五　正常妊娠妇女的护理

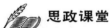

学习目标

1. 关爱护理对象，尊重护理对象人格，具有真诚、严谨的基本素质。
2. 掌握妊娠各期评估及胎产式、胎先露、胎方位。
3. 掌握正常妊娠妇女的护理评估及护理措施。
4. 掌握骨盆外测量、产前腹部检查的方法及护理配合。
5. 熟悉胎儿发育特征、胎头结构、足月胎头径线、胎儿附属物的构成及功能。
6. 熟悉妊娠期母体的生理变化及心理-社会调适。
7. 熟悉胎儿宫内监护、胎盘功能检查及胎儿成熟度检查。
8. 了解受精、受精卵发育及着床、胎儿先天畸形及遗传性疾病的产前诊断。

思政课堂

社会主义核心价值观是凝聚人心、汇聚民力的强大力量。

任务一　妊娠生理

案例引导

　　案例5-1　小陈，23岁，已婚，因停经49日来门诊就诊。平素月经规律，末次月经2017年5月21日，行经如常。3天前出现恶心、晨起呕吐、食欲差、厌油。今晨自测尿妊娠试验阳性。就诊目的：①了解胎儿发育特征；②了解妊娠期妇女身体有哪些变化。

　　问题：你作为门诊接诊护士，该如何为小陈提供帮助？

一、受精、受精卵发育及着床

妊娠是胚胎和胎儿在母体内发育成长的过程。成熟卵子受精是妊娠的开始,胎儿及其附属物由母体排出为妊娠的终止。临床以末次月经的第 1 日作为妊娠的开始,全过程约为 280 日,即 40 周(图 5-1)。

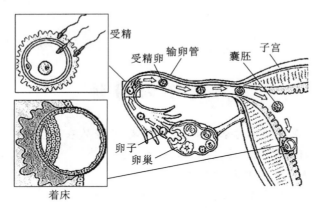

图 5-1　受精、受精卵发育及着床

（一）受精

获能的精子与次级卵母细胞在输卵管相遇、结合、形成受精卵的过程称为受精。受精常发生于排卵后 12 h 内,整个过程约需 24 h。

卵子(次级卵母细胞)由卵巢排出,经输卵管伞部拾起并运送到壶腹部与峡部连接处等待受精。精液射入阴道,精子离开精液经宫颈管、宫腔进入输卵管腔,在此过程中精子获能。获能的精子与卵子相遇,发生顶体反应。精子头部与卵子表面接触,引起透明带反应。穿过透明带的精子外膜与卵子包膜接触并融合,精子进入卵子内,随后卵子迅速完成第二次减数分裂形成卵原核,精原核与卵原核融合,核膜消失,染色体混合,形成二倍体的受精卵或称孕卵。

知识链接

精子获能: 精子离开精液经宫颈管、宫腔进入输卵管腔,在此过程中精子顶体表面的糖蛋白被生殖道分泌物中的 α、β 淀粉酶降解,同时顶体膜结构中胆固醇与磷脂比率和膜电位发生变化,降低顶体膜稳定性,此过程称为精子获能。

顶体反应: 已获能的精子与卵子相遇,精子头部顶体外膜破裂,释放出顶体酶,溶解卵子外围的放射冠和透明带,称为顶体反应。

透明带反应: 精子头部与卵子表面接触时,卵子细胞质内的皮质颗粒释放溶酶体酶,引起透明带结构改变,精子受体分子变性,阻止其他精子进入透明带,这一过程称为透明带反应。

（二）受精卵发育

受精卵借助输卵管蠕动和上皮纤毛推动向宫腔方向移动,同时进行有丝分裂即卵裂。受精后 72 h 分裂成 16 个细胞的实心细胞团,称桑椹胚,随后早期囊胚形成。受精后第 4 日,早期囊胚进入宫腔,受精后第 5～6 日透明带消失,体积增大,继续分裂发育成晚期囊胚。

（三）受精卵着床

晚期囊胚种植于子宫内膜的过程称受精卵着床,也称植入。受精卵着床经过定位、黏附和侵入 3 个过程,在受精后第 6～7 日开始,11～12 日完成。植入部位多在子宫后壁上部。受精卵着床必备的条件为:①透明带消失;②囊胚细胞滋养细胞分化出合体滋养细胞;③囊胚与子宫内膜发育同步、协调;④孕妇体内有足量孕酮。

二、胚胎、胎儿发育特征及生理特点

【胚胎、胎儿发育特征】

受精后 8 周内的人胚称为胚胎,是器官分化、形成时期。受精第 9 周开始称为胎儿,是胎体生长、成熟时期。

以 4 周(1 个妊娠月)为孕龄单位,描述胚胎及胎儿发育特征。

4 周末:可辨认出胚盘与体蒂。

8 周末:胚胎初具人形,头大,占整个胎体近一半。心脏已形成。

12 周末:胎儿身长 9 cm,外生殖器可初辨性别。四肢可活动。

16 周末:胎儿身长约 16 cm,体重约 110 g。从外生殖器可确认胎儿性别。胎儿开始出现呼吸运动。头皮长出毛发,皮肤深红色,无皮下脂肪。部分孕妇自觉胎动。

20 周末:胎儿身长约 25 cm,体重约 320 g。皮肤暗红,出现胎脂,全身覆盖毳毛。开始出现吞咽、排尿功能。临床可听到胎心音。

24 周末:胎儿身长约 30 cm,体重约 630 g。各脏器均已发育,皮下脂肪开始沉积,皮肤仍呈皱缩状,出现眉毛和睫毛。出生后可有呼吸,但生存力极差。

28 周末:胎儿身长约 35 cm,体重约 1000 g。皮肤粉红,表面覆盖胎脂。瞳孔膜消失,眼睛半张开。四肢活动好,有呼吸运动。出生可存活,但易患特发性呼吸窘迫综合征。

32 周末:胎儿身长约 40 cm,体重约 1700 g。皮肤深红,面部毳毛已脱落,生活力尚可。

36 周末:胎儿身长约 45 cm,体重约 2500 g。面部褶皱消失。指(趾)甲已达指(趾)端。生活力良好。

40 周末:胎儿身长约 50 cm,体重约 3400 g。发育成熟,皮肤粉红色,皮下脂肪多。男性睾丸已降至阴囊内,女性大小阴唇发育良好。出生后哭声响亮,吸吮能力强,能很好存活。

临床常用胎儿身长、体重的计算方法为:

妊娠 20 周前,胎儿身长(cm)＝妊娠月数的平方;体重(g)＝妊娠月数的立方×2。

妊娠 20 周后,胎儿身长(cm)＝妊娠月数×5;体重(g)＝妊娠月数的立方×3。

胎儿体重(g)＝宫底高度(cm)×腹围(cm)＋200(入盆＋500)。

【胎头结构及足月胎头径线】

1. 胎头结构

(1) 颅骨:胎头颅骨有两块顶骨、两块额骨、两块颞骨和一块枕骨。

(2) 颅缝:颅骨之间膜状缝隙称颅缝。两顶骨之间为矢状缝,顶骨与额骨之间为冠状缝,顶骨与枕骨之间为人字缝,两额骨之间为额缝。

(3) 囟门:颅缝交界处较大的空隙称囟门(图 5-2)。矢状缝、冠状缝与额缝汇合处的菱形空隙称前囟,也叫大囟门。矢状缝与人字缝汇合处的三角形空隙称后囟,也叫小囟门。

2. 足月胎头径线(图 5-2,图 5-3)

(1) 双顶径:又称最大横径,为两侧顶骨隆突间的距离,平均值 9.3 cm,是临床 B 超检测

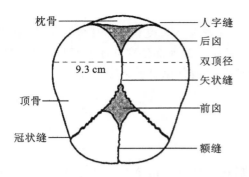

图 5-2　胎头颅骨、颅缝、囟门

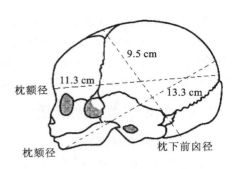

图 5-3　足月胎头径线

胎儿大小的径线。

（2）枕额径：又称前后径，为鼻根上方至枕骨隆突的距离，平均值 11.3 cm，是胎头衔接的径线。

（3）枕下前囟径：又称小斜径，为前囟中央至枕骨隆突下方的距离，平均值 9.5 cm。胎头俯屈后以此径线通过产道。

（4）枕颏径：又称大斜径，为颏骨下方中央至后囟顶部的距离，平均值 13.3 cm，是面先露的衔接径，导致难产。

【胎儿生理特点】

（一）循环系统

1. 胎儿血循环特点　①来自胎盘的脐静脉进入胎儿体内分为 3 支：一支直接入肝，一支与门静脉汇合入肝，此两支血液经肝静脉入下腔静脉；另一支经静脉导管直接入下腔静脉。下腔静脉血是混合血，有来自脐静脉的血液和来自胎儿下半身的血液。②卵圆孔位于左右心房之间，其开口处正对下腔静脉入口，下腔静脉进入右心房的血液绝大部分经卵圆孔进入左心房。上腔静脉进入右心房的血液流向右心室，随后进入肺动脉。③肺循环阻力大，肺动脉血液绝大部分经动脉导管流入主动脉，少部分经肺静脉进入左心房。左心房血液进入左心室，继而进入主动脉及全身后，经腹下动脉再经脐动脉进入胎盘，与母血进行交换。

胎儿体内无纯动脉血，而是动、静脉混合血。进入肝、心、头部及上肢的血液含氧较高，营养较丰富。注入肺及下半身的血液含氧量及营养相对较少。

2. 新生儿血循环特点　胎儿出生后，胎盘循环终止，肺开始呼吸。①脐动脉于出生后闭锁，与闭锁的腹下动脉成为腹下韧带。②脐静脉于出生后闭锁为肝圆韧带，脐静脉的末支静脉导管闭锁为静脉韧带。③动脉导管于出生后 2～3 个月完全闭锁为动脉韧带。④卵圆孔于出生后因左心房压力升高开始关闭，6 个月后完全关闭。

（二）血液系统

1. 红细胞　约在受精后 3 周末生成，主要来自卵黄囊。妊娠 10 周肝是红细胞的主要生成器官，以后骨髓、脾渐有造血功能。妊娠足月时，骨髓产生 90% 红细胞。妊娠 32 周，红细胞数约 6.0×10^{12}/L。胎儿红细胞生命周期短，仅为成人的 2/3。

2. 血红蛋白　妊娠前半期均为胎儿血红蛋白，至妊娠最后 4～6 周，成人血红蛋白增多。

3. 白细胞　妊娠 8 周后胎儿血循环出现粒细胞。妊娠 12 周胸腺、脾产生淋巴细胞，成为体内抗体主要来源。妊娠足月时白细胞计数可达 $(15\sim20) \times 10^9$/L。

（三）呼吸系统

胎儿血液在胎盘进行气体交换，但出生前胎儿必须完成呼吸道、肺循环及呼吸肌发育。妊娠 11 周 B 超可见胎儿胸壁运动，妊娠 16 周可见呼吸运动，羊水进出呼吸道。

（四）消化系统

妊娠 11 周小肠有蠕动，妊娠 16 周胃肠道功能基本建立，胎儿能吞咽羊水，吸收水分、氨基酸等营养物质。胎儿肝内缺乏许多酶，不能结合因红细胞破坏产生的大量游离胆红素。胆红素经胆道排入小肠氧化成胆绿素，胆绿素的降解产物使胎粪呈黑绿色。

（五）泌尿系统

妊娠 11～14 周胎儿肾已有排尿功能，妊娠 14 周胎儿膀胱内已有尿液。胎儿通过排尿参与羊水循环。

（六）内分泌系统

妊娠第 6 周甲状腺开始发育，妊娠 12 周已能合成甲状腺激素。妊娠 12 周至整个妊娠期，胎儿甲状腺对碘的蓄积高于母体甲状腺。胎儿肾上腺发育良好，胎儿肾上腺皮质主要由胎儿带组成，能产生大量甾体激素，与胎儿肝、胎盘、母体共同完成雌三醇的合成。

三、胎儿附属物的形成及功能

胎儿附属物包括胎盘、胎膜、脐带和羊水，它们对维持胎儿生命和生长发育起重要作用。

（一）胎盘

1. 胎盘的构成　胎盘由叶状绒毛膜、羊膜和底蜕膜构成。

（1）叶状绒毛膜：构成胎盘的胎儿部分，为胎盘的主要结构。晚期囊胚着床后，滋养层细胞迅速分裂增殖，内层为细胞滋养细胞，外层为合体滋养细胞。滋养层内面有一层细胞称为胚外中胚层，与滋养层共同组成绒毛膜。与底蜕膜接触的绒毛营养丰富发育良好，呈树枝样，称叶状绒毛膜。叶状绒毛形成历经初级绒毛、次级绒毛和三级绒毛 3 个阶段。一个初级绒毛干及其分支形成一个胎儿叶，一个次级绒毛干及其分支形成一个胎儿小叶。每个胎盘有 60～80 个胎儿叶、200 个胎儿小叶。

绒毛之间的间隙称绒毛间隙。长入底蜕膜中的绒毛称为固定绒毛，悬浮于绒毛间隙中的绒毛称为游离绒毛。

与包蜕膜接触的绒毛，因血供不足，逐渐退化而变得光滑，称平滑绒毛膜，是胎膜的主要部分。

（2）羊膜：附着在胎盘胎儿面的半透明薄膜，也是胎盘的胎儿部分。羊膜光滑，无血管、神经和淋巴结，具有一定弹性。电镜见上皮细胞表面有微绒毛，使羊水在羊膜间进行交换。

（3）底蜕膜：胎盘附着部位的子宫内膜，构成胎盘的母体部分。固定绒毛的滋养层细胞与底蜕膜共同形成的绒毛间隙的底，称为蜕膜板。从蜕膜板向绒毛膜伸出蜕膜间隔，不超过胎盘厚度的 2/3，将胎盘母体面分成 20 个左右的母体叶。

2. 妊娠足月胎盘结构　足月胎盘为圆形或椭圆形，重 450～650 g，直径 16～20 cm，厚 1～3 cm，中央厚，边缘薄。胎盘分胎儿面和母体面。胎儿面被覆羊膜，呈灰白色，光滑半透明，脐带附着中央或稍偏，脐带动、静脉从附着处分支向四周呈放射状分布达胎盘边缘。母体面暗红色，由蜕膜间隔分成 20 个左右的母体叶。

3. 胎盘的血液循环　受精后第 3 周末，胚胎血管长入间质中心，绒毛内血管形成。每个绒毛干中均有脐动脉和脐静脉的分支,随着绒毛干一再分支,最终形成胎儿毛细血管进入的三级绒毛。此时,胎儿-胎盘循环建立。胎盘于6~7周开始至12周末形成。

当滋养细胞侵入子宫壁时,子宫螺旋血管破裂,直接开口于绒毛间隙,绒毛间隙充满母血,母儿间物质交换在游离绒毛处进行(图5-4)。胎儿体内含氧量低、代谢废物浓度高的血液经脐动脉流至绒毛毛细血管,与绒毛间隙中的母血进行物质交换后,脐静脉将含氧量高、营养丰富的血液带回胎儿体内。

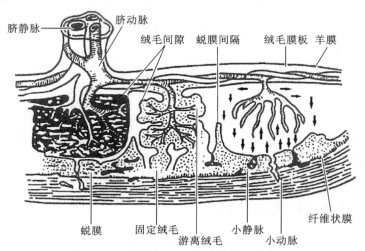

图5-4 胎盘结构与胎儿-胎盘循环模式图

胎儿血与母血不直接相通,而是隔着绒毛毛细血管壁、绒毛间质和绒毛滋养细胞层,构成母胎界面,有胎盘屏障作用。

4. 胎盘的功能 胎盘有物质交换、防御、合成及免疫等功能。

(1)物质交换功能:包括气体交换、营养物质供应和排出胎儿代谢产物。

①气体交换:氧气是维持胎儿生命最重要的物质。母儿间 O_2 和 CO_2 在胎盘内以简单扩散的方式进行交换。母体子宫动脉血氧分压(PO_2)为95~100 mmHg(1 mmHg=133.322 Pa),绒毛间隙内血 PO_2 为40~50 mmHg,胎儿脐动脉血交换前 PO_2 为20 mmHg。母体子宫动脉血二氧化碳分压(PCO_2)为32 mmHg,绒毛间隙内血 PCO_2 为38~42 mmHg,胎儿脐动脉血 PCO_2 为48 mmHg。故胎儿从母血中获得充分的 O_2,胎儿 CO_2 通过绒毛间隙直接向母体迅速扩散。

②营养物质供应:葡萄糖是胎儿代谢的主要能源,以易化扩散方式通过胎盘。氨基酸、钙、磷、碘和铁以主动运输方式通过胎盘,胎血浓度高于母血。脂肪酸、钾、钠、镁,维生素A、D、E、K以简单扩散方式通过胎盘。胎盘中的多种酶将复杂化合物分解为简单物质,如将蛋白质分解为氨基酸,也能将简单物质合成后供给胎儿,如葡萄糖合成糖原、氨基酸合成蛋白质等。

③排出胎儿代谢产物:胎儿代谢产物如尿酸、尿素、肌酐、肌酸等,经胎盘输入母血,由母体排出体外。

(2)防御功能:胎盘能阻止某些有害物质的侵入,起到屏障作用,称胎盘的防御功能,但这种作用极为有限。各种病毒如肝炎病毒、流感病毒、风疹病毒、巨细胞病毒等,可通过胎盘感染胎儿,引起胎儿畸形、流产或死胎。细菌、弓形虫、衣原体、螺旋体等不能通过胎盘屏障,但可在胎盘形成病灶,破坏绒毛结构,再感染胚胎及胎儿。某些药物如吗啡、奎宁、抗生素等,也可经胎盘引起胎儿畸形。母血中免疫抗体IgG可通过胎盘进入胎儿体内,使胎儿在出生后短时间内获得被动免疫力。

（3）合成功能：胎盘合体滋养细胞能合成多种激素、酶和细胞因子。主要有蛋白激素（人绒毛膜促性腺激素和人胎盘催乳素）、甾体激素（雌激素和孕激素）和酶（缩宫素酶和耐热性碱性磷酸酶）等。还能合成前列腺素、多种神经递质和多种细胞因子及生长因子。

①人绒毛膜促性腺激素（hCG）：受精后第 6 日滋养细胞开始分泌微量 β-hCG，受精后 10 日可自孕妇血清测出，成为诊断早孕最敏感方法。着床后 10 周达高峰，为 50～100 kU/L，持续 10 日迅速下降，妊娠中晚期仅为峰值的 10%，产后 2 周内消失。hCG 功能有：a. 使月经黄体增大，发育成妊娠黄体，分泌甾体激素增加，维持妊娠；b. 促进雄激素芳香化转化为雌激素，并刺激孕酮形成；c. 抑制植物血凝素对淋巴细胞的刺激作用，避免胚胎滋养层被母体淋巴细胞攻击；d. 刺激胎儿睾丸分泌睾酮；e. 刺激母体甲状腺活性。

②人胎盘催乳素（HPL）：妊娠 5～6 周用放免法可从母血浆中测出，其分泌量随胎盘增大持续增加，妊娠 34～36 周达高峰（母血 5～15 mg/L），维持至分娩，产后 7 h 即测不出。主要功能有：a. 促进孕妇乳腺腺泡发育；b. 促进胰岛素生成；c. 通过脂解作用提高游离脂肪酸、甘油浓度，以游离脂肪酸作为能源，抑制对葡萄糖的摄取，使多余葡萄糖运送给胎儿，也成为蛋白质合成的能源来源；d. 抑制母体对胎儿的排斥作用。

③雌激素：妊娠早期由卵巢妊娠黄体产生，妊娠 10 周后主要由胎儿-胎盘单位合成。至妊娠末期，雌三醇值为非孕妇的 1000 倍，雌二醇及雌酮值为非孕妇的 100 倍。

④孕激素：妊娠早期由卵巢妊娠黄体产生，妊娠 8～10 周后主要由胎盘合体滋养细胞产生。孕妇血孕酮值随妊娠进展逐渐增加，妊娠足月达 312～624 nmol/L，其代谢产物为孕二醇。孕激素在雌激素协同作用下，维持妊娠期子宫内膜、子宫肌层、乳腺和母体其他系统的生理变化。

⑤缩宫素酶：随妊娠进展逐渐增多，至妊娠末期达高峰。主要作用是灭活缩宫素分子，维持妊娠。

（4）免疫功能：胎儿是同种半异体移植物。正常妊娠母体能容受、不排斥胎儿，其具体机制目前尚不清楚，可能与早期胚胎组织无抗原性、母胎界面的免疫耐受以及妊娠期母体免疫力低下有关。

（二）胎膜

1. 胎膜的构成　胎膜由外层的平滑绒毛膜和内层的羊膜构成。至妊娠晚期平滑绒毛膜和羊膜轻轻贴附并能分开。

2. 胎膜的功能　①胎膜的重要作用是维持羊膜腔的完整性，对胎儿起保护作用。②转运溶质和水，参与羊水平衡的维持。③合成血管活性肽、生长因子和细胞因子，参与血管张力的调节。④胎膜含大量花生四烯酸，对分娩发动有一定作用。

（三）脐带

1. 脐带的构成　脐带是连接胎儿和胎盘的条索状组织，一端连于胎儿腹壁脐轮，另一端附着于胎盘胎儿面。足月妊娠脐带长 30～100 cm，平均约 55 cm，直径 0.8～2.0 cm。脐带外层为羊膜，呈灰白色，内有 1 条脐静脉和 2 条脐动脉，脐血管周围充满来自胚外中胚层的胶样组织，称为华通胶。

2. 脐带的功能　脐带是胎儿与母体进行气体和物质交换的重要通道。一旦受压，将危及胎儿生命。

（四）羊水

充满羊膜腔内的液体，称为羊水。

1. 羊水的来源 妊娠早期,羊水主要来自母体血清经胎膜进入羊膜腔的透析液。妊娠中期以后,羊水主要来源于胎儿尿液。妊娠晚期,胎儿肺也参与羊水的生成,另有少量来自羊膜、脐带华通胶及胎儿皮肤渗出液。

2. 羊水的吸收 ①约50%由胎膜完成;②胎儿吞咽,妊娠足月胎儿每日吞咽羊水500～700 mL;③脐带每小时吸收羊水40～50 mL;④孕20周前,胎儿角化前皮肤吸收部分羊水。

3. 母体、胎儿、羊水间的液体平衡 羊水在羊膜腔内不断进行液体交换,保持羊水量相对恒定。母儿间的液体交换主要通过胎盘,每小时约3600 mL。母体与羊水的交换主要通过胎膜,每小时约400 mL。羊水与胎儿间的交换主要通过胎儿消化管、呼吸道、泌尿道及角化前皮肤。

4. 羊水量、性状及成分 妊娠8周,羊水量仅5～10 mL,澄清无色。妊娠38周约1000 mL,此后逐渐减少。妊娠40周羊水量约800 mL,比重为1.007～1.025,pH值约7.20,略混浊,内含胎脂、毳毛、上皮细胞、少量白细胞、白蛋白、大量激素和酶等。

5. 羊水的功能

(1) 保护胎儿:保持羊膜腔恒温恒压,避免胎儿受到挤压;防止胎体粘连;避免脐带受压致胎儿窘迫;促进胎儿消化道及肺发育并监测疾病。

(2) 保护母体:减轻胎动不适;传导宫缩压力,扩张软产道;润滑和冲洗阴道,减少感染。

四、妊娠期母体的变化

妊娠期,为适应胚胎、胎儿生长发育,在胎盘产生的激素和神经内分泌的影响下,孕妇生理和心理发生一系列适应性变化。

【生理变化】

(一) 生殖系统

1. 子宫 妊娠期和分娩后变化最大的器官。

(1) 子宫体:

①增大变软:子宫大小由非孕期(7～8)cm×(4～5)cm×(2～3)cm增大至妊娠足月时约35 cm×25 cm×22 cm。宫腔容量由非孕期5 mL增至妊娠足月时5000 mL或更多。子宫增大主要为肌细胞肥大,也有少量肌细胞数目增加和结缔组织增生。细胞质内富含有收缩功能的肌动蛋白和肌球蛋白,为临产后子宫阵缩提供物质基础。

②右旋:妊娠晚期子宫轻度右旋,与乙状结肠占据盆腔左侧有关。

③生理性无痛宫缩:妊娠12～14周起,子宫出现不规律无痛性收缩(Braxton Hicks收缩)。特点为宫缩稀发、不规律和不对称,宫腔内压力5～25 mmHg,持续时间不足30 s,不伴宫颈扩张。

(2) 子宫血管:妊娠期子宫血管扩张、增粗,子宫血流量增加,以适应胎儿-胎盘循环的需要。

(3) 子宫内膜:受精卵着床后,在雌、孕激素作用下,子宫内膜腺体增大,腺上皮细胞内糖原增多,结缔组织细胞肥大,血管充血,此时的子宫内膜称为蜕膜。

依蜕膜与囊胚的位置关系,将蜕膜分为3部分(图5-5):①底蜕膜:囊胚着床部位的子宫内膜,与叶状绒毛膜相贴,以后发育成胎盘的母体部分。②包蜕膜:覆盖在囊胚表面的蜕膜。随囊胚发育逐渐凸向宫腔,高度伸展。③真蜕膜:底蜕膜与包蜕膜以外覆盖宫腔其他部分的蜕膜。妊娠14～16周,羊膜腔明显增大,包蜕膜与真蜕膜相贴近,宫腔消失。

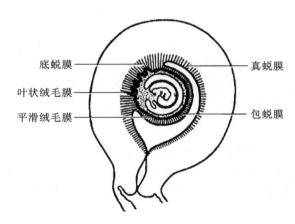

底蜕膜 ——— 真蜕膜

叶状绒毛膜 ——— 包蜕膜

平滑绒毛膜 ———

图 5-5 妊娠早期子宫蜕膜与绒毛膜

（4）子宫峡部：拉长变薄，扩展为宫腔一部分；临产后伸展至 7～10 cm，称为子宫下段。

（5）宫颈：充血、水肿、变软、呈紫蓝色，腺体增生、肥大。宫颈黏液增多，形成黏液栓，保护宫腔免受外来感染侵袭。

2. 输卵管 伸长、充血，黏膜可呈蜕膜样改变。

3. 卵巢 妊娠期卵巢停止排卵及卵泡发育；略增大，妊娠黄体维持妊娠；妊娠 10 周后黄体开始萎缩。

4. 外阴、阴道 色素沉着，组织松软。阴道黏膜充血水肿呈紫蓝色（Chadwick 征）。皱襞增多，伸展性增加。阴道分泌物增多呈白色糊状。阴道 pH 值降低。

（二）乳房

乳房增大，发胀。乳头、乳晕着色，乳晕外周皮脂腺肥大形成散在的结节状隆起，称蒙氏结节。妊娠末期可挤出少许淡黄色稀薄液体，称初乳。

（三）血液系统

1. 血容量 妊娠 6～8 周血容量开始增加，妊娠 32～34 周达高峰，增加 40%～45%，平均增加 1450 mL。其中血浆增加 1000 mL，红细胞增加 450 mL，出现生理性血液稀释。

2. 血液成分 红细胞增加，血红蛋白略降低，白细胞增加，血浆蛋白降低，凝血因子增加，血液处于高凝状态。

（四）循环系统

1. 心脏 妊娠晚期心率增加 10～15 次/分；心排出量增加 80 mL/次；心脏向左上移位，在心尖区可闻及Ⅰ～Ⅱ级柔和吹风样收缩期杂音。

2. 血压 妊娠早期和中期血压偏低，妊娠 24～26 周后血压轻度升高。一般收缩压无变化，舒张压轻度降低，脉压稍增大。妊娠晚期仰卧位时增大的子宫压迫下腔静脉，回心血量减少，心排出量减少使血压下降，称仰卧位低血压综合征。部分孕妇出现下肢及外阴静脉曲张。

（五）呼吸系统

孕妇耗氧量于妊娠中期增加 10%～20%，肺通气量约增加 40%，有过度通气现象，有利于供给孕妇和胎儿所需的氧，通过胎盘排出胎儿血中的二氧化碳。妊娠晚期以胸式呼吸为主。呼吸稍增快，较深，每分钟不超过 20 次。上呼吸道黏膜增厚、充血、水肿，易发生上呼吸道感染。

（六）消化系统

妊娠早期有早孕反应。受大量雌激素影响，牙龈易出血。孕激素使胃贲门括约肌松弛，胃内容物逆流至食管产生烧灼感；胃排空时间延长，易出现上腹部饱满感。唾液分泌增多，出现流涎。胆囊排空时间延长，胆汁淤积，易诱发胆囊炎及胆石症。肠蠕动减弱，出现便秘，直肠静脉压增高，易发生或加重痔疮。

（七）泌尿系统

妊娠期肾脏略增大。肾血浆流量及肾小球滤过率增加，肾小管对葡萄糖重吸收能力未相应增加，可出现生理性糖尿。妊娠早、晚期均有尿频。受孕激素影响，输尿管增粗及蠕动减弱，肾盂及输尿管自妊娠中期轻度扩张，且右侧输尿管受右旋子宫压迫，可致肾盂积水。孕妇易发生急性肾盂肾炎，右侧居多。

（八）内分泌系统

垂体、肾上腺、甲状腺均增大，功能增强，但无亢进表现。

（九）新陈代谢

(1) 基础代谢率(BMR)：基础代谢率于妊娠中期逐渐增高，妊娠晚期增高 15%～20%。

(2) 体重：妊娠足月时孕妇体重平均增加 12.5 kg。

(3) 碳水化合物、蛋白质、脂肪代谢增加。

(4) 矿物质代谢：钙和铁的需要量大增。

（十）皮肤

妊娠期促黑素细胞刺激激素分泌增多，加之大量雌、孕激素有黑素细胞刺激效应，使黑色素增加，孕妇乳头、乳晕、腹白线、外阴等处出现色素沉着。颧颊、眶周、前额及鼻部呈蝶状褐色斑，称妊娠黄褐斑，产后自行消退。妊娠期肾上腺皮质分泌糖皮质激素增多，该激素分解弹力纤维蛋白，使弹力纤维变性，加之子宫增大使孕妇腹壁皮肤张力加大，皮肤的弹力纤维断裂，呈多量不规则平行条纹，紫色或淡红色，称妊娠纹，见于初孕妇。旧妊娠纹呈银色光亮，见于经产妇。

（十一）骨骼、关节及韧带

如妊娠次数过多，不注意补钙及维生素 D，可引起骨质疏松。妊娠期胎盘分泌的松弛素使骨盆各关节及韧带松弛，部分孕妇自觉腰骶部、耻骨联合及肢体疼痛不适。妊娠晚期，孕妇重心前移，为保持身体平衡，孕妇头部与肩部向后仰，腰部向前挺，形成典型的孕妇姿势。

【心理-社会调适】

（一）孕妇常见的心理反应

妊娠期，由于巨大的生理变化导致孕妇特别是初孕妇出现一系列心理变化。

1. 惊讶和震惊 不管有无准备，当证实怀孕时，都会感到惊讶和震惊。

2. 矛盾心理 因未做好充分准备或学习、工作等压力，对妊娠、分娩缺乏自信，产生焦虑和矛盾心理。

3. 接受 随着妊娠进展，孕妇真切感受到胎儿的存在，因而激动、自豪，慢慢接受怀孕，并开始准备新生儿用品。

4. 情绪波动 由于体内激素波动、妊娠带来的身体负担及对胎儿的担忧、对分娩的恐惧等因素，孕妇情绪波动大。

5. 内省 孕妇表现出以自我为中心，专注于自己的身体、饮食、穿着和休息。喜欢独处，以便计划、调节、适应,迎接新生儿的来临。

（二）孕期心理调适

孕妇必须完成 4 项孕期母性心理发展任务。

（1）确保自己和胎儿能安全顺利地度过妊娠期、分娩期。

（2）促使家庭重要成员接受新生儿。

（3）学习对孩子贡献自己。

（4）情绪上与胎儿连成一体。

考点提示

1. 受精时间、受精部位;着床概念、时间及部位;胎儿发育主要特征、足月胎头径线及临床意义;胎儿附属物、胎盘的构成及功能、胎膜的构成、脐带的构成及长度、脐带内血管、羊水的来源及功能。

2. 妊娠期宫体、子宫内膜、子宫峡部的主要变化。

3. 妊娠期母体乳房的变化、血液系统的主要变化、循环系统的主要变化。

任务二　妊娠评估

案例引导

案例 5-2　小陈,24 岁,已婚,因停经 51 日来门诊就诊。平素月经规律,末次月经 2017 年 5 月 21 日,行经如常。5 天前出现恶心、晨起呕吐、食欲差、厌油。今晨自测尿妊娠试验阳性。就诊目的:①确定是否妊娠;②了解妊娠相关知识。

问题:①你作为门诊接诊护士,该如何运用专业知识对小陈进行妊娠评估?②如何协助小陈进行相关检查?

临床将妊娠全过程 40 周分为 3 个时期。妊娠第 13 周末以前称早期妊娠;妊娠第 14～27 周末称中期妊娠;妊娠第 28 周及以后称晚期妊娠。

一、早期妊娠评估

（一）健康史

询问初潮年龄,了解月经周期、末次月经日期。经产妇还需了解以往妊娠、分娩、产后情况,有无流产、难产史及难产原因,胎儿出生情况,有无产后出血等。凡有反复自然流产、死胎、死产及新生儿死亡者,应转到高危门诊进一步诊治。

(二)身体评估

早期妊娠的身体评估特点(临床表现)如下。

1. 停经 月经周期正常且有性生活史的生育期妇女,一旦超过月经期10日以上未来月经,首先考虑妊娠。停经是妊娠最早、最重要的症状。

2. 早孕反应 约半数妇女于停经6周左右出现头晕、乏力、嗜睡、流涎、食欲不振、厌油、恶心、晨起呕吐、喜食酸物或择食等症状,称早孕反应。与体内hCG升高、胃酸分泌减少及胃排空时间延长有关,多于妊娠12周左右自行消失。

3. 尿频 前倾增大的子宫压迫膀胱,可引起尿频。子宫增大超出盆腔后消失。

4. 乳房变化 乳房增大、发胀,静脉显露;乳头、乳晕着色,出现蒙氏结节。

5. 盆腔检查 阴道黏膜和宫颈阴道部充血,呈紫蓝色。停经6~8周,双合诊检查子宫峡部极软,感觉宫颈与宫体似不相连,称"黑加征"(Hegar sign),是早孕的典型体征。子宫增大变软,呈球形。停经8周时子宫为非孕期的2倍,停经12周时为非孕期的3倍,在耻骨联合上方可触及。

(三)心理-社会评估

重点评估孕妇对妊娠的态度和接受程度,有无过度焦虑及恐惧。同时评估孕妇对妊娠、分娩知识的了解程度,是否进行妊娠前保健。另外,评估丈夫对此次妊娠的态度,孕妇在家庭中的角色,家庭经济状况及社会支持程度。

(四)辅助检查

1. 妊娠试验 确诊妊娠的主要指标。受精后10日,即可用放免法测出受检者血中hCG升高。临床多用早孕试纸法检测受检者尿液,结果阳性结合临床表现可诊断为妊娠。阴性者1周后复查。

2. 超声检查 B超显像法是确诊早孕快速、准确的方法。妊娠早期超声检查的主要目的是确定宫内妊娠,排除异位妊娠和滋养细胞疾病,估计孕龄,排除盆腔肿块和子宫异常,还可判断多胎。停经35日,腹部B超宫腔内见到妊娠囊,圆形或椭圆形。妊娠6周可见到胚芽和原始心管搏动。阴道B超较腹部超声可提前1周诊断早孕。停经9~14周,B超检查可排除严重的胎儿畸形,如无脑儿。彩色多普勒超声可见胎儿心脏区彩色血流,可以确诊早期妊娠、活胎。

3. 基础体温(BBT)测定 已婚妇女双相型体温高温相持续18日不下降,早孕可能性大。高温相持续超过3周,早期妊娠的可能性更大。

4. 宫颈黏液检查 宫颈黏液量少且黏稠,涂片干燥后光镜下见排列成行的椭圆体。

二、中、晚期妊娠评估

(一)健康史

询问早期妊娠有无阴道出血、病毒感染或接触有害物等,如有异常应转到高危门诊进一步诊治。

（二）身体评估

中、晚期妊娠的身体评估特点（临床表现）如下。

1. 子宫增大　根据手测宫底高度及尺测耻上子宫长度，可估计妊娠周数及胎儿大小（表5-1，图5-6）。妊娠20～24周子宫增长速度较快，宫底高度在妊娠36周最高，36～40周增长速度减慢。

表 5-1　不同妊娠周数宫底高度及子宫长度

妊 娠 周 数	手测宫底高度	尺测耻上子宫长度
12周末	耻骨联合上2～3横指	
16周末	脐耻之间	
20周末	脐下1横指	18(15.3～21.4)cm
24周末	脐上1横指	24(22.0～25.1)cm
28周末	脐上3横指	26(22.4～29.0)cm
32周末	脐与剑突之间	29(25.3～32.0)cm
36周末	剑突下2横指	32(29.8～34.5)cm
40周末	脐与剑突之间或略高	33(30.0～35.3)cm

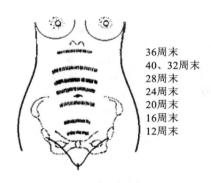

图 5-6　不同妊娠周数宫底高度

2. 胎动　胎儿的躯体活动称胎动。妊娠18周后B超检查可发现，妊娠20周，初孕妇可自觉胎动，经孕妇略早。胎动随妊娠进展逐渐增强，妊娠32～34周达高峰，妊娠38周后逐渐减少。正常胎动每小时3～5次。

3. 胎心音　妊娠12周用多普勒胎心听诊仪能探测到胎心音。妊娠18～20周用听诊器或胎心听筒经孕妇腹壁能听到胎心音。胎心音呈双音，似钟表"滴答"声。正常胎心音每分钟110～160次。胎心音应与子宫杂音、腹主动脉音、脐带杂音相鉴别。

4. 胎体　妊娠20周后，经孕妇腹壁能触及子宫内的胎体。妊娠24周后，腹部四步触诊能辨别胎头、胎背、胎臀及胎儿肢体，判断胎位。

（三）心理-社会评估

重点评估孕妇对妊娠有无过度焦虑及恐惧，同时评估孕妇对妊娠、分娩知识的了解程度。另外，评估家庭成员及社会支持程度。

（四）辅助检查

1. 超声检查 能清楚显示胎儿数目、胎方位、胎心、胎盘位置及其与宫颈内口的关系、羊水量,评估胎儿体重,还能测量胎头双顶径、股骨长度,了解胎儿发育。妊娠 18～24 周可采用超声进行胎儿系统检查,筛查胎儿结构畸形。彩色多普勒超声可以检测子宫动脉、脐动脉和胎儿动脉的血流速度波形。

2. 其他检查 根据具体情况,选择相关检查,如羊水检查、血常规、尿常规、血糖、心电图、肝肾功能检查、胎儿心电图及胎心监护等。

三、胎产式、胎先露、胎方位

妊娠 32 周后,胎儿生长迅速,羊水相对减少,胎儿与子宫壁贴近,胎儿的位置和姿势相对恒定。胎儿在子宫内的姿势称为胎姿势,正常胎姿势为胎头俯屈,颏部贴近胸壁,脊柱略前弯,四肢屈曲交叉于胸腹前,体积和体表面积均缩小,整个胎体成为头端小、臀端大的椭圆形。

1. 胎产式 胎体纵轴与母体纵轴的关系称胎产式(图 5-7)。胎体纵轴与母体纵轴平行称纵产式,占足月妊娠分娩总数的 99.75%。胎体纵轴与母体纵轴垂直称横产式,仅占足月分娩总数的 0.25%。胎体纵轴与母体纵轴交叉称斜产式,属暂时现象,分娩过程中多转为纵产式。

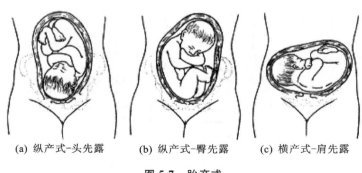

(a) 纵产式-头先露　　(b) 纵产式-臀先露　　(c) 横产式-肩先露

图 5-7　胎产式

2. 胎先露 最先进入骨盆入口的胎儿部分称胎先露。纵产式有头先露和臀先露;横产式为肩先露。

(1) 头先露:因胎头屈伸程度不同,分为枕先露、前囟先露、额先露及面先露(图 5-8)。

(2) 臀先露:分为混合臀先露、单臀先露及足先露(图 5-9)。

(3) 肩先露:横产式为肩先露,较少见。

(4) 复合先露:偶见头先露或臀先露与胎手或胎足同时入盆,称复合先露。

3. 胎方位 胎儿先露部的指示点与母体骨盆前、后、左、右、横的关系称胎方位,简称胎位。枕先露以枕骨、面先露以颏骨、臀先露以骶骨、肩先露以肩胛骨为指示点,具体胎位及种类见表 5-2。只有枕前位(枕左前、枕右前)为正常胎位,其余均为异常胎位。胎方位可发生改变,少数甚至分娩期仍可改变。

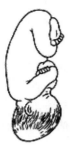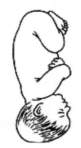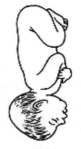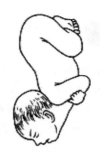

(a) 枕先露　　(b) 前囟先露　　(c) 额先露　　(d) 面先露

图 5-8　头先露的种类

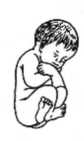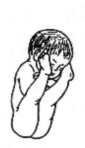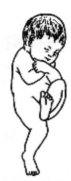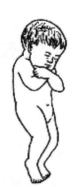

(a) 混合臀先露　(b) 单臀先露　(c) 单足先露　(d) 双足先露

图 5-9　臀先露的种类

表 5-2　胎产式、胎先露和胎方位的关系及种类

胎 产 式	胎 先 露	胎 方 位
纵产式 (99.75%)	头先露 (95.75%~97.75%)　枕先露 (95.55%~97.55%)	枕左前（LOA）枕左横（LOT）枕左后（LOP） 枕右前（ROA）枕右横（ROT）枕右后（ROP）
	面先露 (0.2%)	颏左前（LMA）颏左横（LMT）颏左后（LMP） 颏右前（RMA）颏右横（RMT）颏右后（RMP）
	臀先露 (2%~4%)	骶左前（LSA）骶左横（LST）骶左后（LSP） 骶右前（RSA）骶右横（RST）骶右后（RSP）
横产式 (0.25%)	肩先露 (0.25%)	肩左前（LScA）　　　　　　　肩左后（LScP） 肩右前（RScA）　　　　　　　肩右后（RScP）

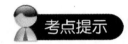 考点提示

1. 停经是妊娠最早、最重要的症状。"黑加征"是早孕的典型体征。

2. 妊娠早期辅助检查 ①妊娠试验：确诊妊娠的主要指标。②超声检查：确诊早孕快速、准确的方法。停经9～14周，B超检查可排除严重的胎儿畸形，如无脑儿。

3. 妊娠中、晚期手测宫底高度；胎动、胎心测得时间及正常值；胎产式、胎先露、胎方位概念。

 任务三　妊娠期妇女的管理

　　　　　　　　　　　　案例引导

　　案例5-3　小张,26岁,已婚,因停经50日来门诊就诊。平素月经规律,末次月经2017年5月3日,行经如常。3天前出现恶心、晨起呕吐、食欲差、厌油。今晨自测尿妊娠试验阳性。就诊目的:①了解预产期;②了解产前检查相关内容及系统产前检查时间;③了解妊娠期监护和健康知识。

　　问题:①你作为产科护士,该如何为小张计算预产期? ②怎样配合医生对小张进行产前检查? ③如何运用护理程序和专业知识对小张进行系统化整体护理? ④如何对小张进行孕期指导?

妊娠期妇女的整体护理和管理通过定期产前检查来实现。产前检查主要目的是:①确定孕妇和胎儿的健康状况;②估计和核对孕周或胎龄;③制订产前检查计划。

围生医学亦称围产医学,是研究围生期内对围生儿及孕产妇进行卫生保健的一门科学,对降低围生期母儿死亡率和残疾儿发生率、保障母儿健康具有重要意义。我国现阶段围生期是指从妊娠满28周(胎儿体重≥1000 g或身长≥35 cm)至产后1周。此期间的胎儿、新生儿称围生儿。

一、产前检查的时间

首次产前检查的时间应从确诊早孕时开始,一般在6～8周为宜。妊娠12周内建立孕期保健手册。未发现异常者,于妊娠20～36周每4周检查1次,妊娠37周起每周检查1次,共进行产前检查9～11次。凡属高危孕妇,应酌情增加产前检查次数和项目。

二、产前检查及护理

【护理评估】

（一）健康史

1. 个人资料　姓名、年龄、婚龄、职业、住址及联系方式等。年龄过小或过大,特别是35岁以上的孕妇,应列入高危妊娠。接触有害、有毒物质的孕妇应做相关检查。

2. 月经史及孕产史　询问初潮年龄,了解月经周期、末次月经日期。经孕妇还需了解以往妊娠、分娩、产后情况,有无流产、难产史及难产原因,胎儿出生情况,有无产后出血等。凡有反复自然流产、死胎、死产及新生儿死亡者,应转到高危门诊进一步诊治。

3. 推算预产期　按末次月经(LMP)日期推算预产期(EDC)。从LMP的第1日算起,月份减3或加9,日数加7(农历加14)。若末次月经记不清或哺乳期月经未来潮而妊娠者,可根据早孕反应、胎动开始时间、宫底高度及B超测得胎头双顶径值推算预产期。

4. 本次妊娠经过　了解妊娠早期有无早孕反应、病毒感染、发热及用药史;有无阴道流血、头痛、心悸、腹痛、下肢水肿等症状;胎动开始时间、饮食、睡眠、大小便等。

5. 既往史及手术史　了解有无心脏病、高血压、结核病、糖尿病、血液病、肝肾疾病及药物过敏史等;询问做过何种手术。

6. 家族史　了解家族中有无遗传病、精神病、双胎妊娠及妊娠合并症等。

7. 丈夫健康状况　询问丈夫有无遗传性疾病及传染性疾病。

（二）身体评估

1. 全身检查　观察孕妇发育、营养状况及步态;测量身高、体重,身高＜145 cm常伴骨盆狭窄,妊娠晚期妇女体重每周增加不能超过500 g;测量血压,孕妇正常血压不应超过140/90 mmHg;听诊心、肺,检查肝、脾、肾等;检查乳房发育及乳头有无凹陷;检查脊柱有无畸形、下肢有无水肿。

2. 产科检查　包括骨盆测量、产前腹部检查、阴道检查及肛门检查。

（1）骨盆测量:目的是了解骨盆大小、形态,评估对分娩的影响。孕妇排尿后仰卧于检查床上,头部稍垫高,暴露测量部位。检查者站在孕妇右侧。

①骨盆外测量:能间接判断骨盆大小及形态。

a. 髂棘间径(IS):孕妇取伸腿仰卧位。测量两侧髂前上棘外缘间的距离(图5-10),正常值为23～26 cm。

b. 髂嵴间径(IC):孕妇取伸腿仰卧位。测量两侧髂嵴外缘间最宽的距离(图5-11),正常值为25～28 cm。

以上两径线间接反映骨盆入口横径长度。

c. 骶耻外径(EC):孕妇取左侧卧位,左腿屈曲,右腿伸直。测量第5腰椎棘突下(米氏菱形窝的上角)至耻骨联合上缘中点的距离(图5-12),正常值为18～20 cm。此径线间接反映骨盆入口前后径长度,为骨盆外测量中最重要的径线。

d. 坐骨结节间径(IT):即出口横径(TO)。孕妇取仰卧位,两腿弯曲外展,双手抱双膝。用柯氏骨盆出口测量器测量两坐骨结节内缘间的距离(图5-13),正常值为8.5～9.5 cm。也可用手拳测量,能容纳成人一横拳则属正常。若小于8 cm,应测量出口后矢状径。

e. 出口后矢状径:坐骨结节间径中点至骶骨尖端的距离。检查者戴手套,右手食指伸进

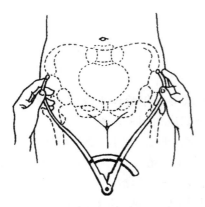

图 5-10　测量髂棘间径

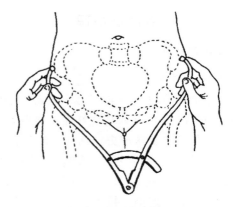

图 5-11　测量髂嵴间径

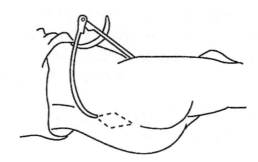

图 5-12　测量骶耻外径

孕妇肛门向骶骨方向,拇指在体外骶尾部,共同找到骶骨尖端,用骨盆出口测量器测量坐骨结节间径中点至骶骨尖端的距离,即为出口后矢状径(图 5-14),正常值为 8～9 cm。出口后矢状径与坐骨结节间径之和小于 15 cm,表示骨盆出口狭窄不明显。

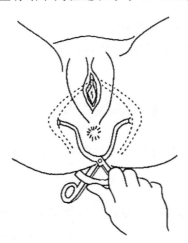

图 5-13　测量坐骨结节间径

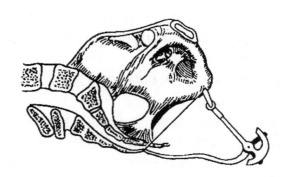

图 5-14　测量出口后矢状径

　　f. 耻骨弓角度:双手拇指尖斜着对拢,置于耻骨联合下缘,两拇指平放在耻骨降支上面,测量两拇指间的角度,即为耻骨弓角度(图 5-15),正常值为 90°,小于 80°为异常。该角度反映骨盆出口横径长度。

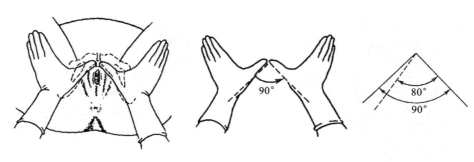

图 5-15　测量耻骨弓角度

②骨盆内侧量:用于骨盆外测量值狭窄者。于妊娠 24~36 周阴道松软时进行,过早阴道较紧,近预产期容易引起感染。孕妇取膀胱截石位,消毒外阴、阴道,检查者戴无菌手套并涂润滑剂,动作要轻柔。

a. 对角径(DC):即骶耻内径,为耻骨联合下缘至骶岬上缘中点的距离,正常值为 12.5~13 cm。该值减去 1.5~2 cm 即为骨盆入口前后径(真结合径)的长度。检查者一手食指和中指伸入阴道内,中指尖触及骶岬上缘中点,食指上缘紧贴耻骨联合下缘,另一手标记此接触点,抽出阴道内手指,测量中指尖与该接触点的距离,即为对角径(图 5-16)。

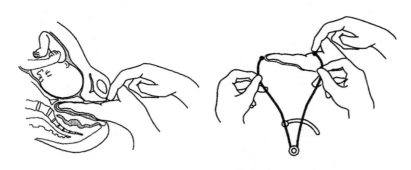

图 5-16　测量对角径

b. 坐骨棘间径:测量两坐骨棘间的距离,正常值为 10 cm。检查者一手中指与食指放入阴道内横扫,触及两侧坐骨棘,估计其间距离(图 5-17)。

c. 坐骨切迹宽度:即骶棘韧带宽度,为坐骨棘与骶骨下部间的距离,代表中骨盆后矢状径。食指置于阴道内,在骶棘韧带上移动(图 5-18),能容纳 3 横指(5.5~6 cm)为正常。

(2) 产前腹部检查:孕妇排尿后仰卧于检查床上,头部稍垫高,暴露腹部并放松,双腿略屈曲分开。检查者站在孕妇右侧。

①视诊:观察腹形及大小,腹壁有无水肿、妊娠纹及手术瘢痕等。

②触诊:用软尺测量子宫长度及腹围,子宫长度即耻骨联合上缘至宫底的距离,腹围即平脐绕腹一周(腹部最膨隆处)数值。妊娠中晚期,应行四步触诊法,检查子宫大小、胎产式、胎先露、胎方位及胎先露是否衔接。前三步触诊,检查者面向孕妇头部,第四步,检查者面向孕妇足端(图 5-19)。

第一步:检查者双手置于宫底部,手测宫底高度,估计胎儿大小与妊娠周数是否相符。再以双手指腹交替轻推,判断宫底部的胎儿部分。圆而硬,有浮球感为胎头;软而宽,形状不规则为胎臀;若宫底部空虚,可能为横产式。

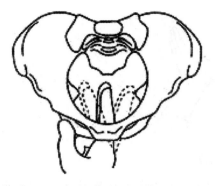

图 5-17　测量坐骨棘间径

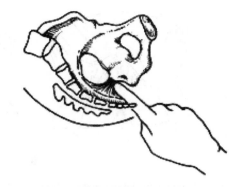

图 5-18　测量坐骨切迹宽度

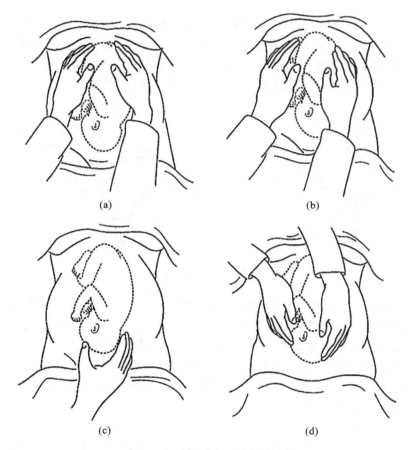

(a)

(b)

(c)

(d)

图 5-19　产科腹部四步触诊法

第二步:检查者两手掌分别置于腹部两侧,一手固定,另一手轻轻深按检查,两手交替。平坦饱满部分为胎背,并确定胎背朝向。凹凸不平、可变形、活动部分为胎儿肢体。

第三步:检查者右手拇指与其余 4 指分开,置于耻骨联合上方,握住胎先露,查清胎先露是胎头或胎臀,然后左右推动,确定是否衔接。胎先露能被推动,表示未衔接;不能推动,则已衔接。

第四步:检查者两手分别置于胎先露的两侧,沿骨盆入口向下深按,进一步核实胎先露的诊断是否正确,并确定胎先露入盆程度。若先露为胎头且能活动,或手能陷入胎先露与耻骨联合之间,称先露部浮动;先露部分入盆稍能活动称半固定;不能活动称固定。

③听诊胎心音:胎心音在孕妇腹壁胎背侧听得最清楚。妊娠 24 周前,胎心音多在脐下;妊娠 24 周后,枕先露时胎心音在脐左或右下方;臀先露时胎心音在脐左或右上方;肩先露时胎心音在靠近脐下方听得最清楚。

(3)阴道检查:妊娠早期妇女初诊时应做双合诊检查,了解子宫、附件及产道有无异常。妊娠最后 1 个月及临产后尽量避免不必要的阴道检查,防止感染。

(4)肛门检查:可了解胎先露、骶骨弯曲度、骶尾关节活动度、坐骨棘间径和坐骨切迹宽度,并能测量出口后矢状径。

3. 绘制妊娠图　将检查结果,如血压、体重、宫底高度、腹围、胎头双顶径值、胎位、胎心率等,填于妊娠图中,绘制成曲线图,动态观察其变化,可及早发现孕妇和胎儿的异常情况并处理。

(三)心理-社会评估

重点评估孕妇对妊娠的态度和接受程度,有无过度焦虑、紧张和恐惧。同时评估孕妇对妊娠、分娩知识的了解程度,是否进行妊娠前保健。另外,评估丈夫对此次妊娠的态度,孕妇在家庭中的角色,家庭经济状况及社会支持程度。

(四)辅助检查

常规检查血常规、尿常规、血型、血糖、肝肾功能、阴道分泌物及 HBsAg 等,根据具体情况,选择超声检查、唐氏筛查及胎心监护等。

(五)胎儿健康评估

检查胎产式、胎方位,监测胎心率、胎动、胎儿发育及羊水量,必要时行 B 超检查、胎盘功能及胎儿成熟度检查。详见本项目任务四"胎儿健康评估"。

(六)复诊

(1)询问上次产前检查后有无异常情况,如阴道流血、胎动异常、头痛、水肿等。

(2)全身检查:测量体重、血压,检查有无水肿和其他异常。

(3)产科检查:复查宫高、腹围、胎位、胎心,注意胎儿大小与孕周是否相符及胎先露是否衔接等。

(4)根据需要选择辅助检查。

(5)进行孕期指导,预约下次复诊时间。

【护理诊断】

1. 焦虑　与担心自身及胎儿健康、安全有关。

2. 知识缺乏　缺乏孕期保健知识。

3. 有胎儿受伤的危险　与遗传、感染、胎盘功能异常有关。

【护理目标】

(1)孕妇情绪稳定,对妊娠、分娩充满自信。

(2)孕妇获得孕期保健知识。

(3)维持母婴健康状况。

【护理措施】

（一）基础护理

1. 合理营养　母体营养对妊娠结局将产生直接的至关重要的影响。孕期营养不良，直接影响胎儿生长和智力发育。围产期营养关系到一生的健康。孕妇营养应全面合理，不偏食。食物应保持高热量，富含蛋白质、糖类、脂肪、维生素和微量元素，但要避免营养过剩。膳食易消化、不油腻，避免吃辛辣刺激性食物。多吃新鲜蔬菜、水果和鱼类。

知识链接

孕期营养补充标准参考

1. **热量**　妊娠期每日应增加 100～300 kcal 热量。蛋白质、脂肪、糖类应有适当比例，蛋白质占 15%，脂肪占 20%，糖类占 65%。热量 65% 来源于粮食，其余来源于食用油、动物性食品、蔬菜及水果。

2. **蛋白质**　孕 4～6 个月，每日进食蛋白质应增加 15 g（2 个鸡蛋），孕 7～9 个月每日进食蛋白质应增加 25 g。优质蛋白质主要来源于动物，尤其是牛奶。

3. **微量元素**　①铁：我国营养学会建议妊娠 4 个月开始口服硫酸亚铁 300 mg，每日 1 次。②钙：妊娠 16 周起每日摄入钙 1000 mg，孕晚期增至 1500 mg。③锌：妊娠 3 个月后，每日从饮食中补锌 20 mg。④碘：提倡整个妊娠期用含碘食盐。

4. **维生素**　①维生素 A（视黄醇）：推荐孕妇每日膳食中视黄醇含量为 1000 μg。视黄醇主要存在于动物性食物中，如牛奶、肝等。②维生素 B 族：建议多吃含维生素 B 族的食物，如谷类、动物肝脏、干果、绿叶菜等。妊娠前 3 个月口服叶酸 5 mg，每日 1 次。③维生素 C：推荐孕妇每日膳食中维生素 C 供给量为 80 mg。多吃新鲜水果和蔬菜，建议口服维生素 C 200 mg，每日 3 次。④维生素 D：推荐孕妇每日膳食中维生素 D 供给量为 10 μg。鱼肝油中维生素 D 含量最高，其次为肝、蛋黄、鱼。

2. 活动与休息　一般可工作到妊娠 28 周，28 周后减轻工作量，不上夜班。活动适度，可散步、晒太阳，不做剧烈运动。保证每日睡眠 8～9 h，并午休 1～2 h。妊娠中、晚期睡觉取左侧卧位。

3. 衣着与卫生　孕妇衣着应宽松舒适，厚薄适宜。内衣要求全棉，避免化纤。不穿高跟鞋、紧身衣，不系袜带。勤洗澡，宜淋浴，淋浴水温不宜过高，时间不宜太长，不盆浴。

（二）孕期监护

1. 孕妇自我监护　①胎动计数：孕妇自我监护胎儿宫内情况最简便有效的方法。随妊娠周数增加，胎动由弱变强，妊娠足月时，因羊水量减少及胎头衔接，胎动减弱。妊娠 28 周开始指导孕妇胎动计数，胎动计数≥6 次/2 小时为正常，<6 次/2 小时或减少 50% 提示胎儿缺氧可能，应就诊。②听胎心：妊娠 18～20 周后，孕妇可用听诊器在腹壁听胎心音，或请家人帮助听胎心音，若胎心率>160 次/分或<110 次/分，提示胎儿缺氧，应左侧卧位，及时就医。

2. 产前检查　通过定期产前检查及早发现并处理高危妊娠；了解胎儿生长发育情况及宫内安危。

（三）症状护理

1. 早孕反应　饮食清淡，少量多餐；呕吐严重者，遵医嘱给予维生素 B₆ 10～20 mg 口服，每日 3 次;消化不良者,遵医嘱给予维生素 B_1 20 mg、酵母片 3 片及胃蛋白酶 300 mg,饭时与稀盐酸 1 mL 同服,也可服用健脾开胃中药。

2. 尿频、尿急　妊娠最初 3 个月及末 3 个月,子宫压迫膀胱所致。嘱孕妇有尿意时及时排空,避免憋尿诱发泌尿系统感染。

3. 下肢水肿　嘱低盐饮食;睡眠时左侧卧位,下肢垫高 15°;如不能消退,应警惕妊娠期高血压疾病或肾脏疾病等。

4. 便秘　嘱孕妇多食含纤维素的蔬菜和水果;养成良好的排便习惯,适当增加散步等轻微运动;必要时遵医嘱口服缓泻剂如果导片,或用开塞露;禁用硫酸镁等峻泻剂,更不宜灌肠。

5. 静脉曲张　嘱睡眠时适当垫高下肢,以利于静脉回流;妊娠后期避免长时间站立和蹲位,下肢绑弹性绑带。外阴静脉曲张的孕妇分娩时应防止静脉破裂。

6. 下肢痉挛　指导孕妇增加饮食的含钙量,如牛奶、鸡蛋等;口服钙剂;痉挛发作时将痉挛下肢伸直,并行局部按摩、热敷;痉挛严重者,遵医嘱给予乳酸钙,维生素 A、D 口服。

7. 腰背痛　嘱孕妇保持正确的坐、站姿势,睡硬板床,避免长时间弯腰;热敷按摩。

8. 痔疮　多吃蔬菜、水果,适当轻微运动,少吃辛辣食物可缓解;必要时口服缓泻剂缓解疼痛和便秘。

9. 仰卧位低血压综合征　嘱孕妇左侧卧位,避免长时间仰卧睡眠。

10. 贫血　嘱孕妇妊娠 4 个月开始口服硫酸亚铁 300 mg,每日 1 次,妊娠后期适当增加含铁食物,如动物肝脏、瘦肉等,预防贫血;若已贫血,遵医嘱每日给予硫酸亚铁 600 mg 口服,同时补充维生素 C 和钙,增加铁的吸收。

11. 白带增多　嘱孕妇穿全棉内裤,常更换;每日清洗外阴;严禁阴道冲洗。排除真菌、滴虫、淋菌等感染。若确诊外阴阴道假丝酵母菌病,遵医嘱给予克霉唑栓阴塞。

12. 异常症状的判断　孕妇如出现阴道流血、剧烈呕吐、发热寒战、腹部疼痛、头痛眼花、胸闷心悸、胎动异常、突然阴道流液等症状,应立即就诊。

（四）心理护理

了解孕妇对妊娠的适应程度,提供心理支持。鼓励孕妇抒发内心的困扰,帮助孕妇消除不良情绪,告知孕妇情绪对胎儿脑部发育的影响。指导孕妇完成 4 项孕期母性心理发展任务。

（五）健康指导

1. 建立围生期保健卡　指导孕妇确诊早孕时建立围生期保健卡,按要求定期产前检查。

2. 避免感染　指导早期妊娠妇女注意个人卫生,不去公共场所,避免感染;不接触动物,防止弓形虫感染;不接触有害物质如放射线、化学药物等;禁忌烟酒,不吸毒。

3. 合理用药　妊娠 12 周前,用药须谨慎。孕产妇用药原则为:①明确指征;②医生指导;③避免联合用药;④避免用尚未确定对胎儿影响的新药;⑤严格掌握药物剂量和用药时间,及时停药;⑥若病情允许,尽量推迟至妊娠中、晚期。

4. 性生活指导　妊娠 3 个月内及最后 3 个月避免性生活,以防流产、早产、感染及胎膜早破等。

5. 乳房护理　妊娠 24 周后每日用温水擦洗乳头,软毛巾擦干并涂上油脂,用手指揉捏乳头数分钟,锻炼乳头皮肤韧性,以防产后哺乳乳头皲裂。乳头平坦或凹陷者,一手托住乳房,另一手拇指、食指、中指捏住乳头,向外牵拉,并左右捻转乳头,每日 2 次,每次重复 10~20 次,以免新生儿吸吮困难。

6. 胎教指导 胎教是有计划、有目的地为胎儿的生长发育实施的最佳措施。胎教从妊娠4个月开始,通过音乐、语言、抚摸等,主动给胎儿有益的信息刺激,促进胎儿身心健康和智力发育,以达优生目的。

7. 判断先兆临产和临产 临近预产期,孕妇出现不规律宫缩、阴道少量血性分泌物,提示先兆临产。出现规律宫缩,持续 30 s,间歇 5～6 min,并逐渐增强,提示临产,应尽快就医。若孕妇突然出现阴道流液,不能自控,考虑胎膜早破,嘱孕妇平卧,立即送医。

8. 指导分娩准备 指导孕妇妊娠后期备齐产妇和新生儿物品。产妇物品主要有消毒卫生巾、合适的胸罩和内衣等;新生儿物品主要为柔软的衣物、被子、毛巾、尿布及敷料等。通过录像或模拟操作教会孕妇新生儿喂养和护理知识,如新生儿沐浴、换尿布等。指导孕妇做产前运动及分娩配合,促进自然分娩。指导孕妇提前做好工作交接,一旦出现产兆或异常,迅速就诊。

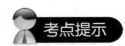

考点提示

1. 产前检查的时间、推算预产期方法、孕妇血压及体重增加正常范围;产前检查中产科检查内容;四步触诊法每一步的目的;骨盆外测量的径线及正常值。

2. 孕妇自我监护(胎动计数、听胎心);预防仰卧位低血压综合征;采取左侧卧位,避免长时间仰卧;性生活指导。

任务四　胎儿健康评估

案例引导

案例 5-4　张女士,35 岁,已婚,G_1P_0,妊娠 16 周。盼望生一个健康的宝宝,在丈夫陪同下来医院咨询。就诊目的:确定孩子是否健康。

问题:你作为产科门诊护士,该如何为张女士提供帮助?

【胎儿先天畸形及遗传性疾病的产前诊断】

产前诊断(又称宫内诊断)常用方法如下。

1. 分析染色体核型 利用绒毛、胎儿细胞培养、羊水,检测胎儿染色体疾病。

2. 观察胎儿结构 采用超声、X 线、胎儿镜、磁共振等设备观察胎儿结构是否存在畸形。

3. 基因检测 利用胎儿 DNA 分子杂交限制性内切酶、原位荧光杂交、聚合酶链反应等技术检测胎儿基因的核苷酸序列,诊断胎儿基因疾病。

4. 基因产物检测 利用绒毛细胞或血液、羊水、羊水细胞,进行蛋白质、酶及代谢产物检测,诊断胎儿神经管缺陷、先天性代谢疾病等。

【胎儿宫内监护】

胎儿宫内监护包括确定是否为高危儿及胎儿宫内情况的监护。确定是否为高危儿详见"项目十高危妊娠管理"——任务一"高危妊娠妇女的护理";胎儿宫内情况的监护内容如下。

(一) 妊娠早期

1. 妇科检查　确定子宫大小与孕周是否相符。

2. B超检查　最早妊娠第5周见妊娠囊。妊娠6周见胚芽和原始心管搏动。妊娠9~13^{+6}周,B超测量胎儿颈项透明层和胎儿发育情况。

(二) 妊娠中期

(1)腹部检查:手测宫底高度或尺侧子宫长度和腹围,判断胎儿大小与孕周是否相符。

(2)B超检查:检测胎头发育、全身结构异常的筛查与诊断。

(3)监测胎心率。

(4)胎儿染色体异常的筛查与诊断。

(三) 妊娠晚期

1. 定期产前检查　手测宫底高度、尺测耻上子宫长度及腹围,估计胎龄及胎儿大小,了解胎儿宫内生长发育情况、胎产式、胎方位。

2. 胎心听诊　经腹壁进行胎心听诊是临床普遍使用的了解胎儿宫内安危最简单的方法。可用听诊器或超声多普勒监测,判断胎儿是否存活、是否缺氧。

3. 胎动计数　胎动计数是孕妇自测评价胎儿宫内情况简便有效的方法之一。胎动计数≥6次/2小时为正常,<6次/2小时或减少50%而不能恢复,提示胎儿缺氧。

4. 胎儿影像学监测　B超是目前使用最广泛的胎儿影像学监护仪器,可观察胎儿大小(胎头双顶径、腹围、股骨长度)、胎动、羊水,发现胎儿神经系统、泌尿系统、消化系统及体表畸形。可疑胎儿心脏异常者可用胎儿超声心动诊断仪。

5. 胎儿血流动力学监测　彩色多普勒超声检查能监测胎儿脐动脉和大脑中动脉血流。

6. 羊膜镜检查　利用羊膜镜透过完整胎膜,观察妊娠末期或分娩期羊水颜色,判断胎儿安危。正常妊娠晚期呈乳白色,内有胎脂、毳毛。若羊水混有胎粪则呈黄色、黄绿色甚至深绿色。

7. 胎儿头皮血pH值测定　采取胎儿头皮血测定pH值,了解胎儿宫内是否有缺氧和酸中毒。pH值7.25~7.35为正常,pH值<7.20提示胎儿严重缺氧并引起酸中毒。

8. 胎儿电子监护　胎儿电子监护仪广泛应用于临床,能连续观察并记录胎心率(FHR)的动态变化,也可了解胎心与胎动及宫缩之间的关系,评估胎儿宫内安危情况。监护可在妊娠34周开始,高危孕妇酌情提前。

(1)监测FHR:

①FHR基线:在无胎动、无宫缩影响时记录10 min以上的FHR平均值。FHR基线包括每分钟心搏次数(次/分)和FHR变异。a.每分钟心搏次数:正常FHR为110~160次/分,如FHR>160次/分或<110次/分,历时10 min,称心动过速或心动过缓。b.FHR变异:指FHR有小的周期性波动。FHR基线摆动包括FHR摆动幅度和摆动频率。摆动幅度正常为6~25次/分。摆动频率正常为≥6次/分。基线摆动表示胎儿有一定的储备能力,是胎儿健康的表现。FHR基线变平即变异消失,提示胎儿储备能力丧失(图5-20)。

②FHR一过性变化:受胎动、宫缩、触诊及声响等刺激,FHR发生暂时性加快或减慢,随

后又能恢复到基线水平,称为 FHR 一过性变化,是判断胎儿安危的重要指标。

a. 加速:指宫缩时 FHR 基线暂时增加 15 次/分以上,持续时间＞15 s。这是胎儿良好的表现,原因可能是胎儿躯干局部或脐静脉暂时受压。散发的、短暂的 FHR 加速是无害的,但若脐静脉持续受压,则可发展为减速。

b. 减速:指宫缩时出现的暂时性 FHR 减慢。分为以下 3 种。

早期减速:特点是 FHR 曲线下降与宫缩曲线上升几乎同时开始,FHR 曲线最低点与宫缩曲线高峰一致,波谷对波峰,下降幅度＜50 次/分,持续时间短,恢复快,子宫收缩后迅即恢复

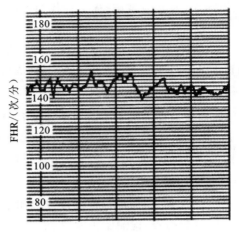

图 5-20   FHR 基线与摆动

正常(图 5-21)。一般见于第一产程后期,宫缩时胎头受压,脑血流量一时性减少所致,不因孕妇体位改变或吸氧而改变。

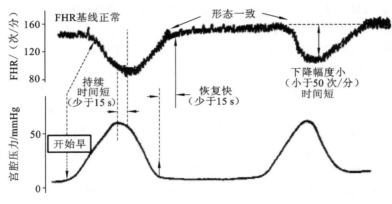

图 5-21   早期减速

变异减速:特点是 FHR 减速与宫缩无固定关系,下降迅速且下降幅度大(＞70 次/分),持续时间长短不一,恢复迅速(图 5-22)。一般认为变异减速是子宫收缩时脐带受压兴奋迷走神经所致。

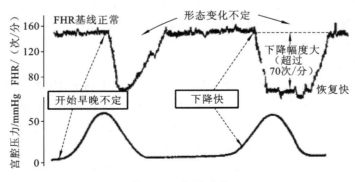

图 5-22   变异减速

晚期减速:特点是 FHR 减速多在宫缩高峰后开始出现,波谷落后于波峰,下降幅度<50 次/分,持续时间长(图 5-23)。一般认为晚期减速是胎盘功能不良、胎儿缺氧的表现。

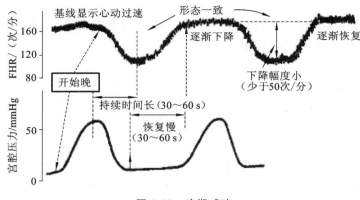

图 5-23 晚期减速

(2) 预测胎儿宫内储备能力:

①无应激试验(NST):在无宫缩、无外界负荷刺激时,对胎儿进行 FHR 宫缩图的观察记录,以了解胎儿储备能力。本试验根据 FHR 基线、胎动时 FHR 变化等分为有反应型 NST、可疑型 NST 和无反应型 NST,亦称胎儿加速试验。

a. 有反应型 NST:连续监测 20 min,≥2 次胎动,伴有 FHR 加速,>15 次/分,持续 15 s,称有反应型 NST,有反应型 NST 提示胎儿储备能力良好。

b. 可疑型 NST:连续监测 20 min,<2 次胎动伴 FHR 加速,>15 次/分,持续 15 s,称可疑型 NST。

c. 无反应型 NST:连续监测 20 min,<1 次胎动伴 FHR 加速,>15 次/分,持续 15 s,称无反应型 NST。提示胎儿储备能力差,应做缩宫素激惹试验。

②缩宫素激惹试验(OCT):又称宫缩应激试验(CST),原理为诱发宫缩,用胎儿监护仪记录 FHR 变化,了解胎盘在宫缩时一过性缺氧的负荷变化,测定胎儿储备能力。

a. OCT 阴性:宫缩后未出现明显的变异减速,无晚期减速,为 OCT 阴性。提示胎盘功能良好。

b. OCT 阳性:多次宫缩后出现复发性晚期减速、FHR 过缓,为 OCT 阳性。提示胎盘功能减退。

(3) 胎儿生物物理监测:用胎儿电子监护及 B 超联合监测胎儿宫内缺氧和胎儿酸中毒情况。

【胎盘功能检查】

1. 胎动 胎动与胎盘功能状态关系密切,胎盘功能低下时,胎动减少。

2. 测定孕妇尿雌三醇(E$_3$)值 妊娠晚期 E$_3$>15 mg/24 h 为正常值,10~15 mg/24 h 为警戒值,<10 mg/24 h 为危险值,提示胎盘功能低下。也可测定孕妇随意尿雌激素/肌酐(E/C)值,E/C>15 为正常值,10~15 为警戒值,<10 为危险值。还可测定孕妇血清游离 E$_3$ 值(用放免法),足月时<40nmol/L,表示胎盘功能低下。

3. 孕妇血清胎盘催乳素(PL)测定 用放免法。足月妊娠 PL 值为 4~11 mg/L,<4 mg/L 或突然降低 50%,提示胎盘功能低下。

4. 缩宫素激惹试验(OCT) OCT 阳性,提示胎盘功能低下。

5. 胎儿生物物理监测　评分 8 分以下者,可能有胎盘功能减退。

6. B 超检查　见三级胎盘,即绒毛膜板与基底板相连,形成明显胎盘小叶,表示胎盘成熟。

7. 阴道脱落细胞检查　舟状细胞极少或消失,有外底层细胞出现,嗜伊红细胞指数＞10％、致密核多者,提示胎盘功能减退。

【胎儿成熟度检查】

1. 正确计算胎龄　问清末次月经确切日期。

2. 测子宫长度及腹围　估算胎儿体重(g)＝ 宫高(cm)×腹围(cm)＋200(若已入盆＋500)。

3. B 超测胎头双顶径　＞8.5 cm,提示胎儿成熟。＞10 cm,可能为巨大胎儿。

4. 羊水检测　经腹壁羊膜腔穿刺抽羊水检查。

(1)卵磷脂/鞘磷脂(L/S)值:＞2,提示胎儿肺成熟。若测出羊水磷脂酰甘油,提示胎儿肺成熟,此值更可靠。

(2)羊水泡沫试验(震荡试验):快速简便测定羊水中表面活性物质的试验。若两管液面均有完整泡沫环,提示胎肺成熟。

考点提示

1. 胎儿电子监护时早期减速、变异减速、晚期减速的意义;无应激试验(NST)无反应型、缩宫素激惹试验(OCT)阳性的临床提示。

2. 胎盘功能低下标志、羊水检测胎儿肺成熟标志。

(王傲芳)

直通护考

一、A1/A2 型题(以下每一道考题下面有 A、B、C、D、E 五个备选答案,请从中选择一个最佳答案。)

1. 关于四步触诊法的目的,正确的是(　　)。

A.第一步分辨胎背及胎儿四肢位置

B.第二步查清宫底高度和子宫外形

C.第三步确定胎先露入盆程度

D.第四步了解胎先露是否衔接

E.以上都不对

2. 妊娠期妇女血液及循环系统的变化,哪项不符?(　　)

A.血液处于高凝状态

B.血容量增加,妊娠 32～34 周达高峰

C.妊娠晚期心率增加 20 次/分

D.仰卧位低血压综合征

E.心尖区可闻及Ⅰ～Ⅱ级柔和吹风样收缩期杂音

3. 某孕妇末次月经是 2017 年 5 月 19 日,预产期为(　　)。

A.2018 年 3 月 2 日　　　　　　B.2018 年 2 月 26 日　　　　　　C.2018 年 3 月 19 日

D.2018 年 3 月 25 日　　　　　　E.2018 年 5 月 19 日

4. 胎盘的构成为(　　)。

A.底蜕膜、叶状绒毛膜和羊膜　　　　　　B.底蜕膜、包蜕膜和叶状绒毛膜

C.真蜕膜、平滑绒毛膜和羊膜　　　　　　D.底蜕膜、包蜕膜和羊膜

E.底蜕膜、平滑绒毛膜和真蜕膜

5. 用听诊器或胎心听筒,最早经孕妇腹壁听到胎心音的时间是妊娠(　　)。

A.8～10 周　　B.12～16 周　　C.18～20 周　　D.20～24 周　　E.30～32 周

6. 关于人绒毛膜促性腺激素(hCG),正确的是(　　)。

A.由细胞滋养细胞合成　　B.妊娠 12 周达高峰　　C.高峰为 2000 kU/L

D.受精后第 36 日开始分泌　　E.使月经黄体发育成妊娠黄体

7. 胎儿电子监护,变异减速一般见于(　　)。

A.宫缩时脐带受压　　　　B.胎儿缺氧　　　　　　C.宫缩时胎头受压

D.胎儿躯干或脐静脉暂时受压　　E.以上均不是

8. 羊水检查卵磷脂/鞘磷脂(L/S)值＞2,提示胎儿(　　)。

A.肾成熟　　B.心脏成熟　　C.肝脏成熟　　D.肺成熟　　E.皮肤成熟

9. 正常妊娠 38 周时羊水量约为(　　)。

A.800 mL　　B.1000 mL　　C.1500 mL　　D.1800 mL　　E.2000 mL

10. 检查早孕快速准确的方法是(　　)。

A.黄体酮试验　　　　B.妊娠试验　　　　C.BBT 测定

D.宫颈黏液检查　　　　E.B 超检查

11. 初孕妇,单胎妊娠 35 周,指导孕妇体重增加每周不应超过(　　)。

A.500 g　　B.800 g　　C.1000 g　　D.1500 g　　E.2000 g

12. 初孕妇,停经 50 日,护理评估妇科检查最典型的体征是(　　)。

A.子宫增大　　　　B.宫颈充血、紫蓝色　　　　C.黑加征

D.宫底脐下 1 横指　　　　E.孕妇腹壁触及胎体

13. 正常分娩,胎头俯屈后以下列哪条径线通过产道?(　　)

A.枕额径　　B.双顶径　　C.枕下前囟径　　D.枕颏径　　E.双颞径

14. 孕妇咨询妊娠期的生理变化,复述不正确的是(　　)。

A.孕晚期子宫右旋　　　　B.呼吸不出现过度通气　　　　C.牙龈易出血

D.易发生急性肾盂肾炎,右侧居多　　E.乳房增大、发胀,妊娠末期有初乳

15. 胎方位是指胎儿先露部的指示点与母体骨盆的关系。面先露的指示点为(　　)。

A.颏骨　　B.顶骨　　C.额骨　　D.颧骨　　E.枕骨

16. 首次产前检查的时间应为(　　)。

A.妊娠 12 周　　B.妊娠 14 周　　C.确诊早孕时　　D.妊娠 16 周　　E.妊娠 20 周

17. 产前检查中产科检查的内容不包括(　　)。

A.腹部检查　　B.产道检查　　C.阴道检查　　D.乳房检查　　E.肛门检查

18. 孕妇自测评价胎儿宫内情况最简便有效的方法是(　　)。

A.胎动计数　　B.听胎心　　C.体温监测　　D.体重监测　　E.血压测量

二、A3/A4 型题(以下提供若干个案例,每个案例下设若干个考题。请根据各考题题干所提供的信息,在每道题下面的 A、B、C、D、E 五个备选答案中,选择一个最佳答案。)

(19～22 题共用题干)

初孕妇,23 岁,产前检查宫底在脐上 3 横指,单胎。询问末次月经不清。B 超结果提示:胎儿发育正常,体重约 1000 g,胎位 LOA,胎心音 138 次/分,瞳孔膜消失。四肢活动好,有呼吸运动。

19.该孕妇妊娠周数估计为( )。

A.24 周末　　　B.28 周末　　　C.32 周末　　　D.36 周末　　　E.40 周末

20.该孕妇骨盆测量的数值正常为( )。

A.髂棘间径 24.5 cm　　　　　B.坐骨结节间径 9.5 cm　　　　　C.骶耻外径 19 cm

D.耻骨弓角度 95°　　　　　E.以上均正常

21.对该孕妇的护理,不包括哪项?( )

A.孕期饮食多样化　　　　　　B.指导孕妇胎动计数

C.妊娠最后 2 个月避免盆浴　　　D.嘱常采取蹲位或站立位以防止静脉曲张

E.妊娠 28 周后禁止性生活

22.指导孕妇睡眠时采取( )。

A.平卧位　　　B.左侧卧位　　　C.俯卧位　　　D.右侧卧位　　　E.半卧位

项目六　正常分娩产妇的护理

学习目标

1. 尊重、关爱产妇及家属,减轻产妇疼痛,保护产妇隐私。
2. 掌握影响分娩的因素、临产的诊断及产程。
3. 掌握分娩期各产程产妇的护理评估及护理措施。
4. 熟悉分娩、早产、胎头拔露、胎头着冠等定义;分娩期各产程产妇的护理诊断。
5. 了解枕左前位的分娩机制及分娩期各产程护理目标。

思政课堂

坚持在发展中保障和改善民生,鼓励共同奋斗创造美好生活,不断实现人民对美好生活的向往。

妊娠满28周及以后,胎儿及附属物从临产开始到由母体全部娩出的过程,称为分娩。妊娠满28周至不满37足周分娩,称为早产;妊娠满37周至不满42足周分娩,称为足月产;妊娠满42周及以后分娩,称为过期产。

任务一　分娩基础知识

案例引导

案例6-1　陈女士,26岁,已婚,G_1P_0,孕38^{+3}周,凌晨2点下腹部疼痛1 h来院,阴道血性分泌物阴性。检查宫缩(10～15) s/(15～30) min,无规律,胎位LOA,胎心138次/分,胎先露S＝－2,宫口关闭,胎膜未破。陈女士非常紧张,询问自己是不是要生了,想了解有关分娩的知识。

问题:你作为责任护士,该怎样缓解陈女士的紧张情绪并向她介绍影响分娩的因素?请向陈女士解释先兆临产和临产的标志。

一、影响分娩的因素

影响分娩的因素有产力、产道、胎儿和精神心理因素。若各因素均正常,并能相互适应,胎儿顺利经阴道自然娩出,称为正常分娩,也称自然分娩、顺产或平产。

【产力】

将胎儿及其附属物从子宫内逼出的力量称为产力。产力包括子宫收缩力(简称宫缩)、腹壁肌与膈肌收缩力(统称腹压)和肛提肌收缩力。

(一) 子宫收缩力

子宫收缩力是临产后的主要产力,贯穿分娩全过程。临产后,宫缩能使宫颈管消失、宫口扩张、胎先露下降、胎儿胎盘娩出。正常宫缩有以下特点。

1. 节律性 宫缩节律性是临产的重要标志。正常宫缩是子宫体平滑肌有规律、不随意地阵发性收缩,伴有疼痛,故称"阵痛"。每次宫缩由弱渐强(进行期),达高峰后维持一定时间(极期),随后由强渐弱(退行期),直至消失进入间歇期,子宫肌松弛。如此反复,至分娩结束(图 6-1)。

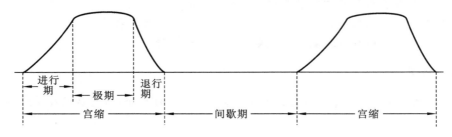

图 6-1 临产后正常宫缩节律性示意图

临产开始,宫缩持续时间约 30 s,间歇 5~6 min。随产程进展,宫缩持续时间逐渐延长,间歇时间逐渐缩短,宫缩强度和宫腔压力逐渐增加。宫口开全后,宫缩持续时间达 60 s,间歇期为 1~2 min。

宫缩时,子宫肌壁血管及胎盘受压,子宫、胎盘血流量暂时减少,胎心率暂时加快;宫缩间歇期,子宫、胎盘血流量恢复,胎心率即恢复正常。

2. 对称性 正常宫缩起自两侧宫角部(受控起搏点),以微波形式向宫底中线集中,左右对称,接着以 2 cm/s 的速度向子宫下段扩散,约 15 s 扩展至整个子宫,此为宫缩的对称性(图 6-2)。

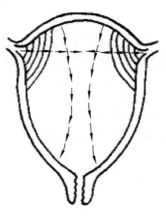

图 6-2 宫缩的对称性

3. 极性 宫缩以宫底部最强、最持久,向下逐渐减弱,宫底部收缩力强度为子宫下段的 2 倍,此为宫缩的极性。

4. 缩复作用 宫缩时宫体部肌纤维缩短变宽,间歇期不能恢复至原长度而较前略短,经反复收缩,子宫肌纤维越来越短、越来越宽,称为缩复作用。缩复作用使宫腔容积逐渐缩小,迫使胎先露下降,宫颈管逐渐缩短消失,宫口扩张。

(二) 腹壁肌与膈肌收缩力

腹壁肌与膈肌收缩力(腹压)是第二产程胎儿娩出的重要辅助力量。宫口开全后,宫缩使胎先露或前羊水囊压迫盆底组织及直肠壁,反射性引起排便动作。产妇主动屏气,使腹壁肌、膈肌收缩,腹压增加,协助宫缩促使胎儿娩出。第三产程,腹压迫使已剥离的胎盘娩出。

（三）肛提肌收缩力

肛提肌收缩力协助宫缩,使胎头完成内旋转、仰伸,胎儿及胎盘娩出。

【产道】

产道是胎儿娩出的通道,包括骨产道和软产道两部分。

（一）骨产道

骨产道即真骨盆,是分娩过程中相对不变的因素,其大小、形状与分娩能否顺利关系密切。（详见项目二任务一"女性生殖系统解剖"）。

（二）软产道

软产道是由子宫下段、宫颈、阴道及骨盆底软组织构成的弯曲通道。

1. 子宫下段的形成　子宫下段由非孕期子宫峡部伸展形成。子宫峡部长约 1 cm,妊娠12 周后扩展为宫腔的一部分,妊娠晚期被动拉长形成子宫下段。临产后规律宫缩使子宫下段进一步拉长达 7～10 cm。由于宫体肌纤维的缩复作用,子宫上段肌壁越来越厚,下段被动扩张越来越薄（图 6-3）,在子宫上下段交界处的内面形成一环状隆起,称为生理缩复环（图 6-4）。

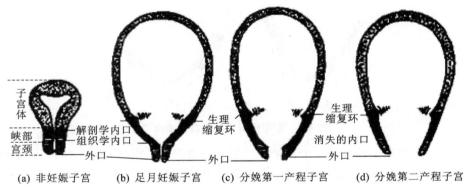

(a) 非妊娠子宫　　(b) 足月妊娠子宫　　(c) 分娩第一产程子宫　　(d) 分娩第二产程子宫

图 6-3　子宫下段的形成及宫口扩张

2. 宫颈的变化

（1）宫颈管消失:临产前,宫颈管长 2～3 cm。临产后宫缩牵拉宫颈内口的肌纤维及周围韧带,加之宫内压升高、胎先露下降、前羊膜囊楔状支撑,使宫颈管形如漏斗状,随后宫颈管逐渐变短、展平、消失。初产妇宫颈管先消失,随后宫口扩张,经产妇宫颈管消失与宫口扩张同时进行。

（2）宫口扩张:临产前,初产妇宫颈外口仅容 1指尖,经产妇能容 1 指。临产后,宫缩和缩复使胎先露和前羊膜囊共同扩张宫口。破膜后胎先露直接

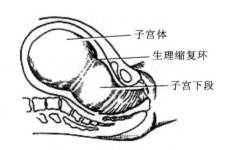

图 6-4　软产道在临产后的变化

迫宫颈,宫口扩张加速。宫颈外口扩张至 10 cm 称宫口开全,足月胎头方能通过（图 6-5）。

3. 阴道、会阴及骨盆底的变化　前羊膜囊和胎先露先扩张阴道上部,破膜后胎先露直接

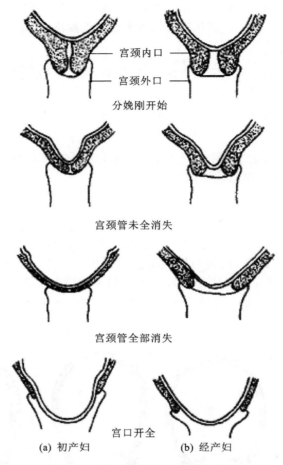

图 6-5　宫颈管消失与宫口扩张步骤

压迫骨盆底,使软产道下段形成一个前壁短后壁长向前弯的长筒,阴道外口朝向前上方。阴道黏膜皱襞展平,腔道加宽。肛提肌被向下及两侧撑开、拉长,肌束分开,会阴体由 5 cm 厚牵拉至 2~4 mm 薄,易造成裂伤。

【胎儿】

（一）胎儿大小

胎儿大小是决定分娩的重要因素。胎儿过大或过熟均可因相对性头盆不称造成难产。

（二）胎位

头先露时胎儿较容易通过产道。临床上枕左前位和枕右前位为正常胎位。

（三）胎儿畸形

如脑积水、连体胎儿等均可造成难产。

【精神心理因素】

分娩这一生理过程,对产妇是一种强烈而持久的应激源。产妇承受着生理和心理双重应激。

分娩前的种种担忧、通过不当渠道了解的分娩负面信息、其他产妇的叫喊声等使产妇处于焦虑、恐惧的精神心理状态。产妇这种精神心理状态会引起心率加快、呼吸急促、肺内气体交换不足,从而导致子宫缺氧、收缩乏力、产程延长、体力损耗,同时也促使产妇神经内分泌发生变化,交感神经兴奋,释放儿茶酚胺,血压升高,造成胎儿缺血缺氧,出现胎儿窘迫。

加强产妇的心理护理以及陪伴分娩能使产妇精神状态良好,产程进展顺利。这进一步说明了产妇精神心理因素在分娩中的重要性。

二、先兆临产、临产与产程

【先兆临产】

孕妇出现不规律子宫收缩(简称宫(缩))等症状,预示不久将临产,称为先兆临产或分娩先兆。

1. 假临产　分娩前1～2周,孕妇出现不规律子宫收缩,称假临产。其特点为:①宫缩持续时间短(<30 s),不恒定,间歇时间长,不规律,强度不增加。②宫缩时宫颈管不缩短,宫口不扩张。③夜晚出现,清晨消失。④强镇静剂能抑制。

2. 胎儿下降感　临产前1～2周,多数孕妇自觉上腹部较前舒适,呼吸顺畅,进食量增加,是因胎先露入盆、宫底下降所致。

3. 见红　临产前24～48 h,宫颈内口附近胎膜与该处子宫壁剥离,毛细血管破裂有少量出血,与宫颈管黏液栓混合经阴道排出,称为见红。见红是分娩即将开始比较可靠的征象。

【临产的诊断】

临产即分娩开始。临产的标志为规律且逐渐增强的子宫收缩(持续约30 s,间歇5～6 min),同时伴随进行性宫颈管消失、宫口扩张和胎先露下降。

【产程】

总产程即分娩全过程,是指从规律宫缩至胎儿胎盘娩出。分为3个产程。

1. 第一产程　又称宫颈扩张期,从临产开始至宫口开全。初产妇需11～12 h,经产妇需6～8 h。

2. 第二产程　又称胎儿娩出期,从宫口开全至胎儿娩出。初产妇需1～2 h,不应超过3 h。经产妇需数分钟至1 h,不应超过2 h。

3. 第三产程　又称胎盘娩出期,从胎儿娩出后至胎盘娩出。需5～15 min,不应超过30 min。

三、枕先露的分娩机制

胎儿先露部通过产道时,为适应骨盆各平面的形态和径线,被动地进行一系列适应性转动,以其最小径线通过产道的全过程,称为分娩机制。临床上枕左前位最多见,故以枕左前位为例阐述分娩机制。

1. 衔接　胎头双顶径进入骨盆入口平面,颅骨最低点接近或达到坐骨棘水平,称为衔接,也称入盆。胎头半俯屈状态以枕额径衔接,矢状缝在骨盆入口右斜径上,胎头枕骨位于骨盆左前方(图6-6)。初产妇预产期前1～2周衔接,经产妇临产后衔接。

2. 下降　胎头沿骨盆轴前进的动作称为下降,是胎儿娩出的首要条件。下降贯穿分娩全过程,与其他动作相伴随。胎头下降程度是判断产程进展的重要标志。

3. 俯屈　胎头以半俯屈状态下降到骨盆底时,遇到肛提肌的阻力,胎头与脊柱连接处借助杠杆作用,使下颏贴近胸部,称为俯屈。俯屈使胎头由衔接时的枕额径(11.3 cm)变为枕下前囟径(9.5 cm)(图6-7),以最小径线适应产道继续下降。

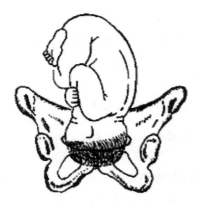

图 6-6　胎头衔接

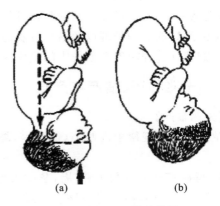

(a)　　　　　(b)

图 6-7　胎头俯屈

4. 内旋转　第一产程末,胎头在骨盆腔内绕骨盆轴旋转,使矢状缝与中骨盆和骨盆出口前后径一致,称为内旋转。中骨盆和骨盆出口前后径大于横径,胎头俯屈下降后,枕部位置最低,首先遇到肛提肌,引起肛提肌反射性收缩,将胎头枕部推向阻力小、部位宽的前方。胎头枕部向前、向中线旋转 45°,小囟门转到耻骨弓下方(图 6-8)。

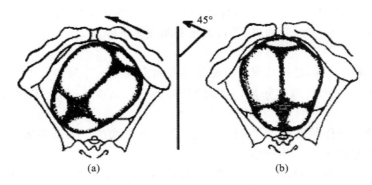

(a)　　　　　(b)

图 6-8　胎头内旋转

5. 仰伸　胎头完成内旋转后下降达阴道外口,宫缩和腹压迫使胎头向下,而肛提肌收缩力又将胎头向前推进。两者共同作用的合力使胎头向下向前,枕部以耻骨弓为支点,胎头逐渐仰伸,顶、额、鼻、口、颏相继从会阴前缘娩出(图 6-9)。这时胎儿双肩径沿左斜径进入骨盆入口。

6. 复位及外旋转　胎头仰伸娩出后,胎儿双肩径沿骨盆左斜径继续下降。为使胎头与胎肩恢复正常关系,胎头枕部在外向左旋转 45°,称为复位。随之,胎儿前(右)肩向前向中线旋转 45°,使胎儿双肩径与骨盆出口前后径一致,胎头枕部在外随胎肩继续向左旋转 45°,以保持正常的头、肩垂直关系,称为外旋转(图 6-10)。

7. 胎肩与胎体娩出　完成外旋转后,胎儿前(右)肩从耻骨弓下娩出,随即后(左)肩从会阴前缘娩出,胎体和下肢以侧位娩出(图 6-11)。

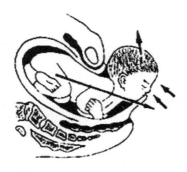

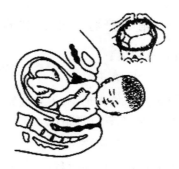

图 6-9　胎头仰伸　　　　　　　　　　　　　　图 6-10　胎头外旋转

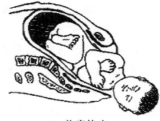　　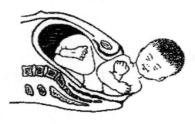

(a) 前肩娩出　　　　　　　　　(b) 后肩娩出

图 6-11　胎肩娩出

 考点提示

1. 影响分娩的因素、各产力的作用；软产道、生理缩复环的概念。
2. 初产妇和经产妇宫颈管消失、宫口扩张特点。
3. 临产的标志、产程分期和时间；枕左前位分娩机制每一步的要领。

任务二　分娩期各产程产妇的护理

 案例引导

案例 6-2　张女士,29 岁,已婚,G_1P_0,孕 39^{+4} 周,阴道少量血性分泌物 12 h,阵发性腹痛 3 h 来院。检查宫缩 30 s/(5~6) min,胎位 LOA,胎心 140 次/分,胎先露 S＝0,宫口 1 cm,未破膜。该女士非常紧张,询问能否顺产,并希望能母子平安。

问题:①你作为责任护士,怎样判断张女士是否属于正常产程? ②她现在处于分娩哪一阶段? ③如何对她进行该阶段系统化整体护理?

一、第一产程产妇的护理

【护理评估】

（一）健康史

查询产前检查记录,了解妊娠期有无异常;询问规律宫缩出现时间,临产后有无阴道流血或流水,了解产程进展情况。

（二）身体评估

第一产程身体评估特点(临床经过)如下。

1. 规律宫缩 临产时,宫缩持续时间约 30 s,间歇时间 5～6 min。随产程进展,宫缩持续时间延长(50～60 s),间歇时间缩短(2～3 min),强度逐渐增加。宫口开全时,宫缩持续时间可长达 1 min,间歇时间 1～2 min。

2. 宫口扩张 宫口扩张是临产后规律宫缩的结果,通过肛诊或阴道检查,确定宫口扩张程度。宫缩逐渐增强,宫颈管消失展平,宫口扩张直至开全(10 cm),子宫下段及阴道形成宽阔筒腔。

3. 胎头下降 临产后渐强的宫缩及宫口扩张迫使胎头逐渐下降。胎头下降程度是判断产程进展的重要标志。

4. 胎膜破裂 简称破膜。胎先露入盆后将羊水阻断成前后两部分,胎先露之间的羊水约 100 mL,称前羊水,形成的前羊膜囊称为胎胞,有利于扩张宫颈。当羊膜腔内压力升高到一定程度时,胎膜自然破裂,称为破膜。正常破膜多发生在宫口近开全时。

5. 疼痛 子宫阵缩导致阵痛。产妇对疼痛敏感性和耐受性不同,常表现出痛苦面容、呻吟、哭泣、尖叫等。

（三）心理-社会评估

①评估产妇有无情绪紧张、焦虑、急躁;②评估家庭的支持、亲人对产妇的关心;③评估产妇对分娩知识的掌握程度,能否听懂医护人员的解释和说明,能否听从医护人员的指导和安排。

（四）辅助检查

1. B超检查 可了解胎位、胎盘及羊水,判断胎儿大小。

2. 胎儿监护仪 连续观察并记录胎心率的动态变化,同时了解胎心、胎动与宫缩三者的关系,评估胎儿宫内安危情况。

【护理诊断】

1. 急性疼痛 与宫缩有关。

2. 焦虑 与担心难产及新生儿健康有关。

3. 潜在并发症 胎儿窘迫。

【护理目标】

(1)产妇能运用放松技巧缓解宫缩痛,疼痛减轻。

(2)产妇情绪平稳,保持良好体力。

(3)胎心率无异常。

【护理措施】

（一）基础护理

1. 休息 临产后宫缩不强、未破膜的产妇可在室内适当活动。初产妇宫口扩张 5 cm 以上,经产妇宫口扩张 3 cm,应左侧卧位卧床休息。待产室应安静整洁,空气新鲜,温度、湿度适宜。医护人员热心向产妇介绍产科环境。

2. 饮食　第一产程时间长、出汗多、体力消耗大,应特别强调补充水分和热量。鼓励产妇宫缩间歇时多喝水,少量多次进高热量、易消化食物。不能进食者,遵医嘱静脉输液,保持体力。

3. 监测生命体征　每 8 h 测量体温 1 次,有胎膜早破或感染征象的产妇,每 4 h 测量体温 1 次。每 4~6 h 于宫缩间歇期测量血压 1 次,若有血压升高,应增加测量次数。

4. 卫生　帮助产妇擦汗,更换羊水或见红污染的床单、衣裤,便后擦洗会阴,不必常规剃阴毛。

5. 排尿与排便

临产时鼓励产妇 2~4 h 排尿 1 次,必要时导尿,以免膀胱充盈影响胎头下降。及时排大便。以往的温肥皂水灌肠,已被证实是无效操作。

（二）产程监护

1. 观察宫缩　最常用方法是将手掌放在产妇腹壁,感觉产妇宫体部变硬隆起时间及松弛变软时间。也可用胎儿监护仪监护。

2. 监测胎心　产程中极为重要的观察指标。

（1）听取胎心:用听诊器、木制胎心听筒或电子胎心听诊器,宫缩间歇时听取。潜伏期每隔 1~2 h 听胎心 1 次,活跃期每 15~30 min 听胎心 1 次,每次听诊 1 min。

（2）使用胎儿监护仪:多用外监护描记胎心率监护曲线。观察时每隔 15 min 对胎心率监护曲线进行评估,宫缩频繁时每隔 5 min 评估 1 次。

3. 观察宫口扩张及胎头下降　临床常用绘制产程图方法。产程图横坐标为临产时间(h),左侧纵坐标为宫口扩张程度(cm),右侧纵坐标为胎先露下降程度(cm)(图 6-12)。

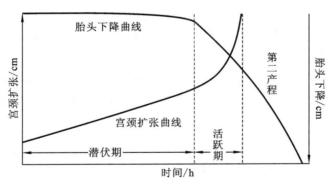

图 6-12　产程图

（1）宫口扩张曲线:根据 2014 年中华医学会妇产科学分会产科学组颁布的新产程标准及专家共识,根据宫口扩张曲线将第一产程分为潜伏期和活跃期。

潜伏期:指从临产后规律宫缩开始到宫口扩张达 6 cm。此期初产妇≤20 h,经产妇≤14 h。

活跃期:指从宫口扩张 6 cm 至宫口开全。此期宫口扩张速度明显加快,需 1.5~2 h。

（2）胎头下降曲线:坐骨棘平面是判断胎头下降程度的标志。胎头颅骨最低点平坐骨棘平面以"0"表示;在坐骨棘平面上 1 cm 以"-1"表示;在坐骨棘平面下 1 cm 以"+1"表示;依此类推(图6-13)。潜伏期胎头下降不明显,活跃期平均下降0.86 cm/h。

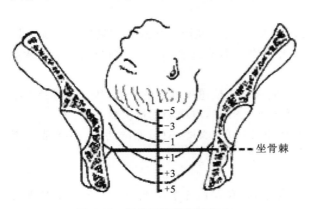

坐骨棘

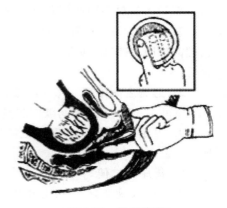

图6-13 胎先露下降程度标志　　　　　　**图6-14 肛门检查**

4. 观察破膜　一旦破膜,应立即听胎心,观察羊水颜色、性状和流出量,记录破膜时间。如胎心异常,应做阴道检查,判断有无脐带脱垂。

5. 肛门检查(肛查)　现已较少采用(图6-14)。

6. 阴道检查　①适应证:肛查不能明确胎方位及宫口扩张情况;疑有脐带脱垂或脐带先露;轻度头盆不称,试产4 h产程进展缓慢;产前阴道流血查明原因或决定手术前。②检查内容:能直接查清胎方位、宫口扩张及胎先露下降程度,了解中骨盆情况。③注意事项:严密消毒后进行;避免接触肛门。

（三）症状护理

1. 疼痛　鼓励家人陪伴分娩;指导产妇深呼吸、宫缩间歇放松休息;帮助产妇轻揉下腹部,做腹部画线式按摩;腰骶部疼痛时,帮助产妇按摩或用拳头按压腰骶部;放舒缓音乐或与产妇交谈,转移产妇注意力。

2. 排便感　肛查明确胎方位及胎先露下降情况,指导产妇不要过早屏气。

（四）心理护理

耐心讲解分娩是正常的生理过程,提供信息支持;鼓励产妇大胆表达焦虑情绪或不适,安慰产妇,增强信心,提供心理支持;及时解决产妇院内生活遇到的困难,提供护理支持;鼓励家属陪伴,发挥家庭支持系统作用。

（五）健康指导

指导产妇保持愉悦的心情,积极配合医护人员的护理,促进产程正常进展。

【护理评价】

(1) 产妇分娩痛是否缓解,能否保持正常摄入和排泄。

(2) 产妇情绪是否稳定,能否配合医护人员的处理。

(3) 胎儿窘迫有无发生。

二、第二产程产妇的护理

【护理评估】

（一）健康史

评估产程进展情况和胎儿宫内情况,了解第一产程的经过、处理及护理。

（二）身体评估

第二产程身体评估特点（临床经过）如下。

1. 宫缩强而频繁 胎膜多已自然破裂。若未破膜,应立即人工破膜。破膜后产妇略感舒适,随后宫缩增强,持续 1 min 或更长,间歇 1～2 min。

2. 产妇屏气 胎头降至骨盆出口,压迫盆底组织和直肠壁,产妇出现便意,不自主地向下屏气用力。

3. 胎头拨露 随产程进展,会阴体膨隆变薄,阴唇张开,肛门松弛。宫缩时胎头露出于阴道口,间歇期又缩回阴道内,称为胎头拨露。

4. 胎头着冠 当胎头双顶径越过骨盆出口,宫缩间歇时胎头不再回缩,称为胎头着冠(图6-15)。

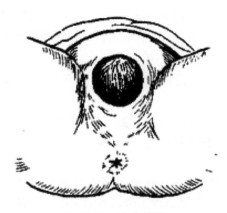

图 6-15　胎头着冠

5. 胎儿娩出 胎头着冠后会阴极度扩张,胎头枕部抵达耻骨弓下方,胎头仰伸娩出,随即复位、外旋转,胎儿前、后肩及胎体相继娩出,后羊水随之涌出。

（三）心理-社会评估

评估产妇是否因缺乏正常分娩的信心和担心胎儿安危而感到焦虑、恐惧,是否因体力消耗而感觉无助。评估产妇丈夫、父母对产妇的关心、支持情况。

（四）辅助检查

胎儿监护仪连续监测胎心,评估胎儿宫内情况。

【护理诊断】

1. 有母儿受伤的危险 可能出现软产道损伤、胎儿窘迫或产伤。

2. 焦虑、恐惧 与缺乏正常分娩的信心和担心胎儿安危有关。

3. 知识缺乏 缺乏分娩和正确使用腹压的知识。

【护理目标】

（1）未出现严重的软产道损伤、胎儿窘迫或产伤。

（2）产妇情绪平稳,积极参与、配合医护人员完成分娩。

（3）产妇获得分娩知识并正确使用腹压。

【护理措施】

(一) 基础护理

1. 饮食 第二产程产妇出汗多,应及时补充水分并随时为产妇擦汗。

2. 休息 鼓励产妇宫缩间歇时安静休息。

3. 观察生命体征 测量血压、脉搏,并记录。

(二) 产程监护

1. 密切监测胎心 第二产程应勤听胎心音,每隔 5～10 min 听胎心 1 次并记录,或用胎儿监护仪连续监测胎心,了解胎儿有无急性缺氧。若胎心异常,立即报告医生并配合处理。

2. 观察产程进展 继续观察宫缩并记录,观察胎头拨露和着冠情况。

3. 指导产妇屏气 正确运用腹压是缩短第二产程的关键。指导产妇仰卧,双脚蹬在产床上,双手握产床两边把手,宫缩开始时先深吸气屏住,然后如解大便样向下屏气增加腹压。宫缩间歇时呼气,全身肌肉放松,安静休息。如此反复,加速产程进展。

(三) 接产准备

1. 送产妇进分娩室 初产妇宫口开全、经产妇宫口开大 6 cm,且宫缩规律有力,将产妇转入分娩室做接产准备。

2. 物品准备 备好外阴冲洗消毒器械、消毒液、消毒产包、新生儿衣服、包被、吸痰管、会阴切开包、宫缩剂及氧气等,预热辐射台,开放暖箱。

3. 产妇外阴准备

(1) 外阴擦洗:让产妇仰卧于产床(或坐在特制产椅上行坐式分娩),脱下裤子,膀胱截石位。臀下垫防水布和清洁便盆,先用消毒干纱球堵住阴道口,再用温肥皂水纱布擦洗外阴部,顺序为:阴阜、大腿内上 1/3、大小阴唇、会阴、臀部、肛门(图 6-16)。

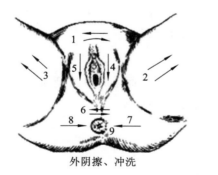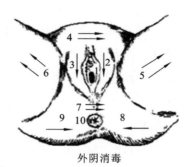

外阴擦、冲洗　　　　　　　　外阴消毒

图 6-16　产前外阴擦、冲洗和消毒

(2) 外阴冲洗:用温开水冲掉肥皂液,先中间,后两边,再中间。然后用消毒干纱布擦干,顺序:由内向外。

(3) 外阴消毒:用 0.5% 聚维酮碘消毒外阴,顺序为:阴道前庭、小阴唇、大阴唇、阴阜、大腿内上 1/3、会阴、臀部、肛门。取下阴道内纱球,撤走便盆和防水布,将产包放在床尾(图 6-16)。

4. 接产者准备 接产者按外科无菌技术要求刷手、洗手、消毒,穿手术衣,戴无菌手套,站在产妇右侧,打开产包(助手协助),铺无菌巾。铺巾顺序为:臀下大单、右裤腿、左裤腿、治疗巾、大洞巾。露出外阴部,准备接产。

（四）接产护理

1. 评估会阴条件　如会阴过紧、会阴水肿、胎儿过大或娩出过快,估计分娩时会阴裂伤不可避免,或母儿有病理情况,应行会阴切开术。

2. 接产要领　①保护会阴,同时协助胎头俯屈,让胎头以最小径线（枕下前囟径）在宫缩间歇时缓慢通过阴道口,这是预防会阴撕裂的关键。②指导产妇屏气,与接产者配合。③胎肩娩出时仍应保护会阴。

3. 接产步骤（图 6-17）　接产者站在产妇右侧,当胎头拨露使阴唇后联合紧张时,开始保护会阴。方法:①会阴部盖无菌巾,右肘支在产床上,拇指与其余四指分开,用手掌大鱼际肌每次宫缩时向上向内托压会阴部。②左手轻压胎头枕部,协助胎头俯屈。③宫缩间歇时右手稍放松。④当胎头枕部露出,在耻骨弓下时,嘱产妇宫缩时张口哈气,间歇时稍向下屏气。⑤左手协助胎头仰伸。⑥左手从鼻根向下挤出胎儿口鼻腔内的黏液和羊水。若有脐带绕颈一周,顺胎肩推上或从胎头滑下,过紧或两圈以上,用两把血管钳夹住,从中间剪断（图 6-18）。⑦左手协助胎头复位、外旋转,下压胎颈让前肩娩出,上托胎颈让后肩娩出。⑧松开右手,双手协助胎体娩出。⑨清理呼吸道,断脐（用两把血管钳在距脐轮 15 cm 处钳夹脐带,两钳相距 2～3 cm,从中间剪断）,记录娩出时间。⑩将弯盘置于会阴处,接阴道流血。

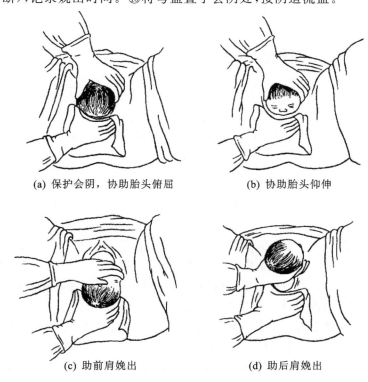

(a) 保护会阴,协助胎头俯屈　　　(b) 协助胎头仰伸

(c) 助前肩娩出　　　(d) 助后肩娩出

图 6-17　接产步骤

（五）心理护理

护理人员应守护在产妇身边,及时反馈产程进展信息,关心、理解、鼓励产妇,协助产妇饮水、擦汗,缓解其紧张、恐惧心理。

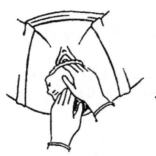
(a) 将脐带顺胎肩推上

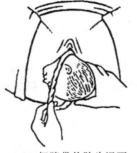
(b) 把脐带从胎头退下

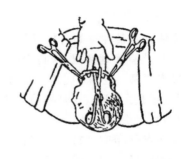
(c) 用两把血管钳夹住，从中间剪断

图 6-18　脐带绕颈的处理

（六）健康指导

指导产妇与医护人员积极配合，及时补充营养，防止疲劳与体力衰竭，保证母儿安全。

【护理评价】

（1）是否出现严重的软产道损伤、胎儿窘迫或产伤。

（2）产妇情绪是否平稳，能否积极参与、配合医护人员完成分娩。

（3）产妇是否获得分娩知识并正确使用腹压。

三、第三产程产妇的护理

【护理评估】

（一）健康史

了解第一、二产程的产程进展、接产情况、处理、护理及新生儿状况。

（二）身体评估

第三产程身体评估特点（临床经过）如下。

1. 子宫收缩　胎儿娩出后，宫底降至平脐，宫缩暂停，产妇略感轻松，数分钟后宫缩再次出现。

2. 胎盘剥离　由于宫腔容积突然缩小，胎盘不能相应缩小，与子宫壁发生错位而剥离，剥离面出血。胎盘完全剥离征象有：①宫体变硬呈球形，后又呈狭长形，宫底升高达脐上（图6-19）；②阴道少量流血；③外露在阴道口的脐带自行延长；④用手掌尺侧在产妇耻骨联合上方轻压子宫下段，宫体上升而外露的脐带不再回缩。

3. 胎盘娩出及阴道出血　①胎儿面娩出式：多见，胎盘先从中央剥离，形成胎盘后血肿，然后向周围剥离。特点是胎盘胎儿面先娩出，随后见阴道流血，量较少。②母体面娩出式：少见，胎盘先从边缘开始剥离，血液沿剥离面流出。特点是先有较多量阴道流血，而后胎盘以母体面娩出。

胎盘娩出后，宫底降至脐下 1～2 cm（1 横指），子宫呈球形。正常分娩出血量一般不超过300 mL。

（三）心理-社会评估

评估产妇及家人对新生儿性别、健康、外貌是否满意，家属对产妇和新生儿的关心程度，产妇是否进入母亲角色。

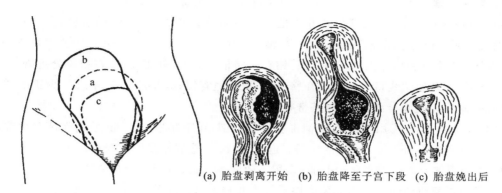

(a) 胎盘剥离开始　(b) 胎盘降至子宫下段　(c) 胎盘娩出后

图 6-19　胎盘剥离时子宫形状

（四）辅助检查

根据产妇和新生儿情况选择必要的检查。

【护理诊断】

1. 潜在并发症　产后出血、新生儿窒息。

2. 有亲子依恋关系改变的危险　与产后疲劳或对新生儿性别不满意有关。

【护理目标】

（1）未发生产后出血，未发生新生儿窒息或窒息得以及时抢救。

（2）产妇及家属接受新生儿，亲子互动开始。

【护理措施】

（一）新生儿护理

1. 清理呼吸道　胎儿娩出后用吸痰管或导管吸出新生儿咽部及鼻腔的黏液和羊水，以免发生吸入性肺炎。确认呼吸道清理干净而仍未啼哭时，可用手轻拍新生儿足底刺激啼哭。

2. Apgar 评分　用于判断新生儿有无窒息及窒息严重程度的常用方法，以出生后 1 min 内的心率、呼吸、肌张力、喉反射及皮肤颜色 5 项体征为依据，每项 0～2 分，满分为 10 分（表 6-1）。8～10 分为正常新生儿。4～7 分为轻度窒息，又称青紫窒息，需清理呼吸道、人工呼吸、吸氧或用药。0～3 分为重度窒息，又称苍白窒息，需紧急抢救。缺氧严重新生儿，应在出生后 5 min、10 min 再次评分。

表 6-1　新生儿 Apgar 评分法

体　　征	0　分	1　分	2　分
心率	无	<100 次/分	≥100 次/分
呼吸	无	浅慢，不规则	佳
肌张力	松弛	四肢稍屈	四肢活动好
喉反射	无反射	皱眉	恶心、咳嗽
皮肤颜色	全身苍白	躯干红，四肢紫	全身红润

3. 脐带处理　新生儿大声啼哭后即可处理脐带。先断脐,再结扎。

(1)气门芯结扎法:制备气门芯方法是将气门芯胶管剪成 0.3 cm 的胶圈,套挂在 10 cm 长的丝线中间,再放进 75% 乙醇中浸泡 30 min 备用。结扎步骤为:①用 75% 乙醇消毒脐根及周围,将气门芯套入血管钳前端;②用血管钳在距脐根 0.5 cm 处钳夹;③在钳夹处远端 0.5 cm 处剪断脐带;④牵拉丝线将气门芯套在脐带上,取下血管钳;⑤挤净残血,用 5% 聚维酮碘消毒脐带断面;⑥用无菌纱布覆盖,再用脐带布包扎。

(2)棉线结扎法:①用 75% 乙醇消毒脐根及周围,在距脐根 0.5 cm 处用无菌粗棉线结扎第一道;②在结扎线外 0.5 cm 处结扎第二道;③在第二道结扎线外 0.5 cm 处剪断脐带;④挤净残血,用 5% 聚维酮碘消毒脐带断面;⑤用无菌纱布覆盖,再用脐带布包扎。

4. 母婴同室前护理　①用无菌巾擦干新生儿身上血迹和羊水,防止散热。②一手托住新生儿头颈部并抓上臂,一手抓住新生儿双足,让产妇看清性别及体表情况。③体表评估:测量新生儿身长、体重、头围,检查有无体表畸形。④标记:擦净足底胎脂,打足印和产妇拇指印于新生儿记录单上。⑤首次母婴接触和乳头吸吮。⑥系手圈:穿衣、兜尿布,将标明产妇姓名、床号及新生儿出生情况的手圈系在新生儿手腕并别一份于包被上,包裹保暖。

(二)产妇护理

1. 协助胎盘娩出　确认胎盘完全剥离后,宫缩时左手握住宫底并按压(拇指置于子宫前壁,其余 4 指置于子宫后壁),右手轻拉脐带,同时嘱产妇向下屏气,协助娩出胎盘。当胎盘娩出至阴道口时,双手捧住胎盘向一个方向旋转并缓慢向外牵拉,使胎盘胎膜完整娩出(图6-20)。若胎膜部分断裂,用血管钳夹住断端,继续向原方向旋转,直至完全娩出。胎盘胎膜娩出后,按摩子宫、刺激宫缩、减少出血,同时收集和估算出血量。

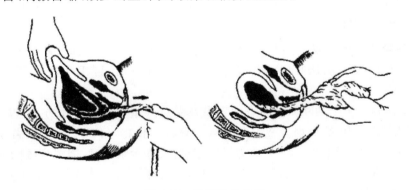

图 6-20　协助胎盘娩出

2. 检查胎盘、胎膜　将胎盘铺平,擦去凝血,检查母体面胎盘小叶有无缺损。测量胎盘直径、厚度及脐带长度。再检查胎盘胎儿面边缘有无断裂血管,及时发现副胎盘。然后提起脐带,检查胎膜是否完整。若有较多胎盘胎膜残留或有副胎盘,应在无菌操作下徒手进宫腔取出残留组织。手取困难者,用大号刮匙清宫。如仅少许胎膜残留,可给予宫缩剂待其自然排出。

3. 检查软产道　胎盘娩出后,仔细检查会阴、小阴唇内侧、尿道口周围、阴道及宫颈有无裂伤。如有裂伤,立即缝合。

4. 预防产后出血　若有产后出血高危因素(如产后出血史、多胎妊娠、羊水过多、巨大儿、滞产等)产妇,遵医嘱在胎儿前肩娩出时静注缩宫素 10~20 U,也可在胎儿前肩娩出后立即肌注缩宫素 10 U 或缩宫素 10 U 加入 0.9% 氯化钠 20 mL 静脉快速注入,促使胎盘迅速剥离减少出血。若胎儿娩出后 30 min 胎盘仍未娩出而出血不多,应排空膀胱,轻轻按压宫底并静注缩宫素 10 U,使胎盘娩出。如胎盘剥离不全出血量多,应行手取胎盘术。

5. 产房留观护理　分娩结束,应将产妇留在分娩室观察 2 h。观察内容有:①子宫收缩、宫底高度;②阴道流血量;③膀胱充盈情况;④会阴及阴道有无血肿;⑤测量血压、脉搏。临床也将胎盘娩出后 2 h 称为第四产程。

6. 产妇基础护理

(1) 卫生:接生完毕,移去产妇臀下污染物,换上清洁大单,垫上消毒会阴垫。

(2) 休息:产妇平卧休息,因产时出汗多,产后怕冷,应注意保暖,及时为产妇擦汗。

(3) 饮食:产后及时补充水分和热量,如红糖水或清淡、易消化的营养食物。

(4) 监测生命体征:产房留观期间,每 30 min 测量 1 次血压、脉搏,并记录。观察有无寒战。

(5) 护送母儿回母婴室:产房留观 2 h 后,如无异常,则将产妇和新生儿一起送到母婴室。嘱产妇 2 h 排尿 1 次。

(三) 心理护理

鼓励产妇尽早开始亲子互动。帮助母儿皮肤接触和目光交流,协助产妇触摸并拥抱新生儿。

(四) 健康指导

指导产妇与医护人员配合,留产房观察 2 h。积极进流食,开始亲子互动。产后 30 min 内开始抱新生儿吸吮乳头。

【护理评价】

(1) 产妇出血量是否小于 500 mL,新生儿有无窒息及窒息抢救是否成功。

(2) 产妇及家属是否接受新生儿并开始亲子互动。

考点提示

1. 第一产程的临床经过、监测生命体征间隔时间;指导排尿和排便;监测胎心(潜伏期每隔 1~2 h 听胎心 1 次,活跃期每 15~30 min 听胎心 1 次,每次听诊 1 min);观察破膜内容;送产妇进分娩室时间。

2. 胎头拨露、胎头着冠概念;第二产程监测胎心(每隔 5~10 min 听胎心 1 次并记录);产妇外阴擦洗、外阴冲洗、外阴消毒方法、保护会阴时间、胎盘完全剥离征象。

3. 新生儿护理首要措施(清理呼吸道)、Apgar 评分内容、正常分娩出血量、预防产后出血措施、产房留观 2 h 护理内容。

任务三　分娩镇痛产妇的护理

案例引导

案例 6-3　方女士,29 岁,已婚,G_2P_0,孕 40^{+2} 周,阵发性腹痛 1 h 来院。询问病史,既往健康,2 年前人流 1 次。产前检查记录提示产道、胎儿均正常。检查宫缩 30 s/6 min,胎位 ROA,胎心 142 次/分,胎先露 $S=0$,宫口容纳 1 指尖,未破膜。该女士非常紧张、怕疼,声音发颤,希望能无痛分娩。

问题:①你作为责任护士,该怎样为方女士提供帮助? ②如何对她进行无痛分娩护理?

分娩痛是由于宫缩引起的一种大多数产妇都能耐受的疼痛。如果产妇过度紧张、焦虑、恐惧、缺乏自信心或周围环境不良刺激,使产妇痛阈降低,分娩痛则变成剧烈疼痛,可导致体内一系列神经内分泌反应,如产妇血管收缩、胎盘血流减少、酸中毒等,对产妇和胎儿产生不良影响。分娩镇痛是使用各种方法将分娩疼痛减轻到最低甚至消失,亦称无痛分娩。

【护理评估】

(一) 健康史

评估适应证和禁忌证。

1. 适应证　①无剖宫产适应证;②无硬膜外麻醉禁忌证;③产妇及家属自愿。

2. 禁忌证　①凝血功能障碍或接受抗凝治疗期间;②局部皮肤感染或全身感染未控制;③产妇难治性低血压及低血容量、显性或隐性大出血;④宫缩乏力和产程进展缓慢;⑤对所用药物过敏;⑥已经过度镇静;⑦伴严重基础疾病。

(二) 身体评估

(1) 情感、语言方面:产妇表现出无助感,没有信心,提心吊胆。反复询问"生孩子会很疼吗? 会出意外吗?"

(2) 自主神经功能紊乱表现:心悸、血压升高、呼吸加快、声音发颤、恶心、呕吐、疲乏等。

(3) 评估产妇宫缩、产程进展情况及胎儿宫内情况,选择合适的镇痛方法。

(三) 心理-社会评估

评估产妇因宫缩疼痛而产生的焦虑、紧张程度,对自然分娩是否失去信心。评估产妇的社会支持系统。

(四) 辅助检查

根据产妇、胎儿情况选择必要的辅助检查。

【护理诊断】

1. 潜在并发症　继发性宫缩乏力、胎儿窘迫和新生儿窒息。

2. 焦虑、恐惧　与疼痛、缺乏分娩相关知识和未接受产前宣教有关。

【护理目标】

（1）未发生继发性宫缩乏力、胎儿窘迫和新生儿窒息。

（2）产妇正确认识分娩痛，了解分娩镇痛相关知识，对自然分娩有信心。

【护理措施】

（一）告知目前常用的分娩镇痛药物

①麻醉性镇痛药芬太尼、舒芬太尼及瑞芬太尼；②局麻药利多卡因、布比卡因和罗哌卡因；③吸入麻醉药氧化亚氮。目前临床上常将小剂量麻醉性镇痛药和低浓度局麻药联合用于腰麻或硬膜外镇痛，这两类药物复合使用镇痛效果好，互补可减少麻醉性镇痛药剂量和降低局麻药浓度，进一步降低母体低血压、瘙痒和胎儿呼吸抑制的可能，是目前首选的分娩镇痛药物组合。

（二）产程监护

产程中密切监测产妇血压、脉搏、心率、呼吸及血氧饱和度；观察宫缩强度、胎心率、宫口扩张及胎先露下降情况，及时评估分娩镇痛效果，确保分娩期母儿安全。

（三）分娩镇痛护理

分娩镇痛的方法有：①连续硬膜外镇痛：经硬膜外途径连续输入低浓度的局麻药（0.04%～0.1%布比卡因或罗哌卡因）和小剂量麻醉性镇痛药（芬太尼 1～2 μg/mL 或 0.25～1 μg/mL），每小时 6～12 mL。②产妇自控硬膜外镇痛。③腰麻-硬膜外联合阻滞：腰麻给药采用 10～20 μg 芬太尼或 8～10 μg 舒芬太尼单独或复合布比卡因或罗哌卡因 0.5～2 mg。腰麻能维持镇痛 1～1.5 h，腰麻作用减退时需开始连续硬膜外镇痛。第二产程宫缩强烈时需增加局麻药浓度。④微导管连续腰麻镇痛：用 28 G 导管将舒芬太尼和布比卡因按比例注入蛛网膜下腔镇痛。⑤产妇自控静脉瑞芬太尼镇痛：采用静脉镇痛泵，产妇疼痛时按压静脉输入瑞芬太尼，产生中枢镇痛作用。⑥氧化亚氮吸入镇痛。上述镇痛方法均适用于第一、二产程。

（四）心理护理

鼓励产妇说出心中焦虑，耐心解答产妇提出的疑问，消除恐惧，让产妇配合医护人员用药和观察，增强自然分娩信心。

（五）健康指导

向产妇及家属介绍分娩镇痛方法，讲解分娩相关知识。

【护理评价】

（1）是否发生继发性宫缩乏力、胎儿窘迫和新生儿窒息。

（2）产妇是否了解分娩镇痛相关知识，对自然分娩有无信心。

（王傲芳）

直通护考

一、A1/A2 型题（以下每一道考题下面有 A、B、C、D、E 五个备选答案，请从中选择一个最佳答案。）

1. 正常分娩胎膜破裂时，须立即进行的操作，不包括（   ）。
A. 阴道检查　　　　　　　　B. 听胎心音　　　　　　　　C. 记录破膜时间
D. 观察羊水颜色、性状和流出量　　　　E. 胎心音改变，行阴道检查

2. 第二产程助产护士指导产妇使用产力，产妇复述不妥的是（   ）。
A. 腹壁肌收缩力　　　　　　B. 膈肌收缩力　　　　　　　C. 子宫收缩力
D. 腹直肌收缩力　　　　　　E. 肛提肌收缩力

3. 临产的主要标志为（   ）。
A. 宫口扩张　　　　　　　　B. 宫颈管消失　　　　　　　C. 胎先露下降
D. 规律并逐渐增强的子宫收缩　　E. 阴道血性分泌物

4. 助产护士对产妇进行产程分期宣教，产妇复述正确的是（   ）。
A. 第一产程为宫颈扩张期　　　　　　B. 第二产程为开口期
C. 第三产程为胎儿娩出期　　　　　　D. 初产妇第二产程约需 4 h
E. 初产妇总产程约需 12 h

5. 关于枕左前位分娩时胎头衔接，哪项正确？（   ）
A. 矢状缝在骨盆入口左斜径上　　　　B. 胎头以枕额径衔接
C. 胎头呈仰伸状态　　　　　　　　　D. 初产妇预产期前 3～4 周衔接
E. 经产妇预产期前 1～2 周衔接

6. 初产妇，21 岁，孕 39 周，正常分娩 1 男婴，新生儿娩出 1 min，四肢青紫，心率 110 次/分，呼吸表浅，不规则，四肢稍弯曲，喉反射有。该新生儿 Apgar 评分为（   ）。
A. 3 分　　　　B. 5 分　　　　C. 6 分　　　　D. 7 分　　　　E. 8 分

7. 初产妇，妊娠 40 周临产，检查宫缩规律，胎位 LOA，胎心 140 次/分，宫口开大 1 cm，此期护理正确的是（   ）。
A. 宫缩时进食　　　　　　　　B. 左侧卧位休息
C. 每隔 15 min 听 1 次胎心　　D. 宫缩时哈气，间歇时屏气
E. 鼓励 2～4 h 排尿 1 次

8. 妊娠满 37 周至不满 42 足周分娩，称为（   ）。
A. 流产　　　B. 小产　　　C. 足月产　　　D. 早产　　　E. 过期产

9. 护士评估产程有无进展，最重要的标志是（   ）。
A. 胎心音是否正常　　　　　　B. 宫缩强弱　　　　　　　　C. 胎先露下降程度
D. 宫颈管消失程度　　　　　　E. 胎膜是否破裂

10. 胎头宫缩时露出于阴道口，间歇期又缩回阴道内，称为（   ）。
A. 胎头着冠　　B. 胎头仰伸　　C. 胎头拨露　　D. 胎头娩出　　E. 胎头衔接

11. 产程中产妇询问护士"什么时候才可以往下用劲"，护士回答正确的是（   ）。
A. 有排便感时　　　　　　　　B. 胎头露出阴道口时　　　　C. 胎头仰伸时
D. 检查确认宫口开全　　　　　E. 胎膜破裂，羊水流出时

12. 第三产程,护士对新生儿首要的处理是(　　)。

A. 刺激啼哭　　B. 穿衣服保暖　　C. 处理脐带　　D. 喂服糖水　　E. 清理呼吸道

13. 在正常分娩中,哪项动作可以使胎头矢状缝与中骨盆及骨盆出口前后径一致?(　　)

A. 外旋转　　B. 内旋转　　C. 仰伸　　D. 俯屈　　E. 衔接

14. 正常分娩产妇产后 2 h 产房留观的内容不包括(　　)。

A. 宫缩及宫底高度　　　　　　　　　　B. 膀胱是否充盈

C. 乳房胀痛　　　　　　　　　　　　　D. 会阴及阴道有无血肿

E. 测血压及脉搏

15. 正常分娩临产后,宫缩的特点不包括(　　)。

A. 持续性　　B. 对称性　　C. 极性　　D. 节律性　　E. 缩复作用

16. 第三产程,护士应清楚胎盘完全剥离的征象不包括(　　)。

A. 宫体呈狭长形,宫底升高达脐上　　　B. 阴道大量流血

C. 阴道少量出血　　　　　　　　　　　D. 阴道口外露的脐带自行延长

E. 手掌尺侧轻压子宫下段,宫体上升脐带不回缩

17. 初产妇,25 岁,G_4P_0,妊娠 41 周临产,骨盆外测量正常,胎位 ROA,胎心 138 次/分,B 超估算胎儿体重 3000 g。产程进展顺利。助产护士正确的护理是(　　)。

A. 宫口开大 4 cm 准备接生　　　　　　B. 胎头着冠开始保护会阴

C. 右手保护会阴一直不放松　　　　　　D. 会阴冲洗前用消毒干纱布堵阴道口

E. 胎儿娩出后立即牵拉脐带娩出胎盘

18. 确定进入第二产程最重要的表现是(　　)。

A. 胎膜已破　　　　　B. 肛查宫口开全　　　　　C. 肛门稍松弛

D. 产妇屏气用力　　　E. 宫缩强而频繁

19. ROA 分娩,胎头仰伸后,在母体外共旋转了(　　)。

A. 逆时针 90°　　　　　B. 顺时针 90°　　　　　C. 逆时针 45°

D. 顺时针 45°　　　　　E. 逆时针 135°

20. 正常分娩时产妇出血量为(　　)。

A. 100～300 mL　　　　B. 50～100 mL　　　　C. 300～400 mL

D. 400～500 mL　　　　E. 500～600 mL

二、A3/A4 型题(以下提供若干个案例,每个案例下设若干个考题。请根据各考题题干所提供的信息,在每道题下面的 A、B、C、D、E 五个备选答案中,选择一个最佳答案。)

(21～24 题共用题干)

初产妇,25 岁,G_3P_0,妊娠 40 周临产,骨盆外测量正常,胎位 LOA,胎心 140 次/分,宫口开大 2 cm,S=0,胎膜未破。B 超估算胎儿体重 3100 g。产程进展顺利。

21. 此时护士进行护理,不包括的是(　　)。

A. 鼓励宫缩间歇时进食　　B. 指导室内适当活动　　C. 不必常规剃阴毛

D. 指导产妇缓解疼痛　　　 E. 宫缩时每 2 h 测量血压 1 次

22. 入院 11 h,肛查宫口开大 8 cm,胎膜未破,S=+1,胎心音 140 次/分。此时护理,护士应考虑的是(　　)。

A. 观察羊水颜色、性状　　B. 消毒外阴　　C. 洗手准备接生

D. 鼓励产妇宫缩间歇时喝水　　E. 观察胎头是否已达阴道口

23. 接产时嘱产妇宫缩时张口哈气,间歇时屏气的时机是(　　)。

A. 胎头着冠　　B. 胎头俯屈　　C. 胎头拨露　　D. 胎头衔接　　E. 胎头内旋转

24. 接产保护会阴最关键时刻是(　　)。

A. 胎头俯屈　　B. 胎头拨露　　C. 胎头仰伸　　D. 胎头着冠　　E. 胎头衔接

(25~27 题共用题干)

唐女士,26 岁,G_2P_0,孕 41 周,临产 12 h。产妇自觉肛门坠胀,不自主屏气用力,未触及宫颈边缘,头先露,胎位 ROA,S＝+2,胎膜已破,羊水清亮。胎心率 142 次/分。

25. 该女士最可能的诊断是(　　)。

A. 先兆临产　　B. 第一产程　　C. 胎膜早破　　D. 第三产程　　E. 第二产程

26. 该产程观察、护理的项目不包括哪项?(　　)

A. 宫缩　　B. 宫口扩张　　C. 产程进展　　D. 产妇屏气　　E. 胎心

27. 以下护理措施哪项不妥?(　　)

A. 5~10 min 听胎心 1 次　　B. 指导产妇屏气　　C. 送产妇进分娩室

D. 进行外阴清洗和消毒　　E. 行会阴切开

项目七　正常产褥期管理

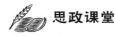

学习目标

1. 关爱护理对象的情感需求,关心体贴产妇。
2. 掌握正常产褥期产妇的护理评估及护理措施。
3. 熟悉正常产褥期产妇的护理诊断及护理目标。
4. 熟悉母婴同室及管理、正常新生儿护理。

 思政课堂

新时代的伟大成就是党和人民一道拼出来、干出来、奋斗出来的!

任务一　正常产褥期产妇的护理

案例引导

　　案例 7-1　孙女士,25 岁,初产妇,G_1P_0,孕 39^{+5} 周,于昨日自然分娩一男婴,3500 g。现在,该产妇因阴道有血性液体流出非常紧张,向护士咨询。

　　问题:①这种情况是否为正常生理现象? ②血性液体是什么? ③产妇阴道的排出物还会出现哪些变化? ④大约持续几周?

　　从胎盘娩出至产妇全身各器官(除乳腺外)恢复或接近正常未孕状态的一段时期称为产褥期,一般为 6 周。

【护理评估】

(一) 健康史

　　了解产妇此次妊娠、分娩的情况,有无异常妊娠、妊娠合并症,分娩方式,分娩过程中是否难产、会阴裂伤、产后出血,新生儿情况,既往身体健康情况等。

（二）身体评估

产褥期产妇的身体变化如下。

1. 生殖系统

（1）子宫复旧：产褥期子宫变化最大。胎盘娩出后，子宫逐渐恢复至未孕状态的过程称为子宫复旧。主要变化为宫体肌纤维缩复和子宫内膜再生。

①宫体肌纤维缩复：宫体肌纤维不断缩复，肌细胞内胞浆蛋白被分解排出，使肌细胞缩小。分娩结束时，子宫重约 1000 g，产后 1 周约 500 g，产后 6 周恢复至 50～70 g。

②子宫内膜再生：胎盘胎膜娩出后，宫腔内遗留蜕膜发生变性、坏死、脱落，随恶露排出。子宫内膜基底层逐渐再生新的功能层，产后约 3 周，除胎盘附着部外，宫腔表面被新生功能层覆盖；产后 6 周，胎盘附着部内膜也完全修复。

③子宫下段及宫颈变化：子宫下段肌纤维缩复，恢复为子宫峡部。产后 1 周宫颈内口关闭。产后 4 周宫颈恢复至非孕状态。由于分娩时宫颈外口 3 点和 9 点处有轻度裂伤，所以初产妇的宫颈外口由产前的圆形（未产型）变成"一"字形横裂（经产型）。

④子宫血管变化：分娩后子宫复旧，子宫血供减少，血管闭塞。随子宫内膜修复，新生小血管长出。

（2）阴道及外阴：分娩后扩大的阴道腔逐渐缩小，松弛的阴道壁肌张力逐渐恢复，阴道黏膜皱襞约在产后 3 周重现，但至产褥期结束，尚不能完全恢复未孕时的紧张度。产后外阴轻度水肿，于产后 2～3 日逐渐消退。会阴部的裂伤或切开，由于血液循环丰富，愈合较快，一般于产后 3～4 日内愈合。处女膜撕裂，形成残缺的处女膜痕。

（3）盆底组织：分娩时因过度伸展使盆底肌肉和筋膜的弹性降低，常伴有部分肌纤维断裂。产褥期坚持做产后健身操，盆底组织有可能恢复或接近未孕状态。若盆底肌肉和筋膜发生严重损伤或产褥期过早参加体力劳动，可造成盆底松弛，是造成以后阴道前后壁膨出和子宫脱垂的重要原因。

2. 乳房　产褥期乳房的主要变化是泌乳。

3. 血液及循环系统　产妇循环血量于产后 2～3 周恢复至未孕状态。产褥早期血液仍处于高凝状态。纤维蛋白原、凝血酶、凝血酶原于产后 2～4 周降至正常。红细胞计数及血红蛋白值逐渐增多，生理性贫血于产后 2～6 周纠正。白细胞总数于产褥期较高，1～2 周恢复正常。红细胞沉降率于产后 3～4 周恢复正常。

4. 消化系统　由于产时体力消耗及失血，产妇常感口渴，食欲不振，1～2 日恢复。由于产后腹壁及盆底肌肉松弛，活动少，故容易发生便秘。

5. 泌尿系统　由于产后子宫复旧及妊娠期潴留的水分进入循环，故产后 1 周内尿量明显增加。妊娠期肾盂及输尿管扩张恢复正常需 2～8 周。因分娩过程中膀胱受压、肌张力降低，以及会阴伤口疼痛、不习惯卧床排尿等原因，产妇容易发生尿潴留。

6. 内分泌系统　分娩后，雌激素和孕激素水平急剧下降，产后 1 周降至未孕水平。胎盘催乳素于产后 6 h 已不能测出。垂体催乳素高于非孕水平，不哺乳者产 2 周降至未孕水平。月经复潮和排卵时间与哺乳有关，不哺乳者一般在产后 10 周左右恢复排卵，产后 6～10 周月经复潮。哺乳者恢复排卵平均在产后 4～6 个月，月经复潮较晚。哺乳者在月经复潮前多有排卵，故有受孕可能。

7. 腹壁　妊娠期出现的下腹正中线色素沉着，产褥期逐渐消退。初产妇紫红色妊娠纹变成银白色旧妊娠纹。产后腹壁明显松弛，腹壁紧张度需在产后 6～8 周恢复。

产褥期产妇的临床表现如下。

1. 生命体征　产后 24 h 内体温略升高,但一般不超过 38 ℃。产后 3～4 日出现乳房血管、淋巴管极度充盈,乳房胀大,伴 37.8～39 ℃ 发热,称为泌乳热,一般持续 4～16 h 即下降,不属病态。呼吸深慢,14～16 次/分。脉搏略缓慢,60～70 次/分。血压平稳。

2. 子宫复旧　产后第 1 日,宫底略升至脐平,以后每日下降 1～2 cm,产后 10 日子宫降入骨盆腔内。

3. 产后宫缩痛　产褥早期因宫缩引起下腹部阵发性剧烈疼痛称产后宫缩痛。于产后 1～2 日出现,持续 2～3 日自然消失。多见于经产妇,哺乳时加重。

4. 恶露　产后随子宫蜕膜脱落,含有血液、坏死蜕膜等组织及宫颈黏液经阴道排出称为恶露。依次分为:①血性恶露:量多,色鲜红,含大量血液、坏死蜕膜及少量胎膜。持续 3～4 日。②浆液性恶露:色淡红似浆液,含较多坏死蜕膜组织、宫颈黏液、宫腔渗出液、细菌、少量红细胞及白细胞。持续 10 日左右。③白色恶露:黏稠,色泽较白,含大量白细胞、坏死蜕膜组织、表皮细胞及细菌等。持续 2～3 周。正常恶露有血腥味,但无臭味,持续 4～6 周,总量 250～500 mL,持续时间及总量个体差异较大。

5. 褥汗　产褥早期,产妇皮肤排泄功能旺盛,排出大量汗液,夜间睡眠时和初醒时尤为明显。产后 1 周内自行好转。

（三）心理-社会评估

产后应评估产妇情绪、对新生儿接受程度,家庭和社会支持程度,经济状况等。产妇在产后 2～3 日内发生轻度或中度的情绪反应称为产后压抑。产妇需从妊娠分娩的不适、疼痛、焦虑中恢复,接纳新生儿,这一过程称为心理调适。

产褥期产妇的心理调适主要表现在 2 方面,即确立家长与孩子的关系和承担母亲角色的责任。一般经历 3 个阶段。

1. 依赖期　产后第 1～3 日。表现为产妇的很多需要依赖于别人,如孩子的喂奶、沐浴等。

2. 依赖-独立期　产后第 4～14 日。产妇表现出较为独立的行为,主动关心和参与护理孩子。

3. 独立期　产后第 2 周至第 1 个月。此期产妇、家人与孩子已成为一个完整的系统,形成新的生活形式。

（四）辅助检查

血、尿常规检查,药敏试验,B 超检查等。

【护理诊断】

1. 疼痛　与会阴伤口痛、产后宫缩痛等有关。

2. 母乳喂养无效　与母乳喂养技能不熟练有关。

3. 知识缺乏　缺乏产褥期保健知识。

4. 有感染的危险　与会阴伤口、乳汁排出不畅等有关。

【护理目标】

（1）产妇自诉疼痛减轻。

（2）产妇母乳喂养成功。

（3）产妇能叙述产褥期保健知识。

（4）产妇生命体征正常,未发生产褥感染等并发症。

【护理措施】

（一）基础护理

1. 饮食 产妇产后1 h可进流食或清淡半流食,以后可进富含营养如蛋白质、热量、维生素及铁剂等的多汤饮食。遵医嘱补充铁剂3个月。

2. 休息 嘱产妇24 h内高枕侧卧,保证充足睡眠。侧卧时左右交替,避免长时间仰卧形成子宫后位。会阴有伤口的产妇健侧卧位,防止恶露污染伤口。为产妇提供舒适、安静的环境,室内空气新鲜,流通良好,温度、湿度适宜,冬天注意保暖,夏天防止中暑。

3. 活动 自然分娩产妇,产后6～12 h可起床轻微活动,产后24 h可在室内随意走动。会阴切开或剖宫产产妇,可适当推迟活动时间。穿弹力袜,促进血液循环,以利于伤口愈合,预防下肢静脉血栓形成。避免长时间站立或蹲位,不宜过早参加重体力劳动,以防子宫脱垂。

4. 卫生 保持床单位整洁,指导产妇及时更换内衣、被褥,勤换会阴垫。嘱坚持每天洗漱,饭前、便后、哺乳前洗手。

（二）产后观察

1. 观察生命体征 每日测体温、脉搏、呼吸2次,如体温超过38 ℃,应每隔4 h测1次,并汇报医生。正常产妇每日测血压1次,如有异常及时报告医生。

2. 观察子宫复旧及恶露 每日在同一时间检查,检查前嘱产妇排尿后平卧,手测宫底高度、子宫收缩硬度,挤出宫腔积血,观察恶露量、颜色及气味。若子宫复旧不良伴压痛、恶露量多、有臭味、血性恶露持续时间长等,应遵医嘱给予缩宫素及抗生素。

（三）执行医嘱

1. 会阴护理 ①每日用0.05%聚维酮碘液擦洗外阴2次,保持会阴清洁干燥,大便后及时清洗。②会阴水肿者,局部用50%硫酸镁湿热敷,每日2～3次,每次20 min。产后24 h后可用红外线照射。③会阴伤口红肿,产后24 h后用红外线照射。④会阴有缝线者,嘱产妇健侧卧位,每日观察伤口有无渗血、红肿、硬结及分泌物,愈合良好者产后3～5天拆线,若伤口感染,应提前拆线引流或扩创处理,并定时换药。产后7～10日起可用1∶5000高锰酸钾坐浴。

2. 乳房护理 推荐母乳喂养,母婴同室,按需哺乳(详见本项目任务二)。

3. 排尿护理 产后4 h内应让产妇排尿,防止尿潴留。产后5日内鼓励产妇及时排尿。若出现尿潴留,可选用以下方法:①诱导排尿:温开水冲洗尿道外口,让产妇听流水声。②热敷下腹部(24 h内禁用)。③按摩膀胱,刺激膀胱肌收缩。④针刺关元、三阴交等穴位。⑤遵医嘱肌注甲硫酸新斯的明1 mg。⑥以上方法无效时,予以导尿,注意无菌操作,必要时留置导尿管1～2日,遵医嘱用抗生素。

4. 排便护理 鼓励产妇多吃蔬菜,及早下床活动,防止便秘。若发生便秘,遵医嘱口服缓泻剂。

（四）心理护理

通过与产妇及其家属多次的亲密交谈,了解他们对于产褥期知识的需求。鼓励产妇尽快适应母亲角色,保持良好心态,为其提供相关知识和信息,给予促进产妇康复、新生儿母乳喂养及护理等知识教育和必要帮助。鼓励家属多给予产妇及新生儿关爱和照顾,以利于产妇的早日康复。

（五）健康指导

1. 生活指导 指导产妇规律生活、合理饮食、注意卫生、劳逸结合,预防产褥感染等异常情况发生,促进产妇尽快恢复生理功能。

2. 产褥期健身操　产褥期健身操可促进产妇腹壁、盆底肌肉张力的恢复,避免腹壁皮肤过度松弛,预防尿失禁和子宫脱垂。产后 24 h,根据产妇自身情况,从弱到强循序渐进地练习。出院后继续做健身操直至产后 6 周。

3. 计划生育指导　产褥期禁止性生活,预防产褥感染。恢复性生活后,哺乳者可行工具避孕,未哺乳者可口服避孕药。要求绝育且无禁忌证者可于产后 24 h 内行输卵管结扎术。

4. 产后检查　包括产后访视和产后健康检查。

(1) 产后访视:至少 3 次,分别在产妇出院后 3 日内、产后 14 日、产后 28 日。①了解产妇饮食、睡眠、大小便及心理状况;②了解哺乳及新生儿情况,检查乳房;③观察子宫复旧、恶露;④检查会阴伤口或剖宫产腹部伤口等情况,发现异常,及时指导或处理。

(2) 产后健康检查:嘱产妇带新生儿产后 6 周到医院行健康检查。通过全身检查和妇科检查,了解产妇各系统及生殖器官的恢复情况、乳房泌乳及新生儿喂养和生长情况,并及时给予指导。

 考点提示

1. 产褥期概念、时间;子宫内膜再生时间。
2. 产妇生命体征、子宫降入骨盆腔内时间。
3. 恶露概念、分类及持续时间。
4. 产妇休息体位、会阴护理要点、产妇尿潴留处理、产后访视时间。

任务二　母婴同室及管理

案例引导

案例 7-2　黄女士,28 岁,初产妇,G_1P_0,孕 39^{+3} 周,于 3 日前自然分娩一女婴,3300 g。现在,产妇自觉乳房胀痛,乳汁过少,非常焦虑,家属向护士咨询。

问题:①这种情况是正常现象吗? ②应该怎样护理呢?

一、母婴同室的管理

妊娠 37 周末至不足 42 周出生,体重≥2500 g 的新生儿,称足月新生儿。从出生后断脐至满 28 日的时间为新生儿期。

母婴同室是指将新生婴儿和母亲 24 h 安置在一个房间里,每天分离不超过 1 h。这种措施一般适用于正常足月儿及 1500 g 以上的早产儿。期间由母亲自己照顾婴儿的喂养、保暖、换尿布等,医疗和其他的操作每天分离不超过 1 h。

婴儿出生后即开始母婴同室。如病理新生儿需收住儿科时,产妇可随同住进病理儿母婴室,而且应母婴 24 h 同室,每天分开时间不得超过 1 h。避免过长时间分离使母婴产生不安、恐慌等心理情绪。

母婴同室应保持室内整洁、安静,限制陪护人数,保证母婴睡眠休息。每日进行空气消毒并用消毒液擦洗器具及地面。对于洗脸盆、痰盂、婴儿睡袋、被褥、尿布等进行消毒或紫外线晾晒,保证母婴用品卫生。产妇出院后,做好终末消毒。

母婴同室区内坚持母乳喂养,并发放母乳喂养宣教材料,定期播放母乳喂养宣传录像。认真实施促进母乳喂养措施,严格遵守《国际母乳代用品销售守则》。

在母婴同室时,护士需负责指导母亲哺乳,观察婴儿吸吮,对产后 3 日的产妇进行母乳喂养测试。如果发现母婴异常,及时报告医生。并实行双查房制度,即产科医生查产妇、儿科医生查婴儿,各自做好观察记录。

二、正常新生儿的护理

【护理评估】

(一)健康史

了解产妇既往妊娠史、本次孕产史、胎儿生长发育情况及新生儿情况等,如分娩方式和经过,新生儿出生时间、体重、性别、出生后检查结果等。

(二)身体评估

1. Apgar 评分 了解新生儿有无窒息及严重程度。

2. 体格检查 ①检查面色、皮肤、心率、呼吸、体温、体重、身长、四肢。②检查脐部有无出血、渗血、红肿、分泌物。③检查大小便有无异常。

(三)心理-社会评估

观察母子沟通的方式、频率和效果,评估母亲是否存在拒绝喂养新生儿的行为。评估家庭系统的支持情况。

(四)辅助检查

根据需要做母、婴相关检查。

【护理诊断】

1. 有窒息的危险 与新生儿呕吐、呛奶等有关。

2. 有感染的危险 与新生儿机体抵抗力低等有关。

3. 有体温改变的危险 与新生儿体温调节中枢不完善有关。

4. 营养失调:低于机体需要量 与母乳摄入不足有关。

【护理目标】

(1)新生儿生命体征平稳,未发生窒息及感染。

(2)产妇有效地进行母乳喂养。

【护理措施】

(一)基础护理

1. 环境 室内环境温湿度适宜,光线充足,室温宜在 24～26 ℃,湿度宜在 50%～60%。

母、婴床总面积不少于 6 m²。

2. 喂养护理

（1）母乳喂养：母乳喂养即纯母乳喂养，是指除母乳外，不给婴儿添加任何食物（包括糖水）。提倡纯母乳喂养至少 4 个月。哺乳期以 10～12 个月为宜。

①母乳喂养原则：a. 按需哺乳，母婴同室。b. 早开奶：新生儿出生 30 min 内开始哺乳。

②哺乳方法指导：a. 体位：母亲洗手，用温开水擦洗乳房乳头，选择最舒适体位（坐位：哺乳侧脚垫高 20 cm 或侧卧位）。b. 哺乳姿势：母亲将新生儿呈 45°角抱入怀中，让新生儿头与身体呈直线，达到三贴（胸贴胸、腹贴腹、下颚贴乳房）；一手拇指与其余 4 指分开，分别放在乳房上下侧，呈"C"形扶托乳房。c. 含乳姿势：先挤出少许乳汁刺激新生儿吸吮，用乳头打开新生儿嘴唇，再将乳头和大部分乳晕含入新生儿口中，注意避免堵住新生儿鼻孔。d. 吸吮：让新生儿吸完一侧再吸另一侧，余奶用吸奶器吸出。e. 取出乳头：哺乳结束，用食指轻压新生儿下颏取出乳头；挤少量乳汁涂在乳头上，防止乳头皲裂。f. 防溢乳：哺乳完毕，将新生儿直立抱起，儿头靠在母肩上（不要压住胃部），手心半空轻拍新生儿背部排出胃内空气，以防溢乳。

（2）人工喂养：不宜母乳喂养的新生儿可行人工喂养。配方乳是首选的乳制品，另可选鲜牛奶、全脂奶粉、羊奶等人工喂养方式，但注意如果新生儿出现腹泻或其他不适，应加强护理。

3. 新生儿沐浴　新生儿出生后 24 h 即可进行沐浴，每日 1 次淋浴或盆浴。家庭以盆浴为主。

（1）目的：①保持皮肤清洁，促进舒适；②预防感染；③促进血液循环，调节机体各系统活动功能，促进小儿生长发育；④提高新生儿对疾病的抵抗力，促进健康。

（2）沐浴前准备：

①沐浴前 30 min 不哺乳。

②操作者准备：摘掉首饰，修剪指甲。

③物品准备：新生儿模型、操作台、推车、婴儿淋浴池、淋浴床、浴垫、脸盆、浴盆各 1 个，电子秤、沐浴包（内有消毒浴巾 2 条、包被、无菌巾、小方毛巾、小长毛巾、干净连衣裤、尿布、防水护脐贴）、方盘（内有婴儿浴液、爽身粉、护臀油、碘伏、75％乙醇、消毒棉签、无菌纱布缸）等。

（3）盆浴操作步骤：

①准备浴室和物品：关闭门窗，调节室温为 26～28 ℃，备好脸盆、浴盆和热水。

②铺好操作台、婴儿秤：热水洗手，在操作台上垫消毒浴巾。在婴儿秤上铺无菌巾，调节数值至零。

③与产妇沟通：到母婴休养室产妇床边，核对床号、姓名、新生儿，解释操作目的。

④评估新生儿：抱新生儿放在操作台上，打开包被，解开衣服和尿布。核对手圈、胸牌、外生殖器。观察新生儿哭声、活力、脐带等。将新生儿放在婴儿秤上，测量体重并记录。贴防水护脐贴。第一次沐浴的新生儿，可用棉签蘸消毒植物油擦去胎脂。

⑤包裹身体：用浴巾包裹新生儿身体，露出头、面部。操作台上铺另 1 条浴巾。抱新生儿至脸盆边。

⑥测水温：用水温计或手腕内侧试水温（水温 38～42 ℃）。

⑦洗脸：a. 抱姿：左上臂夹住新生儿身体，左前臂托住新生儿背部，手掌和手腕托住头颈部，拇指和中指向前压住双耳廓，防止进水。b. 洗脸顺序：右手将小方巾打湿并拧干，用小方巾的四角，分别清洁眼睑（由内向外，不可重复）、鼻孔、外耳（手指暂松开）。小方巾搓洗后拧干，再擦拭额头、面部、上下颌。

⑧洗头:a.抱姿:同洗脸。b.洗头顺序:右手舀水淋湿头部,再抹浴液,以环形按摩的方式洗头,再洗耳后。用水清洗干净后,毛巾擦干。

⑨洗前身:测水温,脱下包裹新生儿的浴巾,以手掌沾水,轻拍其前胸。a.抱姿:左手握住新生儿左肩和腋窝,手腕托住颈、背部,肘窝环枕儿头,右手托双腿放入浴盆,让新生儿坐在浴垫上。b.清洗顺序:右手抹浴液,洗前颈、腋下、对侧上肢和手、近侧上肢和手、胸部、腹部(避开脐部)、对侧下肢和脚、近侧下肢和脚、腹股沟、生殖器、会阴。

⑩洗后身:a.抱姿:将新生儿换至右手,右手握住其左肩和腋窝,手腕托住颈部,前臂托住左侧脸部。b.清洗顺序:左手抹浴液,洗后颈、背腰、臀部、肛门。

⑪擦干身体:将新生儿抱至操作台上,用浴巾包裹并轻轻擦干全身。用4根棉签,擦净鼻孔、耳孔水渍。

⑫脐部护理:取下护脐贴,用75%乙醇由内向外消毒2次,用无菌纱布覆盖、包扎。

⑬扑爽身粉:在颈部、腋下、腹股沟等处扑爽身粉(注意遮挡新生儿眼、口、鼻)。

⑭再次评估:垫上尿布,再次评估皮肤,核对手圈、胸牌。

⑮穿连衣裤,系手圈、胸牌。

⑯抱新生儿回产妇身边,再次核对(同前)。

⑰整理用物,物品归位,洗手。

(4)淋浴操作步骤:

①准备浴室和物品:关闭门窗,调节室温为26～28 ℃,备好淋浴池和热水。

②～④同盆浴。

⑤测水温:用水温计或手腕内侧试水温(水温38～42 ℃),温热淋浴垫。

⑥洗脸:a.抱姿:将新生儿抱至淋浴床上。左手掌和手腕托住头颈部,拇指和中指向前压住双耳廓,防止进水。b.洗脸顺序:同盆浴。

⑦洗头:抱姿同洗脸。用水淋湿头部,右手抹浴液,洗头和耳后,再冲洗干净(注意避免眼耳口鼻进水),擦干。

⑧洗前身:a.抱姿:左手握住新生儿左肩和腋窝,手腕托住颈、背部,肘窝环枕儿头。b.清洗顺序:同盆浴。

⑨其余同盆浴。

(5)护理要点:

①注意室温、水温:室温26～28 ℃,水温38～42 ℃。

②沐浴前30 min不哺乳,以防溢乳。

③认真核对,仔细评估,动作轻稳,注意保暖。

④防止交叉感染,无菌巾一人一换。

⑤注意安全,防止烫伤和跌伤,操作中不得离开新生儿。

⑥选用中性浴液,洗脸不使用浴液。

⑦防止五官进水,防止扑粉入眼和呼吸道。

⑧操作者指甲不能过长,不要佩戴戒指、手链等饰品。

⑨注意脐部护理。

4. 新生儿抚触 新生儿抚触是一种科学育婴新方法,是由经过专门训练的操作者对新生儿各部位肌肤进行有次序、有技巧的轻柔按摩。抚触可刺激新生儿感觉器官的发育,促进其生理成长和神经系统反应。新生儿出生后1日即可进行,每日2次。

（1）目的：①促进新生儿饮食吸收，有利于生长。②促进激素分泌，调节睡眠节律，提高应激能力。③促进神经系统发育，调节情绪。④刺激淋巴系统，增强机体免疫力。⑤增进母子感情，促进母乳分泌。

（2）抚触前准备：①时间：哺乳后 30 min 或沐浴后、清醒时。每日 2 次，每次 15 min。②操作者准备：摘掉首饰，修剪指甲。③物品准备：新生儿模型、抚触台、消毒浴巾、包被、连衣裤、尿布、婴儿润肤油等。

（3）操作步骤：

①准备抚触室：关闭门窗，调节室温为 28～30 ℃，播放柔美音乐。

②准备抚触台：热水洗手，在抚触台上铺消毒浴巾，全裸抚触台面温度为 36 ℃。

③与产妇沟通：到母婴休养室产妇床边，核对床号、姓名、新生儿，解释操作目的。

④抱新生儿至抚触台并评估：抱新生儿放在抚触台上，打开包被，脱下衣服和尿布。评估新生儿。倒润肤油在手心，搓匀。新生儿仰卧，和新生儿说话，进行目光、表情交流。一般每个部位抚触 6 次。

⑤抚触头面部：a. 两拇指从前额中央沿眉弓向外推压至太阳穴；b. 两拇指从前额中央向外上滑动至耳垂；c. 两拇指放在下颌中央，其余手指置于头两侧，两拇指从下颌中央向外上滑动至耳前，划出一个微笑状；d. 一手托头，另一手指腹从前额发际向上、后滑动至后下发际，停止于耳后乳突处，轻轻按压。同法抚触另一侧。

⑥抚触胸部：两手从两侧肋缘交替向上滑行至对侧肩部，在胸前划出"X"形交叉，避开乳头。

⑦抚触腹部：两手指腹交替，顺时针方向抚触腹部，划出"I-L-U"（1 次），避开脐部。a. 从左上腹推向左下腹，划出字母"I"；b. 从右上腹经左上腹推向左下腹，划出字母"L"；c. 从右下腹经右上腹、左上腹推向左下腹，划出字母"U"。

⑧抚触上肢：a. 两手交替从上臂至腕部轻轻挤捏新生儿一侧手臂；b. 双手夹住手臂，从上到下搓滚肌肉群和关节至手腕；c. 两拇指指腹放在新生儿手掌，其余 4 指在手背，从近端向远端抚触手掌、手背和手指，并提捏指关节；d. 同法抚触另一侧上肢。

⑨抚触下肢：a. 两手交替从近端向远端轻轻挤捏新生儿一侧下肢；b. 双手夹住下肢从上到下搓滚肌肉群和关节至足踝；c. 两拇指指腹放在新生儿脚底，其余 4 指在脚背，从近端向远端抚触脚底、脚背和脚趾，并提捏趾关节；d. 同法抚触另一侧下肢。

⑩抚触背和臀部：a. 新生儿俯卧，头偏向一侧；b. 两手掌以脊柱为中心，从肩部至骶部，向两侧滑动；c. 两手掌从头部向下沿脊柱抚触至臀；d. 双手指腹在两侧臀部由内向外做环形抚触。

⑪穿干净连衣裤、尿布，抱新生儿回到产妇身边，再次核对（同前）。

⑫整理用物，物品归位，洗手。

（4）护理要点：

①保持室温（28～30 ℃），播放柔美音乐。

②热水洗手，倒润肤油在手心，先轻柔抚触，逐渐增加力度。

③认真核对，仔细评估，动作轻稳。

④防止交叉感染，无菌巾一人一换。

⑤新生儿出生后 1 日即可进行抚触，时间为哺乳后 30 min 或沐浴后、清醒时，每日 2 次，每次 15 min，后可增至 20 min。

⑥新生儿表现疲劳、饥渴、哭闹时,暂停抚触。

⑦抚触时应观察新生儿反应,若哭闹不止、肌张力高、脸色变化或呕吐,应立即停止。

（二）新生儿监测

1. 观察新生儿生命体征　定时监测新生儿体温,体温过低或过高,及时报告医生并配合处理。新生儿出生后应采取保暖措施,如恒定的室温、婴儿保暖箱等方法保暖。

2. 观察新生儿脐部变化　观察脐部有无渗血、有无脓性分泌物等异常情况。

3. 观察产妇乳房变化　观察产妇乳头是否内陷,有无皲裂、疼痛、乳胀等情况。

（三）执行医嘱

1. 保持呼吸道通畅　密切观察新生儿面色、呼吸等情况,一旦出现面色苍白或青紫、哭声异常、呼吸急促,应立即清理呼吸道,必要时吸氧。新生儿在产后2天内常有呕吐发生,应采取侧卧位,避免窒息,呕吐严重或频繁者应报告医生。

2. 皮肤护理　新生儿出生后用温软毛巾擦净皮肤表面血迹、羊水,剪去过长的指（趾）甲,并于产后6 h去除胎脂。

3. 脐部护理　保持脐部清洁干燥,每次沐浴后在脐部残端和周围涂75%乙醇消毒,然后用无菌纱布覆盖包扎。新生儿脐带一般7日内脱落结痂,脐带脱落前后2～3天会出现少量淡黄色或淡咖啡色分泌物,可先用3%过氧化氢清洗,再涂0.5%碘伏消毒;若有肉芽组织增生,可用2.5%硝酸银溶液点灼。使用尿布时,尿布不能超过脐部,以免污染。

4. 臀部护理　保持臀部干燥,勤换尿布,大便后用温水清洗臀部,擦干。如发生红臀,可用红外线照射,每次10～20 min,每日2～3次,大便后用温水清洗,涂鞣酸软膏。皮肤糜烂者可用鱼肝油纱布敷于患处。

5. 哺乳异常护理

（1）乳房胀痛:①尽早哺乳。②外敷乳房:哺乳前热敷,水温50～70 ℃,避开乳头;两次哺乳间冷敷。③按摩乳房:从乳根向乳头中心按摩（直推）或侧揉、拍打、抖动乳房,每次10 min。④佩戴乳罩:托起乳房。⑤吸奶器吸引:促使乳腺管通畅。⑥哺乳时,先喂患侧乳房,再喂健侧,并用吸奶器吸尽剩余乳汁。⑦服用药物:维生素B_6或散结通乳中药,常用方剂为柴胡（炒）、当归、王不留行、木通、漏芦各15 g,水煎服。

（2）乳汁不足:①指导正确哺乳方法,按需哺乳。②保持产妇精神愉快,充足睡眠,增加哺乳次数,夜间哺乳。③调节饮食,多进有催乳作用的汤汁类食物。④也可采用针刺疗法或中药催奶。

（3）乳头平坦或凹陷:①乳头伸展练习:两食指平放在乳头两侧,向外牵拉乳晕皮肤和皮下组织,使乳头向外突出;再将两食指分别放在乳头上、下侧,将乳头向上、下纵行拉开。每日2次,每次重复15 min。②乳头牵拉练习:一手托乳房,另一手拇指、中指、食指捏住乳头向外牵拉。每日2次,每次重复10～20遍。③用吸引器吸引使之突出,或用5 mL注射器针筒倒扣在乳头上,另一端接橡皮管抽吸使之突出,再用手指牵拉乳头,使其不再回缩。④上述方法仍未纠正者,可用乳头罩间接哺乳,使内陷的乳头外翻,乳头保持持续突起。

（4）乳头皲裂:①轻者可继续哺乳,哺乳前湿热敷乳房3～5 min,挤出少许乳汁使乳晕变软。将乳头和大部分乳晕含在新生儿口中。哺乳后将少许乳汁或鱼肝油剂涂抹在乳头乳晕上,短暂暴露和干燥,也可涂抗生素软膏或10%复方苯甲酸酊。②哺乳时,先喂健侧乳房,再喂患侧。③重者可用吸乳器或用乳头罩间接哺乳。

（5）退乳：①停止哺乳，不排空乳房或挤出乳汁。②指导限制汤类饮食。③用生麦芽 60～90 g 水煎服，每日 1 剂，连服 3～5 日，协助退乳。④遵医嘱给予己烯雌酚退乳。⑤如果乳房胀痛，可用芒硝 250 g 分装两个纱布袋内，敷于双乳并包扎，湿硬时更换，直至胀痛缓解。

6. 预防接种

（1）正常新生儿出生后 12～24 h 接种卡介苗，难产或异常新生儿出生后 3 日接种。

（2）新生儿出生后 24 h 内、1 个月、6 个月接种乙肝疫苗。

（四）心理护理

加强与产妇的沟通交流，向产妇讲解母婴保健的相关知识，指导产妇正确进行母乳喂养，增强其自信心，促进新生儿健康成长。

（五）健康指导

（1）积极宣传母乳喂养的优点，正确指导产妇哺乳。

（2）提倡纯母乳喂养（有医学指征除外），同时不给婴儿吸橡皮奶头或使用奶头做安慰物。

（3）指导产妇哺乳期应保持心情愉快，全身放松，哺乳后佩戴合适棉质乳罩。

（4）最初哺乳时间为每次 3～5 min，以后逐渐增加到 15～20 min。WHO 建议母乳喂养 2 年，以增进母子感情。

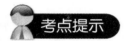 **考点提示**

母乳喂养原则、母乳喂养方法。

（赵丽红）

直通护考

一、A1/A2 型题（以下每一道考题下面有 A、B、C、D、E 五个备选答案，请从中选择一个最佳答案。）

1. 正常产褥期的时间是（ ）。

A. 6 周　　　　B. 7 周　　　　C. 8 周　　　　D. 9 周　　　　E. 10 周

2. 在产后腹部检查时，如果在耻骨联合上方扪不到宫底，此产妇在产后的（ ）。

A. 第 1 天　　B. 第 2～3 天　　C. 第 4～6 天　　D. 第 8～9 天　　E. 第 10～14 天

3. 胎盘附着面的子宫内膜完全修复时间是产后（ ）。

A. 2 周　　　　B. 3 周　　　　C. 5 周　　　　D. 6 周　　　　E. 8 周

4. 初产妇，30 岁，因胎儿宫内窘迫行低位产钳术娩出一活婴。产后 3 天主诉会阴部疼痛难忍。查体：会阴部肿块，右侧伤口红肿，有触痛，以下处理不正确的是（ ）。

A. 远红外线照射　　　　　　B. 50% 硫酸镁湿敷伤口　　　　C. 1∶5000 高锰酸钾坐浴

D. 取健侧卧位　　　　　　　E. 每日冲洗会阴

5. 张女士，29 岁，初产妇，3 天前经阴道分娩一女婴。今日查房发现乳头皲裂，为减轻母乳喂养的不适，正确的护理措施是（ ）。

A. 先在损伤较重的一侧乳房哺乳

B. 哺乳后挤出少量乳汁涂在乳头和乳晕上

C. 哺乳前用毛巾和肥皂水清洁乳头和乳晕

D. 哺乳时让婴儿含吮乳头即可

E. 为减轻疼痛应减少哺乳的次数

6. 初产妇,25 岁,1 天前自然分娩一男婴。在查房中,护士需要纠正家属错误的措施是( )。

A. 使用尿布时,尿布不能超过脐部

B. 勤换尿布

C. 保持脐部干燥

D. 沐浴后在脐部残端和周围涂 75% 乙醇消毒

E. 如脐部有分泌物则在乙醇消毒后涂 2.5% 碘酊使其干燥

7. 产褥期是指( )。

A. 从胎儿娩出到生殖器官恢复正常的一段时间

B. 从胎盘娩出到生殖器官恢复正常的一段时间

C. 从胎盘娩出到全身(除乳腺)恢复或接近正常的一段时间

D. 从胎儿娩出到全身(除乳腺)恢复或接近正常的一段时间

E. 从第二产程到生殖器官恢复正常的一段时间

8. 下列对于正常产褥期妇女的描述,正确的是( )。

A. 宫体恢复到未孕大小需要 4 周

B. 宫颈外形于产后 3 日恢复到未孕状态

C. 于产后 2 周宫颈完全恢复至正常状态

D. 于产后 10 日,腹部检查扪不到宫底

E. 于产后 4 周,除胎盘附着处外,宫腔表面均由新生的内膜修复

9. 产褥期经常变换卧床姿势,以免子宫后倾,不要长时间保持的体位是( )。

A. 健侧卧   B. 仰卧   C. 左侧卧   D. 右侧卧   E. 半卧位

10. 产褥期的护理措施,正确的是( )。

A. 提倡定时哺乳   B. 绝对卧床 48 h

C. 产后 12 h 后鼓励排尿   D. 多吃蔬菜、水果,防便秘

E. 产后伤口红肿者即可坐浴

11. 哺乳中,错误的措施是( )。

A. 可取坐姿或卧姿   B. 每次哺乳不一定要吸空

C. 乳汁淤积应报告医生   D. 乳头皲裂轻者可继续哺乳

E. 乳胀者哺乳前热敷、按摩乳房

二、A3/A4 型题(以下提供若干个案例,每个案例下设若干个考题。请根据各考题题干所提供的信息,在每道题下面的 **A、B、C、D、E** 五个备选答案中,选择一个最佳答案。)

(12、13 题共用题干)

李女士,初产妇,从分娩后第 2 天起,持续 3 天体温在 37.5 ℃左右,子宫收缩好,无压痛,会阴伤口红肿、疼痛有硬结,恶露淡红色、无臭味,双乳软、无硬结。

12. 发热的原因可能是( )。

A. 会阴伤口感染   B. 乳腺炎   C. 产褥感染

D. 上呼吸道感染　　　　　　　E. 乳头皲裂

13. 对该伤口正确的护理措施是(　　　)。

A. 每日观察恶露的性状　　B. 每日观察宫缩情况　　　C. 给予温水坐浴

D. 红外线照射　　　　　　E. 勤换会阴垫

(14、15 题共用题干)

李某,经产妇,昨日经阴道顺产一正常男婴,目前诉说乳房胀痛,下腹阵发性轻微疼痛。查乳房胀痛,无红肿,子宫硬,宫底在腹正中、脐下 2 指,阴道出血同月经量。

14. 该产妇乳房胀痛首选的护理措施是(　　　)。

A. 用吸奶器吸乳　　　　　B. 生麦芽煎汤喝　　　　　C. 少喝汤水

D. 让新生儿多吸吮　　　　E. 芒硝敷乳房

15. 对该产妇下腹疼痛问题,可以告知她(　　　)。

A. 是产后宫缩痛　　　　　B. 是不正常的子宫痛　　　C. 一般一周后消失

D. 需要用止痛药　　　　　E. 与使用缩宫素无关

项目八　异常妊娠妇女的护理

学习目标

1. 关爱护理对象,尊重护理对象人格,保护护理对象隐私。

2. 掌握自然流产、异位妊娠、前置胎盘、胎盘早剥、妊娠期高血压疾病、早产、过期妊娠、多胎妊娠、羊水过多、高危妊娠、胎膜早破与脐带异常妇女的护理评估、护理诊断及护理措施。

3. 熟悉自然流产、异位妊娠、前置胎盘、胎盘早剥、妊娠期高血压疾病、早产、过期妊娠、多胎妊娠、羊水过多、高危妊娠、胎膜早破与脐带异常的定义及病理变化。

4. 了解自然流产、异位妊娠、前置胎盘、胎盘早剥、妊娠期高血压疾病、早产、过期妊娠、多胎妊娠、羊水过多、高危妊娠、胎膜早破与脐带异常妇女的健康教育。

 思政课堂

站稳人民立场、把握人民愿望、尊重人民创造、集中人民智慧,形成为人民所喜爱、所认同、所拥有的理论,使之成为指导人民认识世界和改造世界的强大思想武器。

任务一　妊娠时限异常妇女的护理

一、自然流产

 案例引导

案例 8-1　某孕妇,25 岁,G_2P_1,停经 54 日,在抬重物时突感下腹疼痛,伴阴道少量出血 2 h。体检:BP 100/50 mmHg,WBC $8.0×10^9$/L,妇科检查见阴道内少许鲜红色血,宫口未开,子宫与孕周相符。尿 hCG(+),B 超见孕囊饱满。

问题:请写出孕妇最可能的临床诊断,并列出主要护理措施。

妊娠不足 28 周、胎儿体重不足 1000 g 终止者,称为流产(abortion)。早期流产是指发生于妊娠 12 周以前者,晚期流产是指发生在妊娠 12 周至不足 28 周者。流产分为自然流产和人工流产,自然流产的发生率占全部妊娠的 10％～15％,其中早期流产占 80％。本节内容仅阐述自然流产。

【护理评估】

(一) 健康史

详细询问月经史、停经及早孕反应情况。评估孕妇有无以下引起流产的因素。

1. 胚胎因素　胚胎染色体异常是早期流产最常见原因。染色体异常包括数目异常和结构异常。

2. 母体因素

(1) 全身性疾病:①急性感染:高热诱发宫缩。②慢性疾病:如肾病、心脏病、贫血或高血压等,引起胎儿缺氧或胎盘梗死。

(2) 内分泌异常:①黄体功能不足;②甲状腺功能减退;③严重糖尿病。

(3) 生殖器官异常:①子宫畸形(发育不良或子宫纵隔);②子宫肌瘤;③重度宫颈裂伤;④宫颈内口松弛。

(4) 强烈应激与不良习惯:妊娠期无论严重的躯体或心理不良刺激均可导致流产。孕期过量饮咖啡、吸烟、酗酒、吸毒等,均有致流产报道。

3. 免疫功能异常　包括自身免疫功能异常和同种免疫功能异常。前者主要发生在抗磷脂抗体、抗 β_2 糖蛋白抗体、狼疮抗凝血因子阳性的孕妇。后者基于妊娠为同种异体移植理论。

4. 环境因素　过多接触放射线和甲醛、砷、苯、铅等化学物质。

知识链接

　　流产的病理:早期流产常先有出血后有腹痛。流产发生在妊娠 8 周以前,因绒毛与蜕膜联系不牢固,绒毛易与底蜕膜分离,妊娠物多能完全排出,出血不多。流产发生在妊娠 8～12 周,因绒毛深植蜕膜中,流产时妊娠物不易完整排出,将影响宫缩导致出血较多。妊娠 12 周后,流产过程与足月分娩相似,先有腹痛,后排出胎儿、胎盘。

(二) 身体评估

流产的主要症状是停经后阴道流血和腹痛。按流产发展的不同阶段或特殊情况,分为以下临床类型。

1. 先兆流产　指妊娠 28 周前出现少量阴道流血,继而出现下腹痛或腰背痛,无妊娠物排出。妇科检查:宫口未开,胎膜未破,子宫大小与停经周数相符。经休息和治疗,妊娠可继续。

2. 难免流产　指流产不可避免。在先兆流产基础上,阴道流血增多,阵发性下腹痛加剧,已破膜者见阴道流液。妇科检查:宫口扩张,有时可见胚胎组织或胎囊堵塞;子宫大小与停经周数相符或略小。

3. 不全流产　指妊娠物部分排出,仍有部分残留在宫腔内。残留组织影响宫缩,致阴道大量出血甚至休克。妇科检查:宫口扩张,宫颈口有妊娠物堵塞及持续性流血;子宫大小小于与停经周数相符的子宫。

4. 完全流产　指妊娠物完全排出。阴道流血逐渐停止,腹痛消失。妇科检查:宫口关闭;

子宫接近正常大小。

5. 稽留流产 又称过期流产,指胚胎或胎儿死亡后滞留于宫腔未自然排出者。主要表现为早孕反应消失,部分有先兆流产症状,子宫不再增大反而缩小。妊娠中期孕妇感胎动消失。妇科检查:宫口未开,子宫大小小于与停经周数相符的子宫,质地不软。未闻及胎心。妊娠组织常机化,与子宫壁紧密粘连不易剥离,若稽留时间长,坏死组织可释放凝血活酶,引起弥散性血管内凝血(DIC)。

6. 复发性流产 指同一性伴侣连续发生自然流产 3 次或 3 次以上。多为早期流产。大多数专家认为连续发生 2 次流产即应重视并评估,因其再次发生流产的风险与 3 次者相近。复发性流产原因、临床经过与偶发性流产基本一致。

7. 流产合并感染 流产过程中,若出血时间长、宫腔内组织残留或非法堕胎,可引起宫腔感染,称流产合并感染。表现为发热、下腹痛、阴道排臭液等,严重者并发盆腔炎、腹膜炎、败血症及感染性休克。

各型流产的特点见表 8-1。

表 8-1　各型流产的特点比较

类　　型	健　康　史			妇　科　检　查	
	出血	下腹痛	组织排出	宫颈口	子宫大小
先兆流产	少	无或轻	无	闭	与停经周数相符
难免流产	中→多	加剧	无	扩张	与停经周数相符或略小
不全流产	少→多	减轻	部分排出	扩张或组织物堵塞	小于停经周数
完全流产	少→无	无	全部排出	闭	正常或略大
稽留流产	少→无	轻或无	无	闭	小于停经周数

(三) 心理-社会评估

孕妇因惊恐、担忧表现出焦虑、忧郁和烦躁。了解孕妇及家属的心理反应,评估家庭及社会资源的心理支持程度。

(四) 辅助检查

1. B 超检查 可显示妊娠囊的形态,有无胎心搏动及胎动,确定胎儿是否存活。可鉴定流产类型,指导治疗。

2. 妊娠试验 连续测定血 β-hCG 水平,可诊断妊娠,了解流产的预后。

3. 孕激素测定 测定血孕酮水平,能协助判断先兆流产的预后。

4. 血常规 了解贫血、凝血功能及有无感染。

【护理诊断】

1. 组织灌注量不足 与出血有关。

2. 有感染的危险 与阴道流血、宫腔组织残留或宫腔手术操作有关。

3. 焦虑 与担心胎儿安危有关。

【护理目标】

(1) 阴道流血得到控制,孕妇生命体征正常。

(2) 孕妇未发生感染。

(3) 孕妇情绪平稳,积极配合治疗护理。

【护理措施】

(一)基础护理

1. 饮食　指导合理饮食,加强营养,防止发生贫血。

2. 休息　指导卧床休息,提供生活护理。

3. 卫生　保持会阴清洁,每日会阴擦洗 2 次,大便后及时清洗会阴。

(二)病情监测

(1) 监测生命体征、阴道流血量及腹痛情况。

(2) 监测体温,定期检查血常规,如有体温升高或白细胞异常,及时报告医生。

(3) 先兆流产孕妇,B 超监测胚胎或胎儿存活情况,同时监测 hCG 水平。

(三)执行医嘱

1. 解释治疗原则

(1) 先兆流产:保胎治疗。

(2) 难免流产:一旦确诊,应尽早使胚胎或胎儿及胎盘完全排出。

(3) 不全流产:一旦确诊,立即清宫,防止大量出血和感染。

(4) 完全流产:B 超检查宫腔内无残留物,无感染征象,不需特殊处理。

(5) 稽留流产:应及早使胎儿、胎盘排出,防止发生凝血功能障碍。

(6) 复发性流产:孕前进行遗传咨询,男女双方检查,针对病因治疗。

(7) 流产合并感染:控制感染的同时尽快清除宫内残留物。

2. 遵医嘱用药,配合治疗

先兆流产孕妇:①卧床休息:嘱孕妇绝对卧床休息,禁性生活;不做阴道检查,提供生活护理。②黄体支持:黄体功能不足者,遵医嘱每日肌注黄体酮 20 mg。③口服维生素 E:每次 10～20 mg,每日 3 次。④镇静药物:精神过度紧张者,遵医嘱给予苯巴比妥 0.03 g 口服,每日 2～3 次。⑤甲状腺片:甲状腺功能减退者,遵医嘱给予小剂量甲状腺片口服。治疗 2 周后,若症状加重,B 超提示胚胎发育不良,hCG 下降,应终止妊娠。

(四)急救护理

大量阴道流血孕妇:①立即测量血压、脉搏,正确估计出血量;②迅速建立静脉通道,立即交叉配血,做好输血输液准备;③遵医嘱使用缩宫素,促进宫缩。

(五)手术孕妇护理

及时做好术前准备;术中配合,密切观察生命体征;术后观察阴道流血及子宫收缩情况;刮出组织常规送病检。

1. 难免流产　①早期流产:配合医生及时行刮宫术。②晚期流产:若出血较多,遵医嘱用缩宫素 10～20 U 加入 5％葡萄糖液 500 mL 静滴。胎儿、胎盘排出后检查是否完整,必要时清宫。③遵医嘱用抗生素预防感染。

2. 不全流产　配合医生尽快行刮宫术或钳刮术。阴道大量出血伴休克者,清宫同时遵医嘱输血输液,给予抗生素预防感染。

3. 稽留流产　①术前检查凝血功能,做好输血输液准备。②凝血功能正常或纠正者,遵医嘱口服炔雌醇 1 mg,每日 2 次,连用 5 日,提高子宫肌对缩宫素的敏感性,或米非司酮 25 mg 口服,每日 2 次,连用 3 日。③子宫＜12 孕周,配合医生行刮宫术,术中肌注缩宫素,操作谨慎,避免子宫穿孔,如一次不能刮净,5～7 日后再次刮宫。④子宫＞12 孕周,遵医嘱静滴缩宫素,促使胎儿、胎盘排出。

4. 复发性流产 ①孕前进行遗传咨询,对因治疗。②已怀孕者,妊娠早期遵医嘱按先兆流产治疗至孕 10 周或超过以往流产周数。③宫颈功能不全者,嘱妊娠前行宫颈内口修补术,或孕 14～18 周行宫颈内口环扎术,定期随诊,提前住院,分娩发动前拆除缝线。④抗磷脂抗体阳性孕妇可在确定妊娠后遵医嘱每日口服阿司匹林 50～75 mg。⑤黄体功能不全者,遵医嘱每日肌注黄体酮 20～40 mg,也可口服黄体酮,用药至妊娠 12 周即可停药。⑥不明原因的复发性流产,遵医嘱行淋巴细胞主动免疫治疗,但仍有争议。

5. 流产合并感染 ①阴道流血不多,遵医嘱用抗生素 2～3 日,待感染控制后再行刮宫。②大量阴道流血者,遵医嘱输血、静滴抗生素,同时用卵圆钳将宫腔内大块残留组织夹出,减少出血,切不可用刮匙刮宫,以免感染扩散。术后遵医嘱继续使用抗生素,待感染控制后再彻底刮宫。③若有盆腔脓肿形成,应手术引流。

(六) 心理护理

治疗期间,同情、理解、安慰孕妇,缓解孕妇的焦虑、悲观情绪,争取配合。手术后,帮助孕妇及家属接受现实,与他们共同分析流产原因,为再次妊娠做好准备。

(七) 健康指导

(1) 指导孕妇妊娠早期避免性生活,加强营养,禁止重体力劳动,预防流产。

(2) 术后阴道流血多于月经量或持续 10 日以上,或出现发热、腹痛,应及时就诊。

(3) 术后 1 个月内禁止性生活和盆浴,1 个月后到医院复查。

(4) 向孕妇及家属介绍流产相关知识,指导下一次妊娠。

(5) 嘱有复发性流产史者,积极采取预防措施进行干预。

二、早产

妊娠满 28 周至不满 37 足周间分娩者,称早产。此时娩出的新生儿称早产儿,体重一般不足 2500 g。早产占分娩总数的 5%～15%,是围生儿死亡的主要原因。

【护理评估】

(一) 健康史

(1) 评估孕妇有无自发性早产的高危因素,如早产史、孕早期先兆流产、宫内感染、细菌性阴道病、子宫过度膨胀及胎盘因素。

(2) 询问孕妇有无胎膜早破高危因素。

(3) 评估有无治疗性早产的因素,如子痫前期、胎儿窘迫、羊水过多、胎盘早剥、前置胎盘出血、妊娠合并症等。

(二) 身体评估

早产与足月分娩过程相似。主要表现为子宫收缩,伴有少量阴道流血。

1. 先兆早产 出现规则或不规则宫缩,伴宫颈管进行性缩短。

2. 早产临产 出现规则宫缩(≥4 次/20 分钟,持续时间≥30 s),伴宫颈展平≥80%,宫颈扩张 1 cm 以上。

(三) 心理-社会评估

评估有无孕妇焦虑不安、自责伤感及家属慌乱。

(四) 辅助检查

B 超检查。

【护理诊断】

1. 有围生儿受伤危险　与胎儿发育未成熟、出生后生活能力低下有关。

2. 焦虑　与担心分娩结局有关。

【护理目标】

（1）围生儿健康。

（2）孕妇情绪稳定。

【护理措施】

（一）基础护理

1. 饮食　嘱孕妇少量多次进高热量、易消化食物，不能进食者，遵医嘱静脉输液。

2. 休息　嘱孕妇绝对卧床休息，左侧卧位。

3. 卫生　做好外阴清洁护理，遵医嘱使用抗生素预防感染。

（二）病情监测

严密观察并记录宫缩、阴道流血、破膜、胎心等情况，发现异常及时报告医生。

（三）执行医嘱

1. 解释治疗原则

（1）先兆早产：保胎，抑制宫缩，尽量至妊娠34周。

（2）早产临产：加强分娩监护，提高早产儿成活率。

2. 遵医嘱用药　对先兆早产孕妇，做好保胎治疗的护理。

（1）抑制宫缩：遵医嘱给予宫缩抑制剂，如利托君、硫酸镁、阿托西班、硝苯地平等。

（2）镇静：精神高度紧张者，遵医嘱给予镇静剂。

（3）预防呼吸窘迫综合征：遵医嘱于分娩前给予地塞米松肌注，促进胎肺成熟。

（4）预防感染：遵医嘱使用抗生素。

（四）分娩护理

（1）孕妇常规吸氧，慎用吗啡、哌替啶等镇静剂。

（2）协助医生行阴道助产术，缩短第二产程，预防早产儿颅内出血。

（3）做好新生儿复苏准备并协助医生抢救。

（4）加强早产儿护理。

（五）心理护理

为孕妇介绍早产相关信息，陪伴孕妇，提供心理支持。鼓励孕妇积极配合治疗和护理。指导家属多安慰鼓励孕妇，让其恢复信心，减轻焦虑。帮助产妇尽快适应早产儿母亲角色。

（六）健康指导

（1）加强妊娠期保健：①指导孕妇定期产前检查，积极治疗妊娠合并症及并发症；②加强营养，避免创伤；③左侧卧位休息；④嘱孕妇在妊娠晚期避免重体力劳动，禁止性生活，预防生殖道感染；⑤宫颈功能不全者于妊娠14～18周行宫颈环扎术。

（2）及时就诊：指导孕妇及家人识别先兆早产，及时就诊。

（3）教会孕妇及家属护理早产儿。

三、过期妊娠

平素月经周期规律者，妊娠达到或超过42周尚未分娩，称过期妊娠。发生率占分娩总数的 3%～15%。过期妊娠围生儿患病率和死亡率均增高。

> **知识链接**
>
> ### 过期妊娠病理
>
> 1. 胎盘　①胎盘功能正常:胎盘重量略增加,胎盘外观及镜检均与足月妊娠胎盘相似。②胎盘功能减退。
> 2. 羊水　过期妊娠羊水量明显减少,可减少至 300 mL 以下。
> 3. 胎儿　①正常生长及巨大儿:胎盘功能正常者,胎儿继续生长,约 25% 成为巨大儿,其中 5.4% 胎儿出生体重＞4500 g。②胎儿过熟综合征:典型表现为胎脂消失,皮下脂肪减少,皮肤干燥松弛多皱纹,头发浓密,指(趾)甲长,身体瘦长,容貌似"小老人"。胎粪排出,胎儿皮肤黄染,羊膜和脐带黄绿色。③胎儿生长受限:小样儿。

【护理评估】

(一)健康史

询问平素月经是否规律,了解孕妇及家族有无过期妊娠史;了解胎位是否正常;评估有无胎盘内分泌功能失调。

(二)身体评估

1. 核实孕龄　询问末次月经日期,了解早孕反应及胎动时间,确定孕龄。

2. 评估胎儿情况　测孕妇体重、量宫底高度及腹围,评估与孕周是否相符。听胎心,了解胎儿宫内情况。

3. 判断妊娠是否过期　子宫符合足月妊娠,体重不再增加或稍下降,胎先露衔接,羊水量减少,视为过期妊娠。

(三)心理-社会评估

评估孕妇及家属有无焦虑、烦躁心理。评估孕妇及家属有无盼望尽快分娩却不接受医生引产建议的矛盾心理。

(四)对母儿影响

主要为难产和手术致母体损伤、胎儿窘迫、新生儿窒息及围生儿死亡。

(五)辅助检查

1. B 超检查　确定孕周,了解羊水、胎头双顶径、胎盘成熟度及胎儿宫内情况。

2. 胎盘功能检查　胎动计数、尿雌三醇测定等,了解胎盘是否老化。

3. 胎儿电子监护　及时发现胎儿缺氧。

【护理诊断】

1. 有母儿受伤危险　与难产、胎儿窘迫有关。

2. 知识缺乏　缺乏过期妊娠危害性认识。

【护理目标】

(1)母儿安全健康。

(2)孕妇获得过期妊娠相关知识。

【护理措施】

（一）基础护理

1. 饮食　嘱孕妇合理营养。

2. 活动　嘱孕妇做力所能及的工作,坚持散步1～2 h/d。

（二）病情监测

1. 胎儿监护　教孕妇自数胎动,左侧卧位休息,勤听胎心,间断吸氧。

2. 孕妇监护　嘱孕妇加强产前检查。

（三）执行医嘱

（1）解释处理原则:过期妊娠一旦确诊,及时终止妊娠。根据胎盘功能、胎儿大小及安危、宫颈成熟度综合分析,确定分娩方式。

（2）遵医嘱用药,配合治疗。

（四）分娩护理

胎盘功能减退或有产科指征者,做好剖宫产术准备及护理。引产者,协助医生人工破膜,严密监护产程,遵医嘱静脉滴注缩宫素。做好抢救新生儿窒息的准备并协助医生抢救。过期产新生儿按高危儿加强护理。

（五）心理护理

向孕妇及家属说明过期妊娠对母儿的危害和终止妊娠的必要性。安慰产妇,解除焦虑。

（六）健康指导

加强孕期保健知识宣教,向孕妇及家属介绍过期妊娠对母儿的不良影响。加强产前检查,核准预产期,避免过期妊娠。指导孕妇自我监护胎儿的方法。指导加强新生儿护理。

 考点提示

1. 流产、稽留流产、复发性流产、早产、过期妊娠的概念。
2. 早期流产最常见原因、流产主要症状、先兆流产与难免流产的主要鉴别点。
3. 先兆流产、稽留流产孕妇护理要点;早产分娩的护理。

任务二　异位妊娠妇女的护理

 案例引导

案例8-2　刘女士,26岁,G_3P_0,停经61日,右下腹剧痛伴少量阴道流血半小时,急诊入院。该孕妇3日前出现右下腹隐痛,今晨起床时突然右下腹剧痛伴少量阴道

流血。体检：面色苍白，血压 90/60 mmHg，下腹稍膨隆，右下腹压痛明显，肌紧张不明显，叩诊移动性浊音（＋）。妇科检查：子宫稍大、稍软，右附件区触及压痛包块，界限不清，阴道后穹隆稍饱满，有触痛。实验室检查：Hb 76 g/L。

　　问题：①该孕妇最可能的诊断是什么？②首优护理问题是什么？③护理措施有哪些？

　　异位妊娠习称宫外孕，指受精卵在子宫体腔以外着床发育。根据受精卵种植部位，异位妊娠分为输卵管妊娠、卵巢妊娠、腹腔妊娠、阔韧带妊娠及宫颈妊娠（图 8-1）。近年来，剖宫产瘢痕妊娠发生率明显上升，与子宫残角妊娠一起常被附于异位妊娠。

　　异位妊娠是妇产科常见急腹症之一，发病率约 2％，其中输卵管妊娠约占 95％。本任务主要介绍输卵管妊娠。

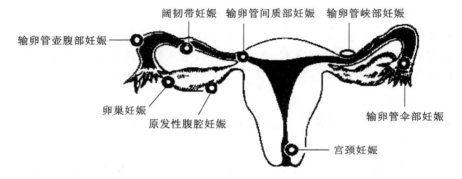

图 8-1　异位妊娠发生部位

输卵管妊娠以壶腹部妊娠最多见，约占 78％，其次为峡部、伞部妊娠，间质部妊娠较少见。

【护理评估】

（一）健康史

详细询问月经史和停经时间，评估有无诱发输卵管妊娠的因素。

1. 输卵管炎症　输卵管妊娠的主要病因。分为输卵管黏膜炎和输卵管周围炎。前者常造成黏膜皱褶粘连，管腔狭窄，或纤毛受损；后者常造成输卵管周围粘连、输卵管扭曲、管腔狭窄、蠕动减弱，影响受精卵运行。

2. 输卵管妊娠或手术史　输卵管妊娠史经保守治疗或保守性手术者，再次妊娠复发的概率达 10％。输卵管绝育史及手术史，输卵管妊娠的发生率为 10％～20％。

3. 输卵管发育异常或功能异常　输卵管过长、憩室、双输卵管或功能异常等，均影响受精卵正常运行，造成输卵管妊娠。

4. 避孕失败　口服紧急避孕药失败或宫内节育器避孕失败，发生异位妊娠的机会较大。

5. 辅助生殖技术　近年来辅助生殖技术应用使输卵管妊娠发生率增加。

6. 其他　子宫肌瘤、卵巢肿瘤压迫输卵管、输卵管子宫内膜异位症均可造成输卵管妊娠。

知识链接

输卵管妊娠病理

输卵管管腔狭小，管壁薄且缺乏黏膜下组织，肌层不如子宫肌壁厚和坚韧，妊娠时不能形成完整的蜕膜，不利于胚胎的生长发育。输卵管妊娠的病理结局如下。

1. **输卵管妊娠流产**　多见于妊娠8～12周输卵管壶腹部妊娠。受精卵种植在输卵管黏膜皱襞内，因蜕膜发育不完整，胚泡向管腔突出，突破包膜而出血，胚泡与管壁分离，落入管腔，刺激输卵管逆蠕动经伞部排至腹腔，形成输卵管妊娠流产（图8-2）。

完全流产出血一般不多，不全流产可致反复出血形成输卵管或周围血肿，血液流出可积聚在直肠子宫陷凹形成盆腔血肿，量多时甚至流入腹腔。

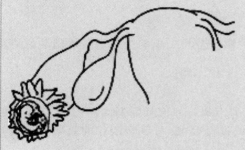
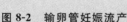
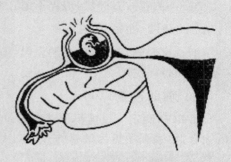

图8-2　输卵管妊娠流产　　　　　　　图8-3　输卵管妊娠破裂

2. **输卵管妊娠破裂**　多见于妊娠6周左右输卵管峡部妊娠。受精卵着床在输卵管黏膜皱襞，绒毛向管壁方向侵蚀肌层及浆膜，最终穿破浆膜，形成输卵管妊娠破裂（图8-3）。输卵管肌层血管丰富，短时间可发生大量腹腔内出血，致孕妇休克，腹痛剧烈，也可反复出血，形成血肿。

输卵管间质部妊娠较少见，破裂常发生于妊娠12～16周，症状极严重。

3. **陈旧性宫外孕**　输卵管妊娠流产或破裂，若反复内出血形成的盆腔血肿不消散，血肿机化并与周围组织粘连，称陈旧性宫外孕。

4. **继发性腹腔妊娠**　输卵管妊娠流产或破裂，若胚胎存活，绒毛组织附着于原处或排至腹腔后重新种植而获得营养，可继续生长发育，形成继发性腹腔妊娠。

5. **输卵管妊娠子宫的变化**　子宫增大变软，子宫内膜出现蜕膜反应。若胚胎受损或死亡，蜕膜可完整剥离，随阴道流血排出三角形蜕膜管型；有时呈碎片排出。有时可见 A-S 反应（即子宫内膜过度增生和分泌反应）。

（二）身体评估

1. 症状　典型症状为停经后腹痛及阴道流血。

（1）停经：多为6～8周停经史，有20％～30％孕妇无停经史，是误将不规则阴道流血当成月经。

（2）腹痛：输卵管妊娠孕妇就诊主要症状，占95％。输卵管妊娠流产或破裂前，表现为一侧下腹部隐痛或酸胀感。输卵管妊娠流产或破裂时，孕妇突感一侧下腹撕裂样疼痛，常伴恶心、呕吐、肛门坠胀感。血液由下腹流向全腹，疼痛可由下腹向全腹扩散，血液刺激膈肌，可引起肩胛部放射性疼痛及胸痛。

（3）阴道流血：占 60%~80%，胚胎死亡，常有不规则阴道流血，暗红或深褐色，点滴状、量少，可伴有蜕膜管型或蜕膜碎片。

（4）晕厥与休克：因腹腔内出血及剧烈腹痛，轻者出现晕厥，重者出现失血性休克，失血症状与阴道流血量不成正比。

2．体征

（1）一般检查：腹腔出血量多者出现休克表现。

（2）腹部检查：下腹明显压痛、反跳痛，患侧显著，腹肌紧张轻微。出血多者叩诊有移动性浊音。有时下腹触及包块。

（3）盆腔检查：①阴道后穹隆饱满、触痛；②宫颈举痛或摇摆痛，内出血多时，子宫有漂浮感；③子宫一侧或后方肿块，边界不清，触痛明显。

（三）心理-社会评估

孕妇及家属表现出对出血的恐惧，担心孕妇生命安全及未来的受孕力。评估孕妇有无焦虑、悲哀及自尊受挫。

（四）辅助检查

1．β-hCG 测定　目前早期诊断异位妊娠的重要方法。异位妊娠妇女体内 hCG 水平较正常妊娠者低，须采用更为敏感的 β-hCG 放射免疫法进行检测，对保守治疗的效果评价也具有重要意义。

2．超声诊断　B 超检查有助于诊断异位妊娠。阴道 B 超检查较腹部 B 超检查准确性高。异位妊娠的声像特点：宫腔空虚，宫旁出现低回声区，其内探及胚芽及原始心管搏动，可确诊异位妊娠。

3．阴道后穹隆穿刺　一种简单可靠的诊断方法（图 8-4）。腹腔内出血最易积聚于直肠子宫陷凹，即使血量不多，也能经阴道后穹隆穿刺抽出。用 18 号穿刺针自阴道后穹隆刺入直肠子宫陷凹，抽出暗红色不凝固血液为阳性。若误入静脉，则血液较红，放置 10 min 左右可凝结。穿刺阴性不能排除输卵管妊娠。

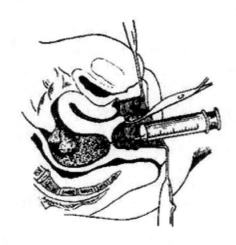

图 8-4　阴道后穹隆穿刺

4. 腹腔镜检查　腹腔镜检查是异位妊娠诊断的金标准,可在确诊的同时行镜下手术治疗。适用于输卵管妊娠未流产或破裂的早期。腹腔镜下可见一侧输卵管肿大,表面紫蓝色,腹腔内无出血或有少量出血。有大量腹腔内出血或伴休克者禁做腹腔镜检查。

5. 孕酮测定　输卵管妊娠时,血清孕酮水平偏低,多在 $10\sim25$ ng/mL。若<5 ng/mL,应考虑宫内妊娠流产或异位妊娠。

6. 诊断性刮宫　仅适用于阴道流血较多的孕妇,目的是排除宫内妊娠流产。宫腔排出物常规送病理检查,切片中如见到绒毛,可诊断为宫内妊娠,如仅见蜕膜而无绒毛,有助于诊断异位妊娠。

【护理诊断】

1. 潜在并发症　失血性休克。

2. 疼痛　与输卵管妊娠流产或破裂有关。

3. 恐惧　与担心生命安危有关。

4. 自尊受挫　与担心未来受孕力有关。

【护理目标】

(1)休克被及时发现,并得到及时处理和护理。

(2)孕妇疼痛减轻或缓解。

(3)孕妇情绪平稳,配合医疗护理。

(4)孕妇正视现实,维持自尊。

【护理措施】

(一)基础护理

1. 饮食　非手术治疗孕妇,避免增加腹压的动作,保持大便通畅。手术后孕妇给予高营养富含维生素半流食。

2. 休息　卧床休息,减少活动,提供日常生活护理;保守治疗孕妇绝对卧床休息。

3. 卫生　保持外阴清洁,每日会阴擦洗2次,大便后及时清洗会阴。

(二)病情监测

(1)严密监测生命体征并记录,每 $10\sim15$ min 测1次血压、呼吸、脉搏,发现异常立即报告医生并配合抢救。

(2)观察阴道流血量及性状,监测腹痛部位及性质。

(3)观察尿量,判断组织灌流量。

(4)检查血常规、监测体温,及时发现贫血及感染。

(三)执行医嘱

1. 解释治疗原则　输卵管妊娠治疗包括手术治疗和药物治疗。

2. 遵医嘱用药,配合治疗

(1)化学药物治疗:主要适用于早期输卵管妊娠、要求保留生育能力的年轻孕妇。适用条件为:①输卵管妊娠未发生破裂;②妊娠囊直径≤4 cm;③血 β-hCG<2000IU/L;④无明显内出血;⑤无药物治疗禁忌证。化疗一般采用全身用药,也可采用局部用药。全身用药遵医嘱每日用甲氨蝶呤(MTX)0.4 mg/kg,肌注,5日为一疗程。直至 β-hCG 降至5IU/L,一般需 $3\sim4$ 周。治疗期间行 B 超和 β-hCG 严密监测,同时观察病情变化及药物毒副反应。若病情无改

善,其至发生急性腹痛或输卵管破裂症状,应立即手术治疗。局部用药即在 B 超引导下穿刺或在腹腔镜下将甲氨蝶呤直接注入输卵管妊娠囊内。

（2）中药配合治疗:以活血化瘀、消癥为治则。

3. 预防并发症　遵医嘱使用抗生素,预防感染。

（四）急救护理

（1）立即去枕平卧、吸氧、保暖。

（2）开放静脉通道,遵医嘱输液。

（3）交叉配血,做输血准备。

（4）遵医嘱输血、准确用药,并观察。

（五）手术孕妇护理

1. 保守手术　即保留患侧输卵管。适用于有生育要求的年轻孕妇,特别是对侧输卵管已切除或病变者。配合医生壶腹部妊娠行输卵管切开术;峡部妊娠行病段切除断端吻合术;伞部妊娠行孕卵挤出术。

2. 根治手术　即切除患侧输卵管。适用于无生育要求的输卵管妊娠,内出血并发休克的急症孕妇。遵医嘱在抢救休克的同时尽快做手术准备,配合医生迅速打开腹腔,提出病变输卵管,用卵圆钳钳夹出血部位,加快输血、输液,血压上升后切除患侧输卵管,并酌情处理对侧输卵管。

腹腔镜手术是治疗异位妊娠的主要方法。除生命体征不平稳,需要快速进腹止血并完成手术外,其余情况均可经腹腔镜手术。

（六）心理护理

维护孕妇自尊,鼓励孕妇正视现实,告知今后仍有受孕可能,帮助孕妇度过悲伤期。允许家属陪伴,提供心理安慰。

（七）健康指导

（1）保持良好卫生习惯,勤洗澡、勤更衣,预防盆腔感染。

（2）彻底治疗盆腔炎性疾病,消除异位妊娠诱因。

（3）加强营养,补充铁剂,注意休息。

（4）保持外阴清洁,禁止性生活 1 个月,恢复性生活后采取有效避孕措施。

（5）早诊断早处理,嘱再次妊娠及早就诊。

考点提示

1. 异位妊娠概念、发生部位;输卵管妊娠主要病因、典型症状、就诊主要症状、典型体征。

2. 输卵管妊娠辅助检查:阴道后穹隆穿刺是一种简单可靠的诊断方法;腹腔镜检查是异位妊娠诊断的金标准。输卵管妊娠治疗要点:以手术治疗为主,腹腔镜手术是治疗异位妊娠的主要方法。

任务三 妊娠晚期出血性疾病妇女的护理

一、前置胎盘

案例引导

案例 8-3　孕妇,30 岁,G_6P_0,孕 33 周,阴道流血 3 h 入院,无腹痛。病人 7 日前出现少量阴道流血 1 次,无腹痛,自愈。孕产史:曾行人工流产 5 次。入院检查:血压 90/70 mmHg,宫缩弱,20 s/(7~15) min,胎位 LSP,胎心音 134 次/分。

问题:①该孕妇最可能的临床诊断是什么？②作为产科责任护士,你该怎样指导孕妇休息？③该孕妇的护理措施有哪些？

妊娠 28 周后,胎盘附着于子宫下段,下缘达到或覆盖宫颈内口,位置低于胎先露部,称为前置胎盘。前置胎盘是妊娠晚期阴道流血最常见的原因,为妊娠晚期严重并发症之一。

根据胎盘下缘与宫颈内口的关系,将前置胎盘分为 3 类(图 8-5)。

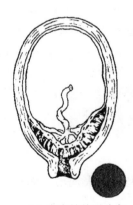
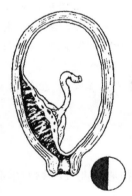
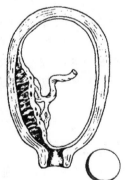

(a) 完全性前置胎盘　　(b) 部分性前置胎盘　　(c) 边缘性前置胎盘

图 8-5　前置胎盘分类

1. 完全性前置胎盘　又称中央性前置胎盘,胎盘组织完全覆盖宫颈内口。

2. 部分性前置胎盘　胎盘组织部分覆盖宫颈内口。

3. 边缘性前置胎盘　胎盘附着于子宫下段,下缘达到但未覆盖宫颈内口。

胎盘位于子宫下段,胎盘边缘极为接近但未达到宫颈内口,称为低置胎盘。前置胎盘的类型,临床按处理前最后一次检查结果来确定。

【护理评估】

（一）健康史

了解孕妇健康状况，孕产史及妊娠中、晚期阴道流血情况，评估有无前置胎盘的致病因素。

1. 子宫内膜损伤或病变 多次刮宫及流产、子宫手术、产褥感染、剖宫产等，是前置胎盘的常见因素。这些因素引起子宫内膜炎或萎缩性病变，再次受孕蜕膜血管形成不良，胎盘血供不足，为了摄取足够营养，胎盘扩大面积，伸展到子宫下段。辅助生殖技术，促排卵药物改变了体内性激素水平，使子宫内膜与胚胎发育不同步，导致前置胎盘发生。

2. 胎盘异常 双胎妊娠时胎盘面积过大，前置胎盘的发生率较单胎高 1 倍；胎盘位置正常但副胎盘位于子宫下段均可发生前置胎盘。

3. 孕卵滋养层发育迟缓 受精卵到达宫腔后，滋养层尚未发育到着床阶段，继续下移着床在子宫下段发育成前置胎盘。

（二）身体评估

1. 症状 前置胎盘典型症状是妊娠晚期或临产时，发生无诱因、无痛性反复阴道流血。

2. 体征

（1）全身情况：孕妇全身情况与出血量有关，大量出血可发生休克。

（2）腹部检查：①子宫软，无压痛，子宫大小与妊娠周数相符。②胎位胎心清楚。胎先露高浮，多有胎位异常；出血多者胎儿窘迫，甚至死亡。③耻骨联合上闻及胎盘杂音。

知识链接

前置胎盘与阴道流血的关系

妊娠晚期子宫下段伸展、宫颈管缩短、宫口扩张，临产后宫颈管消失。附着于子宫下段及宫颈内口的胎盘前置部分不能相应伸展，而从附着处分离，血窦破裂出血。

阴道流血发生迟早、次数、出血量与前置胎盘类型有关。完全性前置胎盘初次出血时间早，多在妊娠28周左右，称为"警戒性出血"；反复出血的次数频繁，量较多，有时一次大量出血即可使孕妇陷入休克状态。边缘性前置胎盘出血多发生在妊娠晚期或临产后，量较少。部分性前置胎盘初次出血时间、出血量及出血次数介于两者之间。

（三）心理-社会评估

孕妇及家属因突然的阴道流血担心胎儿及孕妇的生命安全，表现出焦虑、恐惧。

（四）对母儿影响

1. 产时、产后出血 胎盘附着于前壁，剖宫产时子宫切口无法避开，出血明显增多。胎儿娩出后，子宫下段肌组织菲薄，收缩力差，附着此处的胎盘不易完全剥离，且血窦不易关闭，故常发生难以控制的产后出血。

2. 产褥感染 前置胎盘剥离面接近宫颈外口，细菌易侵入，加之孕妇出血多、体质弱，故易发生产褥感染。

3. 植入性胎盘 子宫下段蜕膜发育不良，胎盘绒毛可穿透底蜕膜侵入子宫肌层，形成植入性胎盘。

4. 羊水栓塞 破膜时,羊水进入胎盘附着处开放的子宫血管,可造成羊水栓塞。

5. 围生儿预后不良 前置胎盘出血可致胎儿窘迫或死亡;提前终止妊娠,增加早产率,新生儿死亡率高。

（五）辅助检查

1. B超检查 可确定前置胎盘类型,阴道B超更准确,但有阴道流血时应谨慎使用。妊娠中期B超检查发现胎盘前置者,不宜诊断为前置胎盘,而应称为胎盘前置状态。

2. 产后检查胎盘胎膜 对产前出血孕妇,产后应仔细检查胎盘胎儿面边缘有无断裂血管,以判断有无副胎盘。若前置部位的胎盘母体面有黑紫色陈旧血块附着,或胎膜破口距胎盘边缘距离小于7 cm,则为前置胎盘。

【护理诊断】

1. 潜在并发症 失血性休克、产后出血。

2. 有胎儿受伤的危险 与大量出血导致胎儿窘迫及早产有关。

3. 有感染的危险 与失血导致抵抗力下降及胎盘剥离面接近宫颈外口有关。

【护理目标】

（1）孕妇出血得到有效控制,生命体征正常。

（2）胎儿窘迫被及时发现并纠正,早产得到及时处理。

（3）孕妇未发生感染或感染被及时发现和控制。

【护理措施】

（一）基础护理

1. 饮食 嘱孕妇进高蛋白、高维生素食物,补充铁剂,生活规律。

2. 卫生 勤换会阴垫,定期用0.1%苯扎溴铵液擦洗会阴,保持外阴清洁。

3. 病情告知 及时将病情及手术治疗的必要性如实告诉孕妇及家属,以取得主动配合。

（二）病情监测

1. 监测生命体征 严密观察孕妇体温、脉搏、呼吸、血压,并记录。

2. 严密观察阴道流血 指导孕妇及家属保留用过的会阴垫,计算会阴垫的用量并称重。

3. 重视孕妇主诉 如腰酸、下腹坠胀等,发现宫缩等产兆,应立即报告医生并配合处理。

（三）执行医嘱

1. 解释治疗原则 前置胎盘处理原则为抑制宫缩、止血、纠正贫血和预防感染。

（1）期待疗法的适应证:①妊娠<34周;②胎儿体重<2000 g;③胎儿存活;④阴道流血不多;⑤孕妇一般情况良好。

（2）终止妊娠指征:①孕妇反复多量出血甚至休克者,无论胎儿成熟与否;②胎龄达妊娠36周以上;③胎肺成熟;④胎龄在34～36周,胎儿窘迫;⑤胎儿死亡或严重畸形。

2. 期待疗法孕妇的护理

（1）减少刺激,防止出血:①绝对卧床休息,左侧卧位或前置胎盘同侧卧位,禁止性生活。②禁止肛查和阴道检查,腹部检查动作轻柔,一般不做阴道B超。③遵医嘱使用宫缩抑制剂（利托君、硫酸镁）、镇静剂及止血药。④密切观察阴道流血,遵医嘱配血备用。

（2）监护胎儿,纠正缺氧:①胎儿电子监护仪监护胎儿宫内情况,如胎心音、胎动等。②每日间断吸氧,每次20 min,提高胎儿血氧供应。③遵医嘱使用地塞米松促胎肺成熟。④做好剖宫产手术准备。

（3）纠正贫血，预防感染：①补充铁剂，纠正贫血。②保持外阴清洁。③监测生命体征，发现感染征象，及时报告医生并遵医嘱使用抗生素。

（4）选择最佳时机终止妊娠。

（四）急救护理

（1）立即去枕平卧、吸氧、保暖。

（2）开放静脉通道，遵医嘱输液。

（3）配血，做输血准备。

（4）遵医嘱输血、准确用药并观察。

（5）立即做好剖宫产术前准备。

（6）无条件手术时遵医嘱输血输液，腹部加压包扎，迅速护送转院。

（五）终止妊娠孕妇的护理

1. 剖宫产术　处理前置胎盘的主要手段。剖宫产指征为：完全性前置胎盘，持续大量阴道流血；部分性和边缘性前置胎盘出血量多，先露高浮，短时间内不能结束分娩；胎心、胎位异常。①做好剖宫产术中配合；②胎儿娩出后立即遵医嘱子宫肌壁内注射宫缩剂；③协助医生在吸收性明胶海绵上放凝血酶压迫出血处；④术后遵医嘱使用抗生素。

2. 阴道分娩　适用于边缘性前置胎盘、枕先露、阴道流血不多、估计在短时间内能结束分娩者。①协助医生人工破膜，使胎头下降压迫胎盘前置部分止血；②产程进展不顺利或仍在出血者，协助医生改行剖宫产术。

（六）心理护理

与孕妇及家属建立良好的医患关系，鼓励孕妇及家属说出心中的焦虑、恐惧和担心；耐心倾听、解释，安慰孕妇，使之增强信心，获得安全感；允许家属陪伴，提供心理支持。

（七）健康指导

（1）指导孕妇加强营养，纠正贫血，增强抵抗力，预防产后出血。

（2）指导孕妇产褥期禁止盆浴、性生活，保持外阴清洁，防止感染。

（3）期待疗法孕妇出院时，嘱多休息，避免剧烈活动，自测胎动、胎心，定期产前检查，如有异常，随时就诊。

（4）指导孕妇积极采取避孕措施，防止多产，避免多次刮宫或宫腔感染，以免发生子宫内膜损伤或子宫内膜炎。

二、胎盘早剥

 案例引导

案例 8-4　孕妇，41 岁，G_4P_1，孕 35 周，持续腹痛 1 h，伴少量阴道流血。查阅产前检查记录，妊娠 20 周时诊断为妊娠期高血压疾病。查体：血压 90/60 mmHg，子宫硬如板状，压痛明显，宫底剑突下 1 横指，阴道少量流血，胎心、胎动消失。

问题：作为产科责任护士，你该怎样为该孕妇提供整体护理？

　　妊娠 20 周后或分娩期,正常位置的胎盘在胎儿娩出前部分或全部从子宫壁剥离,称为胎盘早剥。胎盘早剥为妊娠晚期严重并发症,如处理不及时,可威胁母儿生命。国内胎盘早剥的发生率为 0.46%～2.1%。

【护理评估】

(一) 健康史

　　了解孕产史及本次妊娠经过,评估有无诱发胎盘早剥的因素。

　　1. 血管病变　孕妇患有严重妊娠期高血压疾病、慢性高血压及慢性肾脏疾病或全身血管病变者,胎盘早剥发生率高。底蜕膜螺旋小动脉痉挛或硬化,引起远端毛细血管变性坏死以致破裂出血,血液流至底蜕膜与胎盘之间形成血肿,导致胎盘自子宫壁剥离。

　　2. 机械性因素　外伤特别是腹部直接受撞击或挤压;行外倒转术矫正胎位;脐带过短或脐带绕颈,分娩过程中胎先露下降过度牵拉脐带;羊膜腔穿刺刺破前壁胎盘、血管破裂等引起胎盘剥离。

　　3. 宫腔内压力骤减　胎膜早破;双胎妊娠第一胎儿娩出过快;羊水过多破膜时羊水流出过快,使子宫内压骤然降低,子宫骤然收缩,导致胎盘自子宫壁剥离。

　　4. 子宫静脉压突然升高　妊娠晚期或临产后,孕妇长时间仰卧,妊娠子宫压迫下腔静脉,子宫静脉淤血,静脉压升高,引起蜕膜静脉床淤血或破裂,导致胎盘自子宫壁剥离。

　　5. 其他　高龄孕妇、吸烟、代谢异常、血栓形成倾向、子宫肌瘤等。有胎盘早剥史的孕妇再次发生胎盘早剥的风险比无该病史者高 10 倍。

知识链接

胎盘早剥的病理生理改变

　　胎盘早剥主要病理变化是底蜕膜出血并形成血肿,使胎盘自附着处分离。按病理分为 3 种类型(图 8-6)。

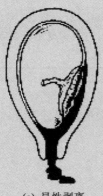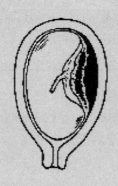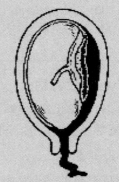

(a) 显性剥离　　　　(b) 隐性剥离　　　　(c) 混合性出血

图 8-6　胎盘早剥分类

　　1. 显性剥离或外出血　若底蜕膜出血量少,出血很快停止,多无明显临床表现,仅在产后检查胎盘时发现母体面有凝血块及压迹。若底蜕膜继续出血,形成胎盘后血肿,胎盘剥离面增大,血液沿胎膜与子宫壁之间经宫颈管向外流出,称显性剥离。

2. 隐性剥离或内出血 若胎盘边缘仍附着于子宫壁或胎先露已固定,血液积聚于胎盘和子宫壁之间,称隐性剥离。

3. 混合性出血 胎盘后血肿越积越大,当出血达到一定程度,可冲开胎盘边缘及胎膜向外流出,称混合性出血。

严重的胎盘早剥可引发弥散性血管内凝血(DIC)等一系列病理生理改变。胎盘剥离处的胎盘绒毛及蜕膜释放大量组织凝血活酶,进入孕妇血循环,激活凝血系统,导致 DIC,引起产后大出血。

(二)身体评估

主要症状为妊娠 20 周后或分娩期突然发生腹部持续性疼痛,伴或不伴阴道流血。根据病情严重程度,分为 3 度(表 8-2)。

表 8-2 胎盘早剥分度

临 床 表 现	Ⅰ 度	Ⅱ 度	Ⅲ 度
发病时间	分娩期	妊娠中晚期	妊娠中晚期
胎盘剥离面积	<1/3	≥1/3	≥1/2
出血类型	外出血	内出血为主	内出血为主
腹痛	无或轻微	突发持续性腹痛或腰背痛	突发持续性腹痛或腰背痛
阴道流血	少量	无或少量	无或少量
贫血与休克	无	贫血,贫血程度与阴道流血量不相符	贫血及休克,贫血程度与阴道流血量不相符
腹部检查	子宫软,宫底与孕周相符,胎位清楚,胎心正常	子宫大于孕周,胎盘附着面压痛明显,宫缩有间歇,胎位可扪及,胎儿存活	子宫大于孕周,硬如板状,压痛明显,宫缩间歇不松弛,胎位不清,胎心消失。Ⅲa 无凝血功能障碍,Ⅲb 有凝血功能障碍

(三)心理-社会评估

因起病急、病情变化快,孕妇及家属担心孕妇及胎儿生命安危。因并发症有切除子宫的可能,孕妇及家属常表现出焦虑、恐惧、悲哀等情绪反应。

(四)对母儿影响

胎盘早剥可引起以下并发症。

1. 子宫胎盘卒中 胎盘早剥内出血积聚于胎盘和子宫壁之间,随血肿压力增加,血液渗入子宫肌层,引起肌纤维分离、断裂甚至变性,当血液渗透至子宫浆膜层时,子宫表面呈现紫蓝色淤斑,称为子宫胎盘卒中,又称库弗莱尔子宫。

2. DIC 胎盘早剥是妊娠期发生凝血功能障碍最常见原因,伴有死胎时约 1/3 孕妇可发生。

3. 产后出血 胎盘早剥发生子宫胎盘卒中时,影响子宫收缩致产后出血。若并发 DIC,

产后出血难以控制。

4. 急性肾衰竭　主要原因是大量出血使肾灌注严重受损,导致肾皮质或肾小管缺血坏死,出现急性肾衰竭。血管病变使肾血管痉挛也影响肾血流量。

5. 羊水栓塞　破膜时,羊水进入胎盘附着处开放的子宫血管可造成羊水栓塞。

6. 胎儿窘迫或死亡　胎盘早剥出血可引起胎儿急性缺氧,导致胎儿窘迫或死亡。

（五）辅助检查

1. B超检查　典型声像图显示胎盘与子宫壁之间出现边缘不清的液性低回声区即为胎盘后血肿。可排除前置胎盘,同时可观察有无胎动及胎心。

2. 实验室检查　包括全血细胞计数和凝血功能检查。Ⅱ度、Ⅲ度胎盘早剥孕妇应监测肾功能及二氧化碳结合力,并做DIC的筛选试验(血小板计数、凝血酶原时间、纤维蛋白原测定)以及纤溶确诊试验,以了解凝血功能。

【护理诊断】

1. 有休克危险　与胎盘早剥大量出血有关。

2. 潜在并发症　DIC、子宫胎盘卒中、急性肾衰竭、胎儿窘迫。

3. 感性悲哀　与胎儿死亡及子宫切除有关。

【护理目标】

（1）孕妇出血得到有效控制,生命体征正常。

（2）孕妇未发生并发症或并发症得到及时处理。

（3）孕妇接受现实,情绪稳定。

【护理措施】

（一）基础护理

1. 饮食　指导孕妇进高热量、高维生素、高蛋白、富含铁剂食物。

2. 休息　嘱孕妇绝对卧床休息,左侧卧位,做好床边护理。

3. 卫生　勤换会阴垫,定期用0.1%苯扎溴铵液擦洗会阴,保持外阴清洁。

（二）病情监测

（1）严密观察孕妇体温、脉搏、呼吸、血压及尿量,并记录。

（2）严密监测阴道流血量、有无凝血块,观察出血量与失血程度是否相符。

（3）监测宫底高度,检查子宫有无压痛及宫缩强度。

（4）监测胎心,及时了解有无胎儿窘迫。

（三）急救护理

（1）立即面罩吸氧,纠正缺氧状态。

（2）迅速建立静脉通道,遵医嘱输血、输液,补充血容量。

（3）立即做好剖宫产术前准备。

（四）执行医嘱

1. 解释治疗原则　早期识别、积极处理休克、及时终止妊娠、控制DIC、减少并发症。

2. 遵医嘱用药,配合治疗　对休克孕妇,开放静脉通道,遵医嘱迅速输新鲜血,可补充血容量和凝血因子,应使血细胞比容提高到0.30以上,尿量>30 mL/h。

3. 配合医生处理并发症

（1）凝血功能障碍：①补充血容量和凝血因子：遵医嘱及时、足量输入红细胞悬液，同等比例的血浆、血小板。也可输冷沉淀，补充纤维蛋白原 4 g。②应用肝素：遵医嘱在 DIC 高凝阶段及早应用肝素。③抗纤溶治疗：在肝素化和补充凝血因子基础上，遵医嘱应用抗纤溶药物如氨基己酸、氨甲环酸、氨甲苯酸、抑肽酶等。

（2）肾衰竭：①补充血容量：尿量<30 mL/h，应及时补充血容量。②应用利尿药：血容量已补足，尿量<17 mL/h，遵医嘱给予呋塞米 20～40 mg 静脉推注，必要时重复。③出现尿毒症，遵医嘱及时行透析治疗。

（3）产后出血：①遵医嘱应用宫缩剂；②胎儿娩出后，人工剥离胎盘，持续按摩子宫；③若仍有不能控制的子宫出血，按凝血功能障碍处理。

（五）终止妊娠孕妇的护理

1. 剖宫产 适用于：①Ⅱ度胎盘早剥，短时间不能结束分娩者；②Ⅲ度胎盘早剥，孕妇病情恶化，胎儿已死，不能立即分娩者；③Ⅰ度胎盘早剥，胎儿窘迫；④破膜后产程无进展者。护理方法：①做好术中护理配合；②胎儿、胎盘取出后，遵医嘱立即注射宫缩剂并按摩子宫；③发现子宫胎盘卒中，协助医生按摩子宫并用热盐水纱垫湿热敷子宫；④若发生难以控制的大出血，遵医嘱输新鲜血、凝血因子，同时做好子宫切除术准备。

2. 阴道分娩 适用于Ⅰ度胎盘早剥孕妇，外出血为主、一般情况好、宫口已扩张、估计短时间能结束分娩者。①协助医生人工破膜；②腹带裹紧腹部压迫胎盘；③遵医嘱静脉滴注缩宫素缩短第二产程；④密切观察心率、血压、宫底高度、阴道流血及胎儿宫内情况；⑤发现病情加重或胎儿窘迫，协助医生改行剖宫产术。

（六）心理护理

稳定孕妇及家属情绪，介绍本病相关知识，解释孕妇及家属提出的疑问。鼓励孕妇及家属表达心理感受，提供心理支持。多陪伴孕妇，消除误解和顾虑，争取孕妇主动配合。对胎儿死亡或子宫切除的孕妇，表示同情和理解，帮助孕妇走出心理阴影。

（七）健康指导

（1）指导孕妇加强产前检查，防治妊娠期高血压疾病等妊娠期并发症。
（2）指导孕妇妊娠晚期避免外伤与性交，避免长时间仰卧。
（3）指导孕妇出院后注意休息，加强营养，纠正贫血，增强抵抗力。
（4）指导母乳喂养，对失去胎儿的孕妇指导退奶。
（5）指导产褥期后采取合适避孕措施，嘱产后 42 天复查。

考点提示

1. 前置胎盘的概念、分类、常见因素、典型症状及辅助检查。
2. 前置胎盘的治疗原则、处理主要手段；期待疗法适应证及护理要点。
3. 胎盘早剥的概念、分类、主要病因、典型症状、典型体征、并发症及健康指导。

任务四　妊娠期高血压疾病妇女的护理

案例引导

案例 8-5　孕妇 36 岁，G_4P_0，妊娠 32 周，头晕、头痛 1 个月，加重 7 日，视物不清 1 日。入院检查血压 180/110 mmHg，尿蛋白 5 g/24 h，水肿（＋＋＋）。宫底位于脐与剑突之间，胎位 ROP，胎心 150 次/分。

问题：①该孕妇最可能的临床诊断是什么？②该孕妇治疗首选药是什么？用药应注意什么？③请为该孕妇提供整体护理。

妊娠期高血压疾病，是妊娠与血压升高并存的一组疾病，是妊娠特有疾病。发生率为 5%～12%。该组疾病严重影响母婴健康，是孕产妇和围产儿病死率升高的主要原因，包括妊娠期高血压、子痫前期、子痫，以及慢性高血压并发子痫前期和妊娠合并慢性高血压。本任务重点阐述前三种。

【护理评估】

（一）健康史

评估孕妇有无以下引起妊娠期高血压疾病的因素。

1. 高危因素　①孕妇年龄≥40 岁；②子痫前期病史；③抗磷脂抗体阳性；④慢性肾炎、高血压、糖尿病；⑤子痫前期家族史；⑥首次怀孕、多胎妊娠、妊娠间隔时间≥10 年；⑦孕早期血压≥130/80 mmHg 等。

2. 病因　主要有以下学说：①子宫螺旋小动脉重铸不足；②炎症免疫过度激活；③血管内皮细胞受损；④遗传因素；⑤营养缺乏；⑥胰岛素抵抗。

知识链接

妊娠期高血压疾病的病理生理变化

妊娠期高血压疾病的基本病理生理变化是全身小血管痉挛，内皮受损及局部缺血。由于全身小血管痉挛，引起外周阻力增大、血管内皮细胞受损、通透性增加、血液浓缩、高凝血状态，临床出现高血压、蛋白尿、水肿等症状。全身组织器官因血液灌流量减少、缺血缺氧而受损，严重时可发生脑水肿、脑出血、心肾衰竭、肝细胞坏死及肝被膜下出血、胎盘功能减退、胎盘早剥、DIC 等，对母儿造成危害。

（二）身体评估

（1）妊娠期高血压疾病分类及临床表现见表 8-3。

表 8-3　妊娠期高血压疾病分类及临床表现

分　类	临 床 表 现
妊娠期高血压	妊娠期首次出现 BP≥140/90 mmHg，产后 12 周恢复正常；尿蛋白（－）；产后方可确诊。少数可伴有上腹部不适或血小板减少
子痫前期 轻度 重度	妊娠 20 周后出现 BP≥140/90 mmHg；尿蛋白≥0.3 g/24 h 或随机尿蛋白（＋）；可伴有上腹部不适、头痛等症状 血压和尿蛋白持续升高，发生母体脏器功能不全或胎儿并发症。出现下述任一项可诊断为重度子痫前期。BP≥160/110 mmHg；尿蛋白≥5.0 g/24 h 或随机尿蛋白≥（＋＋＋）；持续性头痛或其他脑神经或视觉障碍；持续性上腹部疼痛；肾功能异常，即血清肌酐>106 μmol/L；血液系统异常，即血小板<100×10^9/L；血管内溶血或血清 LDH 升高；肝功能异常，即血清 ALT 或 AST 升高
子痫	子痫前期孕妇发生抽搐，不能用其他原因解释
慢性高血压并发子痫前期	慢性高血压孕妇妊娠前无蛋白尿，妊娠后出现蛋白尿≥0.3 g/24 h；或妊娠前有蛋白尿，妊娠后明显增加或血压进一步升高或血小板<100×10^9/L
妊娠合并慢性高血压	妊娠 20 周前 BP≥140/90 mmHg，妊娠期无明显加重；或妊娠 20 周后首次诊断高血压并持续至产后 12 周后

（2）子痫的典型症状：子痫可发生在产前、产时和产后。产前子痫较多，发生于产后 48 h 者约 25%。子痫抽搐进展迅速，前驱症状短暂，表现为抽搐、面部充血、口吐白沫、深昏迷；随之深部肌肉僵硬，很快发展成典型的全身高张阵挛惊厥、有节律的肌肉收缩和紧张，持续 1～1.5 min，其间孕妇无呼吸动作；此后抽搐停止，呼吸恢复，但孕妇仍昏迷，最后意识恢复，但困惑、易激惹、烦躁。

（3）水肿：本病水肿的特点是自踝部逐渐向上延伸的凹陷性水肿，经休息后不缓解。水肿局限于膝以下为"＋"，延及大腿为"＋＋"，延及外阴及腹壁为"＋＋＋"，全身水肿或伴有腹水为"＋＋＋＋"。若孕妇体重增加>0.5 kg/周，表明有隐性水肿。

知识链接

HELLP 综合征

HELLP 综合征以溶血、肝酶升高及血小板减少为特征，常危及母儿生命。
本病主要病理变化与妊娠期高血压疾病相同，但发病启动机制尚不清楚。有研究表明 HELLP 综合征的发生与自身免疫机制有关。

（三）心理-社会评估

孕妇因担心自身和胎儿安危而焦虑；也有家属或孕妇对本病缺乏足够认识而不重视。

（四）对母儿影响

重症孕妇可出现脑出血、急性肾衰竭、心力衰竭、肺水肿、胎盘早剥、DIC、胎儿窘迫或新生儿窒息等并发症。

（五）辅助检查

1. 常规检查　血常规、尿常规、肝功能、血脂、肾功能、尿酸、凝血功能、心电图、胎儿监测、B超检查等。尿蛋白含量≥0.3 g/24 h即（＋）为异常，尿蛋白含量≥5 g/24 h即（＋＋＋）表示病情严重。

2. 酌情增加相关检查项目　眼底检查，凝血功能系列，B超影像学检查肝、胆、胰脾、肾等脏器，电解质，动脉血气分析，心脏彩超及心功能测定，脐动脉血流指数等。

【护理诊断】

1. 有受伤的危险　子痫孕妇抽搐昏迷致坠地或舌咬伤、胎儿窘迫等。

2. 潜在并发症　胎盘早剥、急性肾衰竭、心力衰竭、脑出血等。

3. 焦虑　与担心自身及胎儿安危有关。

【护理目标】

（1）病情控制，母儿受伤的危险性降至最低。

（2）并发症未发生或及时发现、正确处理。

（3）焦虑症状减轻，情绪稳定。

【护理措施】

（一）基础护理

1. 饮食　指导孕妇摄入富含蛋白质、维生素、锌、铁和钙的食物如新鲜蔬果。水肿严重者适当限制食盐摄入。

2. 休息　保证充足睡眠，每日休息不少于10 h，嘱孕妇左侧卧位睡眠，抬高下肢。间断吸氧。

（二）病情监测

（1）定期监测血压，询问有无头痛、眼花、上腹部不适等症状。

（2）及时了解尿常规，监测尿蛋白变化。

（3）每日测体重，记录液体出入量，观察水肿变化，必要时遵医嘱用利尿药。

（4）密切监测母儿情况，定期听胎心，指导孕妇胎动计数，必要时行胎儿电子监护。

（三）执行医嘱

1. 解释治疗原则　妊娠期高血压疾病治疗目的是控制病情、延长孕周、确保母儿安全。治疗基本原则是休息、镇静、解痉，有指征地降压、利尿，密切监测母儿情况，适时终止妊娠。

（1）妊娠期高血压：门诊或住院治疗。休息、镇静、监测母儿情况，酌情降压治疗。

（2）子痫前期：住院治疗。休息、镇静、解痉，有指征地降压、利尿，密切监测母儿情况，适时终止妊娠。

（3）子痫：控制抽搐，病情稳定后终止妊娠。

2. 遵医嘱用药，配合治疗

（1）解痉药物：硫酸镁是子痫治疗的一线药物，也是重度子痫前期子痫发作的预防用药。

①硫酸镁的药物知识：a.镁离子抑制运动神经末梢释放乙酰胆碱，阻断神经肌肉接头间的信息传导，使骨骼肌松弛；b.镁离子通过阻断谷氨酸通道阻止钙离子内流，解除血管痉挛，减少血管内皮损伤；c.镁离子刺激血管内皮细胞合成前列环素，抑制内皮素合成，降低机体对血管紧张素Ⅱ的反应，缓解血管痉挛；d.镁离子提高孕妇和胎儿血红蛋白的亲和力，改善氧代谢。

②用药方法:静脉给药结合肌内注射。a.静脉给药:负荷剂量为硫酸镁2.5～5 g溶于10%葡萄糖20 mL中,缓慢静推(15～20 min);继以1～2 g/h静滴维持。b.肌内注射:夜间睡前停用静脉给药,改为肌内注射,25%硫酸镁20 mL加2%利多卡因2 mL,臀肌深部注射。24 h硫酸镁总量为25～30 g,疗程24～48 h。注意监测血清镁离子浓度。

③毒性反应:血清镁离子浓度超过3.5 mmol/L即可发生镁中毒,首先表现为膝反射减弱或消失,随之出现全身肌张力减退、呼吸肌麻痹,严重者心跳骤停。

④注意事项:a.每次用药前及用药过程中应监测血压,注意硫酸镁使用必备条件:膝腱反射存在;呼吸≥16次/分;尿量≥17 mL/h(≥400 mL/24 h)。b.备用解毒剂即10%的葡萄糖酸钙:一旦出现中毒反应,立即停用硫酸镁,并遵医嘱给10%的葡萄糖酸钙10 mL静脉缓慢推注(5～10 min)。

(2)镇静药物:常用地西泮口服,2.5～5 mg,3次/日,亦可肌注或缓慢静注。临产后慎用。无效者遵医嘱用冬眠疗法即用冬眠Ⅰ号合剂(哌替啶100 mg,氯丙嗪50 mg,异丙嗪50 mg)加入5%葡萄糖液250 mL内静脉滴注,紧急时将1/3的量溶于25%葡萄糖液20 mL缓慢静脉推注,继之以2/3的量溶于10%葡萄糖液250 mL中静脉滴注。

(3)降压药物:适用于血压≥160/110 mmHg者。常用降压药物有拉贝洛尔、硝苯地平、肼屈嗪、尼卡地平等。为保证子宫胎盘血流灌注,血压不应低于130/80 mmHg。

(4)利尿药物:一般忌用。仅用于全身水肿、肺水肿、脑水肿或急性心力衰竭者,酌情使用呋塞米等快速利尿剂。甘露醇主要用于脑水肿,心衰或潜在心衰时禁用。

(5)促胎肺成熟:妊娠<34周,预计1周内可能分娩者,给予糖皮质激素促胎肺成熟。

(四)子痫孕妇的护理

1.协助医生控制抽搐　遵医嘱应用硫酸镁及镇静剂。

2.专人特护　做好特别护理记录,详细记录病情、检查结果和治疗经过。

3.避免刺激　将子痫孕妇置于单人暗室,避免声、光刺激。各项护理操作相对集中,动作轻柔。

4.保持呼吸道通畅　①将孕妇头偏向一侧,及时吸出呼吸道分泌物及呕吐物,以防窒息或吸入性肺炎;②用拉舌钳固定舌头,防止舌头后坠堵塞呼吸道;③子痫孕妇昏迷或未完全清醒时禁食、禁水、禁口服药;④吸氧,备好气管插管及吸引器。

5.防止受伤　①床边加床档,防止抽搐或昏迷时坠地,不可用暴力强行制止抽搐,以免发生骨折;②备开口器或纱布包裹的压舌板,抽搐时置于孕妇上、下臼齿之间,防止舌咬伤。

6.密切观察病情　①观察生命体征,记录24 h液体出入量,记录抽搐次数及昏迷时间,密切观察药物不良反应;②监测病情变化,及早发现胎盘早剥、急性肾衰竭、心力衰竭、脑出血等并发症;③加强胎心监护,注意观察有无宫缩及阴道流血等情况,做好剖宫产术前准备。

7.及时送检　协助医生进行各项检查,及时送检。

8.防止压疮及感染　做好皮肤、口腔、外阴部的护理。

(五)终止妊娠孕妇的护理

1.终止妊娠指征　①重度子痫前期孕妇,妊娠<26周,经治疗病情不稳定者;②重度子痫前期孕妇,妊娠28～34周,经积极治疗24～48 h病情仍加重,促胎肺成熟后终止妊娠;③重度子痫前期孕妇孕周≥34周;④子痫孕妇控制抽搐2 h后。

2.终止妊娠方式　①阴道试产:适用于病情控制后宫颈条件成熟者。遵医嘱人工破膜及静脉滴注缩宫素,观察产程,协助医生手术助产。②剖宫产:适用于有产科指征、宫颈条件不成熟或引产失败者。做好剖宫产术的护理。

（六）心理护理

向孕妇及家属解释病情，提供相关信息，说明该病的可逆性；鼓励孕妇积极配合治疗及护理，增强信心，解除焦虑。

（七）健康指导

（1）开展孕期宣教，使孕妇及家属了解妊娠期高血压疾病相关知识。

（2）加强妊娠期保健，定期产前检查，及时发现异常并治疗。

（3）补充蛋白质、维生素及铁、钙、镁、锌等微量元素，妊娠 20 周后减少食盐摄入。

（4）保证充足睡眠，左侧卧位，抬高下肢。

（5）指导孕妇自我监护，如胎动计数等，掌握常见的自觉症状。

（6）告知孕妇出院后定期复查血压和尿蛋白，再次妊娠应及早到医院检查。

 考点提示

1. 妊娠期高血压疾病的基本病理生理变化；子痫的概念。

2. 妊娠期高血压疾病孕妇休息体位：左侧卧位，抬高下肢。间断吸氧。

3. 妊娠期高血压疾病治疗基本原则、子痫治疗的一线药物及用药注意事项。

4. 子痫孕妇的护理措施。

任务五　多胎妊娠及羊水过多妇女的护理

一、多胎妊娠

一次妊娠宫腔内同时有两个或两个以上胎儿，称多胎妊娠，以双胎妊娠多见。本任务主要讨论双胎妊娠。辅助生殖技术的应用，使多胎妊娠发生率增高。双胎妊娠分为双卵双胎及单卵双胎。

【护理评估】

（一）健康史

询问年龄、胎次及家族有无双胎史；了解是否应用促排卵药物。

（二）身体评估

1. 症状　①早孕反应重。②压迫症状明显：呼吸困难、下肢水肿及静脉曲张等。

2. 腹部检查　①触诊：子宫大于孕周，胎头较小，与子宫大小不成比例，可触及 3 个以上胎极和多个肢体。②听诊：在不同部位听到 2 个频率不同的胎心，胎心率 1 min 相差 10 次以上，或 2 个胎心之间隔有无音区。

（三）心理-社会评估

了解孕妇及家属兴奋或担忧程度。

（四）对母儿影响

1. 孕妇并发症　贫血、流产、妊娠期高血压疾病、妊娠期肝内胆汁淤积症、羊水过多、前置胎盘、胎盘早剥、难产、胎膜早破、宫缩乏力、产后出血及产褥感染等。

2. 围生儿并发症　胎儿生长受限、胎儿畸形、早产、脐带脱垂、脐带缠绕、胎头交锁或胎头碰撞、双胎输血综合征（TTTS）。

（五）辅助检查

B超检查容易确诊。

【护理诊断】

1. 潜在并发症　胎膜早破、早产、妊娠期高血压疾病、胎盘早剥、产后出血等。

2. 焦虑　担心自身和胎儿安危。

3. 营养失调:低于机体需要量　与血糖代谢异常有关。

【护理目标】

（1）并发症未发生或及早发现并处理。

（2）孕妇情绪稳定。

（3）未发生贫血,胎儿发育良好。

【护理措施】

（一）基础护理

1. 饮食　补充丰富的蛋白质、维生素、铁剂、叶酸、钙剂等,加强营养。

2. 休息　双胎孕妇应增加每日卧床休息时间,减少活动量。

（二）孕期监护

1. 加强孕期保健　增加产前检查次数。一旦破膜,立即平卧并送入院。

2. 防治并发症　监测孕妇血压及蛋白尿,发现妊娠期高血压疾病,及时治疗。

3. 监测胎儿情况　发现胎儿畸形,告知及早终止妊娠;B超监测胎儿生长情况,发现双胎输血综合征,告知可在胎儿镜下用激光凝固胎盘表面可见的血管吻合支,提高胎儿存活率。

（三）执行医嘱

1. 解释治疗原则　及早确诊;加强产前检查;提前住院待产;预防并发症。

2. 遵医嘱用药,配合治疗　34周前发现产兆,遵医嘱给予宫缩抑制剂。

（四）分娩期护理

1. 第一产程　密切观察产程进展及胎心变化,做好接产及新生儿抢救准备,如有异常如第一胎儿为横位或过大、胎儿窘迫及联体双胎等,应做好剖宫产准备。

2. 第二产程　①第1个胎儿娩出不宜过快,以防胎盘早剥发生。②第1胎儿娩出后应立即断脐,以防第2胎儿失血,并扶正第2胎儿为纵产式。③通常在20 min左右第2个胎儿娩出,若第1胎儿娩出后15 min无宫缩,协助医生行人工破膜,遵医嘱静脉滴注缩宫素促进宫缩。④若发生胎头交锁或胎头碰撞,应在腹部上推第2个胎儿。

3. 第三产程　为防止产后出血,第2个胎儿前肩娩出时,遵医嘱静脉注射缩宫素10 U或麦角新碱0.2 mg,腹部放置沙袋或腹带包扎,以防产后出血或腹压骤减引起休克。

4. 产后　①胎盘娩出后,检查胎盘胎膜,判断双胎类型。②产后 2 h 严密观察阴道流血及宫缩情况,预防产后出血。③如新生儿体重<2500 g,按未成熟儿护理。

（五）心理护理

为孕妇提供双胎妊娠有关信息,告知不必担心。提供心理支持,让孕妇积极配合,减轻焦虑。

（六）健康指导

（1）指导孕妇加强营养。

（2）嘱孕妇妊娠晚期注意休息,避免劳累,避免长时间站立,休息时抬高下肢。

（3）一旦出现阴道流液或流血,立即送入院。

（4）指导新生儿护理,保暖,预防感染。

（5）嘱产妇产褥期注意卫生。

二、羊水过多

妊娠任何时期羊水量超过 2000 mL 者,称羊水过多。

【护理评估】

（一）健康史

评估孕妇有无引起羊水过多的原因:①胎儿畸形,以中枢神经系统和消化道畸形最常见;②多胎妊娠;③糖尿病;④母儿血型不合;⑤妊娠期高血压疾病。

（二）身体评估

1. 急性羊水过多　较少见。临床表现:①常发生在妊娠 20~24 周;②子宫急剧增大;③出现明显压迫症状,如腹部胀痛、呼吸困难、不能平卧、行走不便、下肢及外阴部水肿、静脉曲张及消化不良等;④检查子宫大于妊娠月份,腹部皮肤发亮,触诊时有液体震荡感,胎位不清,胎心遥远或听不到。

2. 慢性羊水过多　较多见。多发生在妊娠晚期,压迫症状较轻。

知识链接

羊 水 过 少

妊娠晚期羊水量少于 300 mL 者,称羊水过少。羊水量少于 50 mL 者,围产儿死亡率高达 88%。临床症状多不典型。

（三）心理-社会评估

孕妇烦躁不安、担心焦虑。

（四）对母儿影响

易并发妊娠期高血压疾病、胎位异常、胎膜早破、早产、胎盘早剥、脐带脱垂、宫缩乏力及产后出血等。

（五）辅助检查

1. B 超检查　羊水过多的重要辅助检查方法。①能确定有无胎儿畸形。②测量单一羊水最大暗区垂直深度（AFV），≥8 cm 诊断为羊水过多，AFV8～11 cm 为轻度羊水过多，12～15 cm 为中度羊水过多，>15 cm 为重度羊水过多。③将子宫分为 4 个象限，各象限羊水最大暗区垂直深度之和称羊水指数（AFI），≥25 cm 诊断为羊水过多，AFI25～35 cm 为轻度羊水过多，36～45 cm 为中度羊水过多，>45 cm 为重度羊水过多。

2. 甲胎蛋白（AFP）测定 羊水及血清中甲胎蛋白平均值超过同期正常妊娠平均值 3 个标准差以上，有助于诊断胎儿神经管畸形。

【护理诊断】

1. 舒适改变 与子宫增大引起的压迫症状有关。

2. 潜在并发症 胎膜早破、早产、胎盘早剥、产后出血。

3. 焦虑 与担心自身及胎儿安危有关。

【护理目标】

（1）孕妇自诉舒适感增加。

（2）并发症未发生或及早被发现和处理。

（3）孕妇情绪稳定。

【护理措施】

（一）基础护理

1. 饮食 低盐饮食，多吃蔬菜、水果，保持大便通畅，防止用力排便引起胎膜早破。

2. 休息 嘱孕妇卧床休息，左侧卧位，抬高下肢；如压迫症状严重，取半卧位，减少增加腹压的活动，防止胎膜早破及早产；若胎膜已破，立即嘱产妇取臀高位，防止脐带脱垂。

（二）病情监测

1. 加强孕期检查 ①及早发现妊娠期高血压疾病、糖尿病和胎儿异常，及时处理；②定期测量宫底高度、腹围，配合 B 超检查，监测羊水量及胎儿情况。

2. 加强产程监护 分娩期严密观察胎心变化、羊水性状及产程进展。

（三）执行医嘱

1. 解释治疗原则 羊水过多的处理主要取决于胎儿有无畸形及孕妇自觉症状的严重程度。

（1）羊水过多合并胎儿畸形，应及时终止妊娠。

（2）胎儿无畸形，孕妇症状重，胎肺未成熟，在 B 超监测下行羊膜腔穿刺放羊水，继续妊娠。胎龄≥34 周，胎肺成熟，行人工破膜，终止妊娠。

2. 遵医嘱用药，配合治疗 胎儿无畸形，孕妇症状轻，积极治疗合并症，并遵医嘱给吲哚美辛，抑制胎儿排尿，减少羊水形成，但不宜长期使用。

（四）羊膜腔穿刺放羊水孕妇的护理

1. 知情同意 向孕妇及家属介绍穿刺目的、过程，取得知情同意和配合。

2. 术前准备 测量生命体征，备皮，做好输血输液准备。

3. 协助定位 嘱孕妇排空膀胱，平卧或半卧位，B 超检查，确定穿刺部位。

4. 穿刺放水 配合医生完成羊膜腔穿刺，缓慢放出羊水。严格无菌操作，观察放水的量及速度，控制羊水流速每小时不超过 500 mL，以免宫腔压力骤减引起胎盘早剥，一次放水量不超过 1500 mL。

5. 严密观察 术中术后注意观察孕妇生命体征、宫缩、胎心、阴道流血等情况。

6. 术后护理　放羊水后腹部置沙袋或腹带包扎。

（五）终止妊娠孕妇的护理

羊水过多合并胎儿畸形者,协助医生经阴道人工破膜引产终止妊娠。①做好输血、输液准备。②严格无菌操作。③人工破膜:协助医生行人工破膜,注意高位小口,控制流速,可抬高臀部或将手裹上多层纱布堵住阴道口,防止脐带脱垂。④密切观察:观察孕妇血压,脉搏,阴道流血,羊水性状、量,听诊胎心音。⑤破膜后护理:破膜 12 h 仍未分娩,用抗生素预防感染;破膜 24 h 仍无宫缩,遵医嘱静滴缩宫素引产;产后注射宫缩剂预防产后出血。

（六）心理护理

向孕妇介绍羊水过多的有关信息,告知孕妇及家属胎儿有无畸形,缓解焦虑。鼓励积极配合治疗护理,增强信心。

（七）健康教育

（1）指导孕妇积极就诊,寻找病因,接受高危妊娠监护。

（2）再次妊娠应进行遗传咨询和产前诊断。

 考点提示

1. 双胎妊娠、双卵双胎、单卵双胎的定义及胎盘血液循环特点。

2. 羊水过多的定义、临床表现、治疗原则及护理要点。

（欧阳春霞）

任务六　胎膜早破与脐带异常妇女的护理

案例引导

案例 8-6　李女士,26 岁,G_2P_0,妊娠 34^{+3} 周,阴道流液 2 h 入院。2 h 前孕妇午睡起床后突然感觉阴道不受控地流水,孕妇非常紧张,连忙呼喊家人。丈夫和婆婆急忙带着孕妇来到医院入住产科病房。

问题:①评估孕妇目前的情况。②如何配合医生进行相关检查?③提供适当的护理措施。

一、胎膜早破

胎膜早破（PROM）是指胎膜在临产前自然破裂，国内发生率为 2.7%～7%。妊娠满 37 周后发生率为 10%，妊娠不满 37 周为 2%～3.5%。可引起早产、胎盘早剥、脐带脱垂、胎儿窘迫、新生儿呼吸窘迫综合征及母儿感染。

【护理评估】

（一）健康史

主要与下列因素有关：①生殖道感染：病原微生物上行性感染引起胎膜炎，导致胎膜早破。②羊膜腔压力增加：如双胎、羊水过多、巨大胎儿等。③胎膜受力不均：如胎位异常、头盆不称等。④营养因素：缺乏维生素 C、锌和铜，胎膜抗张力下降。⑤宫颈内口松弛。⑥机械性刺激：如创伤、妊娠晚期性交等。

（二）身体评估

1. 症状 孕妇突感有较多液体从阴道流出，不能自控，有时可见胎脂或胎粪，无腹痛。咳嗽、打喷嚏、负重等腹压增加时，流液增多。

2. 体征 ①肛查时羊膜囊不能触到，上推先露部流液量增多。②阴道窥器检查可见液体从宫口流出，有时可见胎脂样物。

（三）心理-社会评估

突然发生胎膜早破，孕妇及家属惊慌失措，担心胎儿早产，若有脐带脱垂，看见医护人员的紧急处理，他们会更加焦虑，担心母儿安危。

（四）对母儿影响

1. 对母体的影响 突然破膜，可引起胎盘早剥。胎膜早破，可诱发羊膜腔感染及产褥感染。易发生产后出血。

2. 对围生儿的影响 胎膜早破易诱发早产、呼吸窘迫综合征、吸入性肺炎、脐带脱垂。

（五）辅助检查

1. 阴道液 pH 值测定 正常阴道液 pH 值≤4.5，羊水 pH 值 7.0～7.5。若流出液 pH 值 ≥6.5，为阳性，提示胎膜早破，准确率 90%。血液、尿液、宫颈黏液、精液及细菌感染可出现假阳性。

2. 阴道液涂片检查 阴道液干燥片镜检，见羊齿植物叶状结晶，可确定为羊水。准确率 95%。

3. 羊膜镜检查 可直视胎先露部，看不见前羊膜囊，即可诊断胎膜早破。

4. 超声检查 B 超检查羊水减少可协助诊断。

【护理诊断】

1. 有胎儿受伤的危险 与脐带脱垂受压和早产儿各器官发育不成熟有关。

2. 有感染的危险 与胎膜破裂后，下生殖道内病原体上行感染有关。

3. 焦虑 担心自身和胎儿安危。

【护理目标】

（1）胎儿无并发症发生。

（2）孕妇无感染发生。

（3）孕妇焦虑解除。

【护理措施】

（一）基础护理

1. 休息　绝对卧床休息,胎膜早破先露未衔接者,左侧卧位抬高臀部。

2. 卫生　保持外阴清洁,每日用 0.1% 苯扎溴铵溶液擦洗会阴 2 次。

（二）病情监测

（1）严密监测胎心,必要时行胎儿电子监护,做无应激试验(NST)。

（2）记录破膜时间,定时观察羊水颜色、性状和气味。

（3）监测体温,每 4~6 h 1 次,发现感染征象及时报告医生。

（三）执行医嘱

1. 解释治疗原则

（1）期待疗法:适用于妊娠 28~35 周、无感染、羊水平段≥3 cm 者。

（2）终止妊娠:妊娠<24 周应终止妊娠;阴道分娩适用于妊娠 35 周后,胎肺成熟、宫颈成熟,无引产禁忌证者;剖宫产用于胎位异常、先露高浮、胎肺成熟、宫颈不成熟者,羊膜腔感染伴胎儿窘迫者控制感染同时行剖宫产术。

2. 配合医生治疗　胎膜早破期待疗法孕妇护理:①绝对卧床,左侧卧位抬高臀部,防止脐带脱垂。②减少刺激,保持大便通畅,禁灌肠,避免不必要的肛查和阴道检查。③密切观察胎心、宫缩、体温及阴道流液。④保持外阴清洁,破膜超过 12 h,遵医嘱应用抗生素。⑤有宫缩者,遵医嘱静脉滴注硫酸镁。⑥妊娠 35 周前,遵医嘱应用倍他米松或地塞米松促胎肺成熟。

（四）终止妊娠孕妇护理

①做好阴道助产术护理;②做好剖宫产术准备及护理;③做好新生儿复苏准备并配合医生进行复苏。

（五）心理护理

缓解孕妇及家属的焦虑情绪,用委婉的语言将分娩情况及可能发生的问题及时告知孕妇及家属。将护理措施及注意事项解释清楚,取得孕妇及家属的配合。尽可能地多陪伴孕妇,回答疑问,提供必要的帮助,鼓励孕妇并给予精神安慰,解除焦虑,促进舒适。

（六）健康指导

（1）加强围生期卫生宣教与指导,嘱孕妇妊娠晚期禁止性生活,避免负重和腹部撞击。

（2）指导积极预防和治疗下生殖道感染及牙周炎。

（3）指导孕妇补充足量的维生素及微量元素。

（4）宫颈内口松弛者,告知卧床休息,于妊娠 14~16 周行宫颈环扎术。

（5）告知孕妇一旦破膜应立刻抬高臀部,禁止直立行走,尽快入院待产。

二、脐带异常

胎膜未破,脐带位于胎先露部前方或一侧,称脐带先露或隐性脐带脱垂。

胎膜破裂,脐带脱出于宫颈口外,降至阴道内甚至外阴部,称脐带脱垂,是严重危害胎儿生命的并发症(图 8-7)。

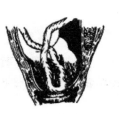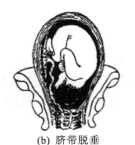

(a) 脐带先露　　　　　　　(b) 脐带脱垂

图 8-7　脐带异常

【护理评估】

(一) 健康史

详细询问本次妊娠经过和既往病史,评估有无脐带脱垂原因:①胎头未衔接:头盆不称。②胎位异常。③胎儿过小或羊水过多。④脐带过长。⑤脐带附着异常或低置胎盘等。

(二) 身体评估

1. 脐带先露　胎膜未破,胎动、宫缩后胎心率突然变慢,改变体位、抬高臀部或上推胎先露后迅速恢复。考虑脐带先露可能。

2. 脐带脱垂　①胎膜已破,胎心率突然异常。②阴道检查或肛门检查,在胎先露旁或前方以及阴道内触及脐带,或脐带脱出于外阴者,即可确诊。

(三) 心理-社会评估

孕妇及家属惊慌失措、焦虑恐惧,担心胎儿安危。

(四) 对母儿影响

1. 对孕妇的影响　增加剖宫产率及手术助产概率。

2. 对围生儿的影响　胎儿窘迫,增加围生儿死亡率。

(五) 辅助检查

1. 胎儿电子监护　做 NST。

2. 超声检查　B 超及彩色多普勒超声等有助于明确诊断脐带脱垂或脐带先露。

【护理要点】

1. 脐带先露　①经产妇,胎心及宫缩良好,取头低臀高位。密切观察胎心、宫缩。胎头衔接后宫口扩张,胎心良好,做好阴道分娩护理。②初产妇或胎位异常,做好剖宫产准备及护理。

2. 脐带脱垂　胎心尚好,胎儿存活,应协助医生尽快娩出胎儿。①宫口开全:胎头入盆,做好阴道助产术护理。②宫口未开全:取头低臀高位,经阴道上托胎头,立即做好剖宫产术前准备及护理。

考点提示

1. 胎膜早破、脐带先露、脐带脱垂的概念。

2. 胎膜早破的主要症状、辅助检查(阴道液涂片检查重点掌握);胎膜早破期待疗法孕妇护理要点。

3. 脐带先露、脐带脱垂孕妇的护理要点。

（谭　红）

📖 直通护考

一、A1/A2 型题（以下每一道考题下面有 A、B、C、D、E 五个备选答案，请从中选择一个最佳答案。）

1. 疑为前置胎盘孕妇，一般禁做何项检查？（　　）

A. 腹部检查　　　　　　　　　B. 阴道 B 超　　　　　　　　　C. 肛门检查

D. 腹部 B 超检查　　　　　　　E. 产后胎盘、胎膜检查

2. 子痫孕妇发生抽搐时，首要的护理措施是（　　）。

A. 加床栏，防止受伤　　　　　　　　　B. 头低足高位，保持呼吸道通畅

C. 观察病情，详细记录　　　　　　　　D. 置孕妇于安静、暗光的单人病室

E. 用舌钳固定舌头，防止舌咬伤及舌后坠

3. 孕妇，32 岁，G_3P_0，妊娠 31 周，头晕、眼花 7 日。入院检查血压 150/100 mmHg，尿蛋白 2 g/24 h，水肿（＋＋＋），诊断为轻度子痫前期。该病最基本病变是（　　）。

A. 水钠潴留　　　　　　　B. 全身小动脉痉挛　　　　　　　C. DIC

D. 胎盘绒毛退行性变　　　E. 肝包膜下出血形成血肿

4. 孕妇，27 岁，妊娠 34 周，突然出现阴道流血，量少，无宫缩，胎心 140 次/分，宫口未开。护理措施不正确的是（　　）。

A. 休息，中凹位　　　　　　　B. 左侧卧位或胎盘同侧卧位　　　　　　　C. 定时监测胎心音

D. 遵医嘱给止血药或镇静剂　　　E. 观察生命体征及阴道出血量

5. 输卵管妊娠妇女就诊的最主要症状是（　　）。

A. 停经　　　　B. 腹痛　　　　C. 阴道流血　　　　D. 晕厥和休克　　　　E. 附件压痛

6. 前置胎盘与胎盘早剥的相同点是（　　）。

A. 症状相同　　　　　　　B. 腹部体征相同　　　　　　　C. 阴道出血量相同

D. 并发症相同　　　　　　E. 出血多，输血输液纠正休克相同

7. 子痫前期孕妇应用硫酸镁，护理措施正确的是（　　）。

A. 尿量不少于 20 mL/h　　　　B. 呼吸不少于 19 次/分　　　　C. 检查膝反射消失

D. 备解毒剂 10％葡萄糖酸钙　　　E. 静脉滴注维持量以 3 g/h 为宜

8. 关于输卵管妊娠破裂，错误的是（　　）。

A. 宫颈举痛　　　　　　　　　　　　B. 可引起晕厥、休克

C. 休克程度与阴道出血量不成正比　　　D. 阴道后穹隆穿刺抽出可凝固血液

E. 多见于输卵管峡部妊娠 6 周左右

9. 先兆流产与难免流产主要鉴别点是（　　）。

A. 阴道流血时间长短　　　　B. 下腹疼痛程度　　　　　　　C. 宫颈口开大与否

D. 子宫大小是否与孕周相符　　　E. 妊娠反应轻重

10. 前置胎盘孕妇进行产科检查，哪项体征不符？（　　）

A. 先露入盆　　　　　　　B. 胎位、胎心清楚　　　　　　　C. 胎位异常

D.子宫大小与停经时间相符　　E.子宫软,无压痛

11.对Ⅲ度胎盘早剥孕妇进行护理评估,正确的是(　　)。

A.并发急性肾衰竭　　　　　B.胎儿无异常　　　　　　　C.子宫软,无压痛

D.胎盘剥离面不超过 1/3　　E.阴道出血量多

二、A3/A4 型题(以下提供若干个案例,每个案例下设若干个考题。请根据各考题题干所提供的信息,在每道题下面的 A、B、C、D、E 五个备选答案中,选择一个最佳答案。)

(12、13 题共用题干)

孕妇,37 岁,G₄P₀,妊娠 34 周,头晕、头痛 1 个月,加重 7 日,视物不清 1 日。入院检查血压 180/110 mmHg,尿蛋白 5 g/24 h,水肿(＋＋＋)。

12.该孕妇临床诊断最可能是(　　)。

A.妊娠合并贫血　　　　　B.重度子痫前期　　　　　C.妊娠水肿

D.高血压病　　　　　　　E.妊娠期高血压疾病

13.该孕妇应用硫酸镁治疗,最早出现的中毒反应是(　　)。

A.呼吸减慢　　　　　　　B.尿量减少　　　　　　　C.血压下降

D.膝反射减弱或消失　　　E.心率减慢

(14、15 题共用题干)

病人 31 岁,停经 50 日,阴道少量流血 3 h。今晨排便后突发下腹剧痛,伴恶心、呕吐,在家中晕厥 1 次。检查面色苍白,脉搏 110 次/分,呼吸 23 次/分,血压 90/60 mmHg。妇检:阴道少量血液,后穹隆饱满有触痛,子宫略大,宫颈举痛,右侧附件区压痛明显。

14.此病人最可能的诊断是(　　)。

A.先兆流产　　B.异位妊娠　　C.卵巢肿瘤　　D.胎盘早剥　　E.子宫肌瘤

15.此时最简单有效的辅助检查方法是(　　)。

A.阴道后穹隆穿刺　　　　B.诊刮　　　　　　　　　C.腹腔穿刺

D.血液 hCG 测定　　　　　E.腹腔镜检查

(16～19 题共用题干)

某孕妇,妊娠 20 周时诊断为妊娠期高血压疾病。现妊娠 35 周,突然出现持续性腹痛。查体:子宫硬如板状,有压痛,宫底高于妊娠周数,阴道少量流血,胎心、胎动消失。

16.该孕妇首选的检查方法是(　　)。

A.阴道检查　　B.X 线检查　　C.B 超检查　　D.CT 检查　　E.宫腔镜检查

17.诊断明确后检查宫口未开,护士应马上(　　)。

A.加强监护　　　　　　　B.开放静脉,做好术前准备　　C.做好生活护理

D.遵医嘱静滴缩宫素引产　　E.配合医生止血处理

18.护士告知家属该孕妇的正确处理方法是(　　)。

A.水囊引产　　　　　　　B.产钳助产　　　　　　　C.缩宫素引产

D.等待自然分娩　　　　　E.纠正休克、剖宫产终止妊娠

19.该孕妇最易出现的并发症是(　　)。

A.弥散性血管内凝血　　　B.羊水过多　　　　　　　C.胎膜早破

D.心力衰竭　　　　　　　E.呼吸窘迫综合征

项目九　妊娠合并症妇女的护理

学习目标

1. 尊重护理对象人格，关爱护理对象，保护护理对象隐私。
2. 掌握妊娠合并症妇女的护理评估及护理措施。
3. 熟悉妊娠合并症妇女的护理诊断。
4. 熟悉妊娠合并症与妊娠、分娩的相互影响。

思政课堂

中国式现代化是人与自然和谐共生的现代化。人与自然是生命共同体！

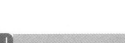

任务一　妊娠合并心脏病妇女的护理

案例引导

　　案例 9-1　某孕妇，27 岁，G_1P_0，妊娠 34 周，因胸闷、呼吸困难 10 日，加重 2 日入院。病史：先天性心脏病（房间隔缺损），未手术。10 日前出现胸闷、呼吸困难，2 日前因受凉出现咳嗽，呼吸困难加重，不能平卧。检查：血压 120/80 mmHg，脉搏 130 次/分，口唇发绀，双肺持续湿啰音。宫底位于剑突下 3 指，胎心 160 次/分。

　　问题：①该孕妇出现了什么情况？②能继续妊娠与分娩吗？③如何做好护理保障母婴平安？

　　妊娠合并心脏病是严重的妊娠合并症，在我国孕产妇死因顺位中居第 2 位，居非直接产科死因的第 1 位。发病率为 1%。目前，在妊娠合并心脏病妇女中，先天性心脏病位居首位，其次为风湿性心脏病，此外还有妊娠期高血压疾病性心脏病、围生期心肌病、贫血性心脏病及心肌炎等。

【妊娠、分娩与心脏病的相互影响】

（一）妊娠期心血管系统的变化

妊娠、分娩及产褥期，心脏病孕产妇心脏负担加重，甚至诱发心力衰竭。

1. 妊娠期

（1）血容量增加：从妊娠 6 周开始，孕妇血容量逐渐增加，妊娠 32～34 周达高峰。故心排出量增加，心率加快，心脏负担加重，甚至发生心力衰竭。

（2）心脏移位：妊娠晚期，子宫增大，膈肌上升，心脏向左上移位，大血管扭曲，机械性地增加了心脏负担，使心脏病孕妇更易发生心力衰竭。

2. 分娩期 心脏负担最重。

（1）第一产程：子宫收缩增加周围循环阻力。每次宫缩有 250～500 mL 血液被挤入体循环，致全身血容量增加；每次宫缩时心排出量增加 24%，同时，血压升高，脉压增大，中心静脉压升高。

（2）第二产程：除子宫收缩外，产妇用力屏气，肺循环阻力增加，使原来左向右分流转为右向左分流而出现发绀；产妇腹压增加，使内脏器官的回心血量增加，心脏前后负荷均加重。

（3）第三产程：胎儿胎盘娩出后，子宫突然缩小，腹压骤减，血液向内脏灌注，回心血量急剧减少；胎盘循环停止，子宫血窦内大量血液进入体循环，回心血量增加。这种血流动力学的急剧变化，易诱发心力衰竭。

3. 产褥期 产后 3 日内仍是心脏负担较重的时期。子宫缩复，使部分血液进入体循环。妊娠期组织间潴留的液体也回到体循环，血容量再度增加。产妇伤口疼痛也加重心脏负担。

因此，妊娠 32～34 周及以后、分娩期及产后 3 日内，心脏负担最重，是心脏病孕产妇发生心力衰竭的危险时期。

（二）心脏病对母儿的影响

1. 对孕产妇的影响 心脏病孕产妇的主要死亡原因是心力衰竭和严重感染。

2. 对围生儿的影响 可因缺氧而引起胎儿生长受限、流产、早产、死胎、胎儿窘迫及新生儿窒息或死亡。部分病人可致后代先天性心脏病或畸形。

【护理评估】

（一）健康史

了解孕妇有无心脏病史和心力衰竭史、心脏病类型、心功能及诊治情况。询问孕产史，注意收集产前检查资料，通过连续动态观察，判断孕妇的心功能状况。评估有无增加心脏负荷的因素，如贫血、感染、便秘等。

（二）身体评估

1. 症状

（1）妊娠前有心悸、气短、心力衰竭史或风湿热病史，曾被诊断为器质性心脏病。

（2）劳力性呼吸困难，经常性夜间端坐呼吸、咯血，经常性胸闷胸痛等临床症状。

2. 体征

（1）有发绀、杵状指、持续性颈静脉怒张。心脏听诊有 2 级以上舒张期或粗糙的 3 级以上全收缩期杂音；有心包摩擦音、舒张期奔马律、交替脉等。

（2）产科检查：产前检查时注意有无诱发心力衰竭的产科因素。

3. 心脏病孕妇心功能分级

Ⅰ级：一般体力活动不受限制。

Ⅱ级:一般体力活动轻度受限制,活动后心悸、轻度气短,休息时无症状。

Ⅲ级:一般体力活动明显受限制,休息时无不适,轻微活动即感不适、心悸、呼吸困难,或既往有心力衰竭史。

Ⅳ级:一般体力活动严重受限制,不能进行任何体力活动,休息时仍有心悸、呼吸困难等心力衰竭表现。

4. 心力衰竭评估

(1) 早期心力衰竭的表现:①轻微活动后即出现胸闷、心悸、气促;②休息时心率超过110次/分,呼吸超过20次/分;③夜间常因胸闷而端坐呼吸或到窗口呼吸新鲜空气;④肺底出现少量持续性湿啰音,咳嗽后不消失。

(2) 心力衰竭的表现:①左心衰竭以呼吸困难为主要症状;②右心衰竭以体循环淤血引起胃肠道及肝脏淤血导致的消化道症状最常见。

(三) 心理-社会评估

(1) 评估病人是否了解妊娠、分娩对心脏病的严重影响;观察病人是否担心无法承受妊娠、分娩的压力,害怕失去生育的权利,并担心胎儿的安全,表现出紧张、恐惧、不安的情绪。

(2) 评估病人有无家务代理、是否缺乏支持系统。了解病人药物使用、日常生活与休息、营养与排泄、睡眠与活动等。

(四) 辅助检查

1. 心电图检查　提示心律失常,如心房颤动、心房扑动、Ⅲ度房室传导阻滞、ST 段及 T 波异常或心肌受损。

2. X 线检查　X 线胸片显示心脏明显扩大。

3. B 超心动图检查　提示心肌肥厚、瓣膜运动异常、心内结构畸形等。

【护理诊断】

1. 潜在并发症　心力衰竭、产后出血、感染、胎儿窘迫或新生儿窒息等。

2. 活动无耐力　与妊娠加重了心脏负担有关。

3. 焦虑　与担心自身和胎儿的生命安全有关。

4. 自理能力缺陷　与心脏病活动受限及卧床休息有关。

【护理目标】

(1) 孕产妇及围生儿未发生严重并发症。

(2) 孕妇能调整日常生活以适应妊娠。

(3) 孕妇情绪稳定,配合治疗护理。

(4) 孕妇卧床期间基本生活要求得到满足。

【护理措施】

(一) 基础护理

1. 饮食　合理摄取高蛋白、高热量、高维生素、低盐、低脂肪及富含铁、钙的食物,少量多餐;多吃蔬菜、水果,预防便秘;限制过度营养,避免体重过度增长,以体重每月增长不超过 0.5 kg、整个孕期不超过 12 kg 为宜。从妊娠 16 周起,适当限制食盐量,每日不超过 5 g。

2. 休息　保证每日 10 h 以上睡眠,中午休息 2 h。休息取左侧卧位,床头略抬高。避免过劳和情绪激动。

(二) 病情监测

1. 动态观察心脏功能　定期进行超声心动图检查,测定心脏射血分数、每分钟心排出量、心脏排血指数及室壁运动状态,判断随妊娠进展心功能的变化。

2. 及早发现早期心力衰竭 严密监测生命体征,及早发现早期心力衰竭征象。

3. 胎儿情况监护 定期听胎心,指导孕妇自测胎动,必要时行胎心监护、B超检查,监测胎儿宫内情况,以及早发现胎儿缺氧,做好胎儿窘迫的防治。

（三）执行医嘱

1. 解释治疗原则

（1）孕前咨询:根据心脏病的类型、病变程度、是否需手术矫正、心功能级别等,判断耐受妊娠的能力,确定能否妊娠。①可以妊娠:心功能Ⅰ～Ⅱ级、既往无心力衰竭史者。②不宜妊娠:心功能Ⅲ～Ⅳ级、既往有心力衰竭史、肺动脉高压、右向左分流型先天性心脏病、严重心律失常、风湿热活动期、急性心肌炎等。告诫病人采取有效避孕措施。

（2）妊娠期:①凡不宜妊娠的心脏病孕妇,应在妊娠12周前行人工流产。如已发生心力衰竭,应在控制心力衰竭后手术。②妊娠超过12周者,终止妊娠的危险性不亚于继续妊娠和分娩。故不宜施行引产,应密切监护,积极防治心力衰竭。顽固心力衰竭病人,为减轻心脏负荷,应与内科医生配合,在严密监护下行剖宫取胎术。

（3）分娩期:提前选择适宜的分娩方式,心功能Ⅰ～Ⅱ级、胎儿不大、胎位正常、宫颈条件良好者,可考虑严密监护下经阴道分娩。心功能Ⅲ～Ⅳ级或有产科指征者,均应择期剖宫产。

2. 遵医嘱用药,配合治疗

（1）洋地黄制剂应用的护理:应用洋地黄制剂毛花苷时,应稀释后缓慢静注,用药时严密观察并记录脉搏、尿量、胎心率等变化,发现洋地黄中毒症状如心律失常等,应立即停药,报告医生并积极抢救。

（2）利尿药应用的护理:应用利尿药呋塞米时,须观察有无低钾血症等不良反应。血容量不足或主动脉狭窄者应慎用。

（四）急救护理

急性左心衰竭的急救护理措施如下。

1. 体位 取半卧位或坐位,双腿下垂。

2. 给氧 高流量(6～8 L/min)面罩或加压给氧,加入20％～30％乙醇湿化,降低肺泡及气管内泡沫的表面张力。

3. 镇静 遵医嘱给吗啡3～5 mg静脉注射。

4. 遵医嘱给药纠正心力衰竭 ①快速利尿:呋塞米20～40 mg以25％葡萄糖液稀释后静注,2 min内推完。②血管扩张剂:给硝酸甘油0.3 mg或硝酸异山梨酯5～10 mg舌下含服。③解除支气管痉挛:氨茶碱0.25 g稀释后缓慢静注;或地塞米松10～20 mg静注。④洋地黄类药物:速效洋地黄制剂去乙酰毛花苷0.4 mg加25％葡萄糖液20 mL,缓慢静注。

5. 其他 应用四肢轮扎方法减少静脉回心血量。

（五）妊娠、分娩及手术护理

1. 妊娠期

（1）加强产前检查:从确定妊娠时开始,检查次数及间隔时间可依病情而定,妊娠20周前每2周检查1次,妊娠20周后每周检查1次。重点监测心功能及胎儿宫内情况。妊娠36～38周提前住院待产。

（2）防治心力衰竭的诱因:①预防感染:嘱心脏病孕妇不去公共场所,勿与传染病人接触;注意保暖,预防感冒;保持口腔卫生,做到早晚刷牙,饭后漱口,防止口腔炎的发生;保持外阴清洁,预防泌尿系统感染;遵医嘱合理应用有效抗生素。②预防贫血:从妊娠 16 周起,嘱孕妇补充维生素,妊娠 20 周以后预防性应用铁剂。③预防妊娠期高血压疾病:定期监测血压,观察下肢水肿及体重增加情况,及早发现和治疗妊娠期高血压疾病。

（3）遵医嘱使用强心药:发现早期心力衰竭时,遵医嘱给作用和排泄较快的地高辛口服。

2. 分娩期

（1）第一产程:①专人护理,心电监护:严密观察生命体征,注意心率、脉搏、呼吸、血压变化,每 15 min 测量 1 次,注意心功能变化。②左侧卧位,略抬高头部;间歇吸氧;禁忌灌肠。③宫缩时,指导产妇做深呼吸或腹部按摩,减轻不适。对宫缩痛较强者遵医嘱使用镇静剂如地西泮、哌替啶等。④严密观察产程进展,注意子宫收缩、胎心、胎动情况,有异常及时报告医生并做好剖宫产术前准备。⑤发现早期心力衰竭时,取半卧位,高浓度面罩吸氧,按医嘱给去乙酰毛花苷 0.4 mg 加入 25% 葡萄糖液 20 mL,缓慢静注。⑥遵医嘱临产开始后即使用抗生素。

（2）第二产程:①半卧位分娩,缩短第二产程;②避免产妇屏气用力;③配合医生行会阴切开及阴道助产术(胎头吸引术、产钳或臀位助产术);④吸氧;⑤密切观察生命体征、心功能变化及胎儿情况,遵医嘱给药物治疗,并观察药物反应;⑥做好新生儿抢救的准备工作。

（3）第三产程:①胎儿娩出后,立即腹部放置 1～2 kg 沙袋,持续 24 h,以防腹压骤降、血液积聚于内脏、回心血量减少而诱发心力衰竭。②按医嘱给吗啡 5～10 mg 皮下注射,镇静休息。③预防产后出血,静注或肌注缩宫素 10～20 U。禁用麦角新碱,以防静脉压增高诱发心力衰竭。④产后出血量多者,遵医嘱输血、输液,输液速度不可过快。

3. 剖宫产术病人的护理

放宽剖宫产指征。选择连续硬膜外阻滞麻醉,麻醉剂中不加肾上腺素,麻醉平面不宜过高。采取左侧卧位 15°,上半身抬高 30°,以防仰卧位低血压综合征。做好术前准备及术中、术后护理配合。术中、术后严格限制输液量。不宜妊娠者,同时行输卵管结扎术。

4. 产褥期

（1）预防心力衰竭:①产后 3 日内,尤其产后 24 h 内,密切观察生命体征及心功能变化,防止心力衰竭发生。②产后 24 h 内绝对卧床休息,保证充足睡眠,必要时遵医嘱给小剂量镇静剂如地西泮口服。③注意饮食清淡、合理,多吃蔬菜、水果,预防便秘。必要时使用缓泻剂。④心功能Ⅰ～Ⅱ级者,可以哺乳,但应避免劳累;心功能Ⅲ～Ⅳ级者,不宜哺乳,应及时回奶。⑤嘱定期产后复查。

（2）预防感染:保持外阴清洁,消毒会阴垫。观察体温、伤口、子宫复旧及恶露。遵医嘱产后继续用抗生素 1 周。

（六）心理护理

1. 消除恐惧心理　耐心倾听病人诉说,鼓励、安慰病人;向病人介绍主管医生及责任护士;教病人用听音乐、深呼吸等方法,转移紧张情绪,消除恐惧心理。

2. 增强自信心　耐心向病人及家属解释目前病人健康状况,如心功能及胎儿情况等,告知医疗护理计划,让病人增强自信心,积极配合医疗及护理。

3. 增加安全感　及时与家属联系,减轻家属主要成员的焦虑,让其心情愉快地去陪伴病人,使病人感到安全、舒适。

（七）健康指导

1. 告知心脏病妇女做孕前咨询　确定能否耐受妊娠。

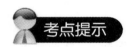

2. 指导病人自我保健 向病人及家属讲解预防心力衰竭的有效措施,如注意休息等。帮助其了解早期心力衰竭症状和体征,以及出现心力衰竭后的应对措施,如吸氧等。

3. 建议适宜的避孕措施 不宜妊娠者,嘱产后1周行绝育术,如有心力衰竭,待心力衰竭控制后行绝育术;未做绝育术者应严格避孕。

 考点提示

1. 心脏病孕产妇发生心力衰竭的危险时期;心脏病孕妇心功能分级;早期心力衰竭的表现。

2. 心脏病病人孕前咨询;妊娠期、分娩期、产褥期护理要点。

任务二 妊娠合并病毒性肝炎妇女的护理

病毒性肝炎是由肝炎病毒引起、以肝细胞变性坏死为主要病变的传染性疾病。分为甲型、乙型、丙型、丁型、戊型等类型,其中乙型肝炎最常见。妊娠合并病毒性肝炎严重威胁孕产妇生命安全,重症肝炎是我国孕产妇死亡的主要原因之一。

【妊娠、分娩与病毒性肝炎的相互影响】

（一）妊娠对肝脏的影响

妊娠本身不增加对肝炎病毒的易感性,但妊娠期生理变化及代谢特点,加重了肝脏负担,使肝炎病情易波动,易进展为重型肝炎。

（二）病毒性肝炎对母儿的影响

1. 对孕产妇的影响

（1）早孕反应重:由肝炎的消化道症状引起。

（2）妊娠期高血压疾病:患肝炎时,肝脏对醛固酮的灭活能力下降。

（3）产后出血:肝炎病人肝功能受损,凝血因子合成减少致凝血功能障碍。

（4）DIC:若为重症肝炎,常并发 DIC。

（5）孕产妇病死率升高。

2. 对胎儿、新生儿的影响 易造成胎儿畸形、流产、早产、死胎、死产及新生儿死亡。

【护理评估】

（一）健康史

询问有无与病毒性肝炎病人密切接触史,半年内是否接受输血、是否有注射血制品史等。

（二）身体评估

1. 症状

（1）消化系统症状:询问有无食欲减退、厌油、恶心、呕吐、腹部不适、腹胀腹泻、右上腹疼痛等症状,而非妊娠反应或其他原因。

（2）全身症状：了解孕妇有无乏力、畏寒、发热、全身酸痛等症状。

2. 体征　部分孕妇皮肤、巩膜黄染，小便深黄色，肝大、叩痛。

（三）心理-社会评估

了解孕妇对患肝炎的心理反应，重点评估孕妇的焦虑程度、是否担心胎儿畸形、分娩安全；同时评估孕妇家人对疾病知识的掌握程度。

（四）辅助检查

1. 肝功能检查　血清 ALT（丙氨酸转氨酶）增高。血清胆红素在 17 μmol/L（1 mg/dL）以上，尿胆红素阳性，凝血酶原时间测定等，有助于诊断。

2. 血清病原学检测　①甲型肝炎：HAV-IgM 阳性。②乙型肝炎：表面抗原（HBsAg）、e 抗原（HBeAg）、核心抗体（HBcAb）3 项阳性，或表面抗原（HBsAg）、e 抗体（HBeAb）、核心抗体（HBcAb）3 项阳性。

3. 影像学检查　主要是 B 超检查，有助于鉴别诊断。

【护理诊断】

1. 潜在并发症　产后出血、肝性脑病。

2. 营养缺乏　与肝炎病人食欲不振、恶心、呕吐有关。

3. 婴儿感染危险　与分娩及产后接触母体血液、分泌物或乳汁有关。

4. 母乳喂养中断　与保护性隔离有关。

5. 知识缺乏　缺乏妊娠合并病毒性肝炎自我保健及隔离知识。

【护理目标】

（1）未发生严重产后出血及肝性脑病。

（2）孕妇能摄入足够营养。

（3）婴儿未感染肝炎病毒。

（4）产妇及家属能选择和掌握适当的喂养方式。

（5）获得有关病毒性肝炎的自我保健知识。

【护理措施】

（一）基础护理

1. 饮食　摄取高蛋白、高维生素、足量碳水化合物、低脂肪饮食，多吃富含纤维素的新鲜蔬菜和水果，保持大便通畅。

2. 休息　每天保证 9 h 睡眠和适当午睡，避免体力劳动。

（二）病情监测

1. 监测肝炎病情　密切观察消化道症状、黄疸情况及肝功能，警惕病情恶化。

2. 监测凝血功能　检查纤维蛋白原、凝血酶原等，监测凝血功能，防止 DIC 发生。

3. 胎儿情况监护　定期听胎心，指导孕妇自测胎动，必要时行胎心监护、B 超检查，监测胎儿宫内情况，以便及时发现胎儿缺氧。

（三）执行医嘱

1. 解释治疗原则

（1）妊娠前咨询：常规检测 HBV 标志物，无抗体者行常规乙肝疫苗接种。感染 HBV，妊娠前行肝功能、血清 HBV-DNA 检测及肝脏 B 超检查。最佳受孕时机是肝功能正常、血清

HBV-DNA 低水平、肝脏 B 超无特殊改变的时期。

（2）妊娠期处理：妊娠早期患急性病毒性肝炎，如为轻型，应积极治疗，可继续妊娠。慢性活动性肝炎适当治疗后终止妊娠。妊娠中、晚期尽量避免终止妊娠，避免手术、药物对肝脏的损害。主要采用护肝、对症、支持疗法。避免使用损害肝脏的药物，预防感染。

（3）分娩期处理：预防出血，预防传染；重型肝炎以剖宫产结束分娩为宜。

2. 遵医嘱用药，配合治疗

（1）加强产前检查：加强孕期监护，检查时防止交叉感染，应有专门诊室，严格执行消毒隔离制度。所用器械用 0.5% 过氧乙酸浸泡后再消毒或焚烧。

（2）阻断母婴传播：乙肝病毒表面抗原阳性的孕妇，遵医嘱于妊娠 28 周起，每 4 周肌注 1 次乙肝免疫球蛋白（HBIG）200 U，直至分娩。

（3）护肝治疗孕妇护理：遵医嘱使用人血白蛋白、新鲜血浆及胰高血糖素-胰岛素-葡萄糖联合应用，促进肝细胞再生。遵医嘱使用葡醛内酯、多烯磷脂酰胆碱、腺苷蛋氨酸、还原型谷胱甘肽注射液、丹参注射液及门冬氨酸钾镁等。避免应用可能损害肝脏的药物如四环素、镇静药及麻醉药等；合并妊娠期高血压疾病时更应谨慎。

（4）防治肝性脑病措施：①限制蛋白质摄入：每日蛋白质应小于 0.5 g/kg，增加碳水化合物。②减少氨及毒素的吸收：保持大便通畅；遵医嘱口服新霉素；严禁肥皂水灌肠，必要时可给予醋灌肠。③遵医嘱用降氨药物：有肝昏迷前驱症状时，按医嘱使用六合氨基酸注射液等。④防止 DIC：密切观察出血倾向，进行凝血功能检查，若有异常，遵医嘱补充凝血因子，如输新鲜血、纤维蛋白原等；发生 DIC 时遵医嘱酌情应用低分子肝素，但产前 4 h 至产后 12 h 内不宜应用肝素钠，以免发生产后出血。

（四）分娩护理

阴道分娩增加胎儿感染病毒概率，主张剖宫产，但并非绝对指征。

1. 预防出血　①临产前 1 周开始遵医嘱肌注维生素 K_1，每日 20～40 mg，临产后配备新鲜血。②严密观察产程，监测宫缩及胎儿情况，发现异常，立即通知医生。③注意产妇出血倾向，发现异常，遵医嘱补充凝血因子。④缩短第二产程，必要时配合医生行阴道助产术。⑤胎肩娩出，立即按医嘱静脉注射缩宫素 20 U，防止宫缩乏力导致产后出血。

2. 预防传染　①将产妇安置在隔离待产室和产房。②凡接触过肝炎产妇的器械、物品均需用 0.5% 过氧乙酸浸泡消毒。

3. 减少母婴传播　①防止产道损伤；②预防新生儿产伤、窒息及羊水吸入。

4. 产褥期　①继续实施保护肝脏措施：遵医嘱继续用护肝药物治疗；继续选用对肝脏损害小的抗生素，如头孢菌素或氨苄西林等。②不宜哺乳者及早回奶，回奶不用雌激素，可口服生麦芽或用芒硝外敷乳房。

（五）新生儿护理

1. 新生儿喂养　母血表面抗原（HBsAg）、e 抗原（HBeAg）、核心抗体（HBcAb）3 项阳性及后 2 项阳性的产妇，均不宜哺乳；仅为 HBsAg 阳性产妇可以母乳喂养。不宜母乳喂养者，应指导人工喂养。

2. 新生儿免疫　新生儿联合使用乙肝疫苗和乙肝免疫球蛋白（HBIG），能有效阻断 HBV 母婴传播。新生儿出生后 6 h 内和生后 3～4 周各肌注 HBIG 100～200 IU。乙肝疫苗（0、1、6 方案）：出生后 24 h 内（最好 12 h 内）注射 30 μg，生后 1 个月、6 个月分别肌注 10 μg。

（六）心理护理

1. 消除紧张　将产妇安置在隔离待产室和产房,提供安静、舒适的待产环境,满足其生活需要,关心、安慰、鼓励产妇,消除产妇的紧张、恐惧心理。

2. 消除自卑心理　向产妇及家属讲解肝炎病人消毒隔离的重要性,争取产妇及家属的理解与配合,帮助产妇消除自卑心理。

3. 调动产妇积极性　及时将医护计划告知产妇,增加产妇对分娩的自信心,调动产妇积极性。

（七）健康指导

1. 增强预防意识　让孕妇了解肝炎的传播途径,嘱孕期加强营养,摄入富含蛋白质、碳水化合物和维生素的食物,避免因营养不良增加对肝炎病毒的易感性。

2. 指导避孕　病毒性肝炎妇女必须避孕,选择适宜的避孕措施,以免再度怀孕影响身体健康。若无新生儿存活,待肝炎痊愈后至少半年最好 2 年后怀孕为宜。

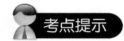

1. 妊娠合并病毒性肝炎阻断母婴传播方法。
2. 妊娠合并病毒性肝炎妇女分娩期和产褥期护理要点。

任务三　妊娠合并糖尿病妇女的护理

妊娠合并糖尿病包括两种,一种为原有糖尿病(DM)基础上合并妊娠,称为糖尿病合并妊娠;另一种为妊娠前糖代谢正常,妊娠期才发生的糖尿病,称妊娠期糖尿病(GDM)。糖尿病孕妇中 90％以上为 GDM,糖尿病合并妊娠者不足 10％。GDM 病人糖代谢多于产后恢复正常,但将来患Ⅱ型糖尿病机会增加。妊娠合并糖尿病对母儿均有较大危害,属高危妊娠。

【妊娠、分娩与糖尿病的相互影响】

（一）妊娠对糖尿病的影响

妊娠可诱发或加重糖尿病,部分病人出现血糖过低或过高,严重者发生糖尿病昏迷及酮症酸中毒。①妊娠早期部分孕妇出现低血糖。②分娩期体力消耗大,易发生低血糖,并容易发展为酮症酸中毒。③产褥期胎盘排出及全身内分泌激素逐渐恢复到非妊娠期水平,胰岛素的需要量相应减少,极易发生低血糖。

（二）糖尿病对妊娠的影响

1. 对孕妇的影响

（1）自然流产:发生率达 15％～30％。

（2）感染:糖尿病的主要并发症。因糖尿病病人白细胞有多种功能缺陷,趋化性吞噬作用、杀菌作用均显著降低。与糖尿病有关的妊娠期感染有外阴阴道假丝酵母菌病、肾盂肾炎、产褥感染等。

（3）妊娠期高血压疾病：因糖尿病导致广泛血管病变，使小血管内皮细胞增厚及管腔狭窄，组织供血不足。严重者发生子痫、胎盘早剥、脑血管意外。

（4）羊水过多：发生率较非糖尿病孕妇多 10 倍。可能与胎儿高血糖、高渗性利尿致胎尿排出增多有关。

（5）胎膜早破、早产、难产、产道损伤、产程延长、产后出血。

2. 对胎儿、新生儿的影响　巨大儿发生率高达 25％～42％，胎儿生长受限（FGR）发生率为 21％，胎儿畸形、流产、早产、新生儿低血糖、新生儿呼吸窘迫综合征发生率增高。

【护理评估】

（一）健康史

1. 评估糖尿病高危因素　年龄≥35 岁、糖尿病家族史、肥胖、巨大儿、足月新生儿呼吸窘迫综合征分娩史、不明原因反复流产、死胎或胎儿畸形等。

2. 本次妊娠情况　了解本次妊娠经过、病情控制、用药等。评估有无复杂性外阴阴道假丝酵母菌病、羊水过多、孕妇体重超过 90 kg、胎儿大于孕周等。

（二）身体评估

1. 糖尿病临床表现　典型"三多"症状（多饮、多食、多尿），体重改变。多数妊娠期糖尿病妇女无明显症状。评估有无低血糖、酮症酸中毒。

2. 产科检查　除常规产前检查外，评估有无妊娠期高血压疾病、羊水过多等并发症。评估胎儿有无畸形、巨大胎儿或生长受限，新生儿有无呼吸窘迫综合征、低血糖。

（三）心理-社会评估

评估孕妇对妊娠合并糖尿病知识的了解程度，孕妇及家属对糖尿病及治疗的反应，有无对母儿情况的担心、焦虑及紧张不安。

（四）辅助检查

1. 常规检查　孕妇检查血尿常规、肝肾功能、眼底、尿酮体等。

2. 糖尿病合并妊娠诊断　孕妇首次产前检查空腹血糖（FPG）≥7.0 mmol/L，糖化血红蛋白≥6.5％，可诊断为糖尿病。

3. 妊娠期糖尿病筛查

（1）口服葡萄糖耐量试验（OGTT）：妊娠 24～28 周及以后进行。方法：前 1 日晚餐后禁食至次日晨（最迟不超过上午 9 时），口服含 75 g 葡萄糖的液体。分别抽取服糖前，服糖后 1 h、2 h 静脉血，放入含有氟化钠的试管中，用葡萄糖氧化酶法测定血浆葡萄糖。其诊断标准为空腹 5.1 mmol/L，1 h 10.3 mmol/L，2 h 8.6 mmol/L。任何一项血糖值达到或超过上述标准，即诊断为 GDM。

（2）空腹血糖（FPG）：医疗资源缺乏地区，建议妊娠 24～28 周首查 FPG，≥5.1 mmol/L，可直接诊断为 GDM。

【护理诊断】

1. 营养失调：低于或高于机体需要量　与血糖代谢异常有关。

2. 潜在并发症　低血糖、产后出血、感染。

3. 知识缺乏　不了解糖尿病饮食控制及胰岛素使用的有关知识。

4. 有胎儿受伤危险　与巨大儿、早产、手术等有关。

【护理目标】

(1) 孕妇获得并维持机体所需营养。

(2) 住院期间孕产妇未发生并发症。

(3) 孕妇获得糖尿病饮食控制、胰岛素使用有关知识。

(4) 新生儿健康。

【护理措施】

（一）基础护理

指导孕妇适度运动、控制饮食、注意休息、左侧卧位。

（二）病情监测

1. 糖尿病孕妇的监护　病情轻允许妊娠者，孕期应加强监护，需内科、内分泌科、产科医护人员密切合作，共同监测糖尿病病情和产科方面的变化。每周检查血糖 1 次直至妊娠第 10 周，妊娠中期每 2 周检查 1 次。每 1～2 个月测定肾功能及糖化血红蛋白含量，同时进行眼底检查，妊娠 32 周以后每周检查 1 次。注意血压、水肿、蛋白尿情况。注意有无并发症出现，如低血糖、酮症酸中毒、妊娠期高血压疾病、羊水过多、胎膜早破、感染等。

2. 加强胎儿监护　①B 超监测胎儿生长发育情况。②胎动计数：指导孕妇自测胎动，若 2 h 胎动数<6 次，提示胎儿缺氧，应及时告知医护人员。③羊水检查：测卵磷脂与鞘磷脂的比值(L/S)，了解胎儿成熟度。④胎儿电子监护，了解胎儿安危。

（三）执行医嘱

1. 解释治疗原则　①不宜妊娠：未经治疗的 D、F、R 级糖尿病，不宜妊娠。若已妊娠应及早人工终止。②可以妊娠：器质性病变较轻、血糖控制良好者，可在积极治疗、密切监护下继续妊娠；选择合适的分娩时机和分娩方式。

2. 妊娠期护理

(1) 营养治疗：理想的饮食控制目标是，既能保证妊娠期营养需要又能避免餐后高血糖或饥饿酮症出现，保证胎儿正常生长发育。整个孕期体重增加控制在 10～12 kg。多数妊娠期糖尿病妇女经合理饮食控制和适当运动治疗，均可控制血糖在满意范围。孕早期糖尿病孕妇需要热量与孕前相同。孕中期以后，每周热量增加 200 kcal，其中糖类 50%～60%，蛋白质 20%～25%，脂肪 25%～30%。少食多餐，合理分配热卡，早餐 25%，午餐 30%，晚餐 30%，睡前 15%，控制餐后 1 h 血糖<8 mmol/L。多食粗谷物、豆类、绿叶蔬菜和低糖水果，适当低盐饮食。测定血糖和尿酮体，评价饮食控制效果，避免过分控制饮食。每日补充叶酸 5 mg，钙剂 1～1.2 g，铁 15 mg。

知识链接

　　妊娠期血糖控制满意标准：孕妇无明显饥饿感，空腹血糖控制在 3.3～5.3 mmol/L；餐前 30 min 3.3～5.3 mmol/L；餐后 2 h 4.4～6.7 mmol/L；夜间 4.4～6.7 mmol/L。

　　(2) 运动治疗：适当运动可降低血糖，方式为有氧运动，可选择极轻度运动（如散步）和轻度运动（如中速步行），每天至少 1 次，每次 20～40 min，于餐后 1 h 进行。

　　(3) 遵医嘱用药：对生活方式干预不能使血糖达标的 GDM 病人，首推胰岛素控制血糖。遵医嘱使用胰岛素，以皮下注射为主，注意观察不良反应。目前，口服降糖药二甲双胍和格列本脲在我国均未获得治疗 GDM 适应证注册。

3. 分娩期护理

分娩时机：主张选择于妊娠 38～39 周终止妊娠。若血糖控制不满意，伴血管病变、胎儿窘迫等，应促胎肺成熟，适时终止妊娠。分娩方式：选择性剖宫产手术指征为巨大儿、胎盘功能不良、糖尿病病情严重、胎位异常或其他产科指征者。分娩期护理措施如下。

（1）促胎肺成熟：引产或剖宫产前按医嘱静脉滴注地塞米松 10～20 mg，连用 2 日，减少新生儿呼吸窘迫综合征发生。

（2）密切观察产程：注意观察宫缩、胎心变化，避免产程延长，如产程进展缓慢或出现胎儿窘迫，应及时通知医生，并做好阴道助产或剖宫产术准备。

（3）控制血糖：①阴道分娩：产程中停用皮下注射胰岛素，遵医嘱静脉输注 0.9％氯化钠液加胰岛素，根据产程中测得血糖值调整静脉滴注速度。控制产程时间，一般应在 12 h 内结束分娩，否则会增加酮症酸中毒、胎儿缺氧和感染危险。②剖宫产：遵医嘱术前 1 日停用晚餐前精蛋白锌胰岛素，手术日停止皮下注射胰岛素。根据空腹血糖水平，遵医嘱按每小时静脉输入胰岛素 2～3 U 速度持续静脉滴注。每 1～2 h 测血糖 1 次，尽量使术中血糖控制在 6.67～10.0 mmol/L。

（4）预防产后出血：遵医嘱于胎肩娩出时，给缩宫素 20 U 肌注。

（5）遵医嘱调整胰岛素用量：大部分 GDM 病人分娩后不再需要使用胰岛素。少数需要使用胰岛素者，遵医嘱产后 24 h 内用原用量的 1/2，48 h 减至原用量的 1/3，产后 1～2 周恢复至孕前水平。

（6）预防感染：①保持腹部及会阴伤口清洁；②遵医嘱继续应用广谱抗生素；③适当推迟创口拆线时间。

4. 新生儿护理

（1）新生儿按高危新生儿护理：注意观察有无并发症。

（2）预防新生儿低血糖：新生儿娩出 30 min 即开奶，同时开始定期滴服 25％葡萄糖液。

（四）心理护理

1. 释放焦虑　态度和蔼地与病人交流，鼓励糖尿病孕产妇说出自己的担心和焦虑。教孕产妇用读书、看报等方法转移焦虑情绪，保持心情愉快。

2. 激发自尊　糖尿病孕产妇担心自己无法完成母性任务，如妊娠失败、婴儿死亡或产下畸形儿等，自尊心会受到打击。护士应表示理解与同情，协助澄清错误观点，激发孕产妇的自尊心。

3. 调动孕产妇积极性　随时告知病情好转消息以及医护计划，让病人充满信心，主动参与并积极配合医疗、护理。

（五）健康指导

1. 制订康复计划　指导病人坚持进行饮食控制及运动治疗。

2. 指导避孕　糖尿病产妇产后应长期避孕，但不宜使用药物及宫内节育器。

3. 指导新生儿护理　注意观察有无并发症；一般情况下鼓励母乳喂养。

 考点提示

1. 糖尿病孕妇 90％以上为 GDM；糖尿病对妊娠的影响。

2. 糖尿病合并妊娠的辅助检查、妊娠期糖尿病筛查。

3. 糖尿病孕妇的监护；妊娠期、分娩期护理要点；糖尿病孕妇新生儿护理要点。

任务四　妊娠合并贫血妇女的护理

贫血是妊娠较常见的合并症,属高危妊娠。WHO规定,妊娠期贫血标准:外周血血红蛋白<110 g/L、血细胞比容<0.33。其中,血红蛋白>60 g/L为轻度贫血,血红蛋白≤60 g/L为重度贫血。我国妊娠期贫血诊断标准:血红蛋白<100 g/L,红细胞计数<$3.5×10^{12}$/L或血细胞比容<0.3;妊娠期生理性贫血,血红蛋白100～110 g/L。贫血对母儿均造成一定危害,以缺铁性贫血最常见。

【贫血对母儿的影响】

贫血孕产妇抵抗力降低,妊娠、分娩的风险增加。贫血性心脏病、妊娠期高血压疾病、产后出血和产褥感染发生率增加。

重度贫血孕妇,易致胎儿生长受限、胎儿窘迫、死胎及早产。

【护理评估】

（一）健康史

评估既往有无月经过多或消化道疾病引起的慢性失血性疾病史,有无长期偏食或胃肠道功能紊乱等导致的营养不良病史。询问本次妊娠是否有及时补充铁剂。

（二）身体评估

1. 贫血表现　轻度病人无明显症状,仅有皮肤、口腔黏膜和睑结膜稍苍白。重度病人有头晕、乏力、心悸、气短、食欲差、腹胀、腹泻、皮肤黏膜苍白干燥、毛发干枯、指甲薄脆及口腔炎、舌炎等。

2. 产科检查　除常规产前检查外,需评估贫血并发症。

（三）心理-社会状况

孕妇及家属因担心孕妇和胎儿健康产生焦虑。

（四）辅助检查

1. 血象　外周血涂片为小红细胞低血红蛋白性贫血。血红蛋白<110 g/L、红细胞计数<$3.5×10^{12}$/L或血细胞比容<0.33。

2. 血清铁浓度　正常成年女性血清铁为7～27 μmol/L。孕妇血清铁<6.5 μmol/L,可诊断为缺铁性贫血。

3. 骨髓象　红系造血呈轻度或中度增生活跃,以中、晚幼红细胞增生为主,骨髓铁染色可见细胞内外铁均减少。

4. B超及胎儿电子监护　了解胎儿宫内情况。

【护理诊断】

1. 活动无耐力　与贫血乏力有关。

2. 潜在并发症　胎儿窘迫、产后出血、产褥感染。

3. 焦虑　与担心自身和胎儿健康有关。

【护理目标】

（1）住院期间孕妇对生活护理满意。

（2）产妇及胎儿未发生并发症。

（3）孕产妇焦虑缓解。

【护理措施】

（一）基础护理

1. 饮食　增加营养，鼓励孕妇进富含铁、高蛋白质、高维生素 C 的食物，如猪肝、瘦肉、鸡血、菠菜及豆类等。

2. 休息　适当卧床休息，失眠者睡前喝热牛奶。

（二）病情监测

1. 孕妇监测　加强产前检查，常规行血常规检查，妊娠晚期重点复查。积极预防各种感染。

2. 胎儿监护　B 超评估胎儿生长发育，胎儿电子监护评估胎儿有无缺氧。

（三）执行医嘱

1. 解释治疗原则　治疗原则为积极去除病因，补充铁剂，预防并发症。

2. 遵医嘱用药，配合治疗

（1）补充铁剂：妊娠 4 个月后补充铁剂。遵医嘱给予硫酸亚铁 0.3 g 饭后或餐中口服，每日 3 次，同时口服维生素 C 0.3 g 促进铁吸收。也可用 10％枸橼酸铁铵 10～20 mL 口服，每日 3 次。妊娠后期重度缺铁性贫血或严重胃肠道反应不能口服铁剂者，遵医嘱给右旋糖酐铁或山梨醇铁深部肌内注射，第 1 日 50 mg，若无不良反应，第 2 日用 100 mg，每日 1 次。

（2）输血：缺铁性贫血孕妇补充铁剂后，血象很快改善。若血红蛋白≤60 g/L、接近预产期或短期内需实施剖宫产者，遵医嘱少量、多次输红细胞悬液或全血，避免诱发急性左心衰竭。

（四）分娩期护理

1. 预防产后出血　重度贫血产妇临产前，遵医嘱用止血药并配血备用。严密观察产程，防止宫缩乏力。第二产程酌情给予阴道助产，减少产妇体力消耗。胎儿前肩娩出后遵医嘱使用宫缩剂，减少出血。

2. 预防感染　严格无菌操作，遵医嘱产时、产后使用广谱抗生素。

3. 产褥期护理　密切观察子宫收缩及阴道流血。遵医嘱补充铁剂。指导母乳喂养，对重度贫血不宜哺乳者，指导正确回奶及人工喂养。

（五）心理护理

多与产妇交流，鼓励产妇加强营养、自我调节情绪、缓解焦虑。指导家属陪伴安慰产妇，提供家庭支持。

（六）健康教育

1. 加强妊娠前保健　指导女性妊娠前积极治疗胃肠道疾病及月经过多等诱发贫血的因素，纠正偏食等不良习惯。

2. 加强孕期保健　指导孕妇合理营养，摄取高蛋白、高维生素、富含铁的食物；建议妊娠 16 周后，遵医嘱服用铁剂；孕期避免饮浓茶、咖啡，防止体内铁丢失。

3. 产后指导　指导产妇增加营养，注意休息，避免疲劳。快速开始亲子互动，避免产后抑郁。

4. 指导避孕　产褥期禁止性生活,恢复性生活前采取有效避孕措施,如上环等。

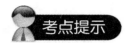

妊娠合并贫血定义;最常见的贫血;补充铁剂的护理。

（刘　珊）

直通护考

一、A1/A2 型题(以下每一道考题下面有 A、B、C、D、E 五个备选答案,请从中选择一个最佳答案。)

1. 某孕妇妊娠 28 周,临床诊断为妊娠合并乙型肝炎,护理措施正确的是（　　）。

　　A. 本周开始每周肌注 1 次 HBIG

　　B. 临产后不用维生素 K_1

　　C. HBsAg 阳性者可以哺乳

　　D. 重症肝炎孕妇不宜剖宫产

　　E. 使用雌激素回乳

2. 某孕妇 38 岁,停经 10 周,休息时仍胸闷、气急。查脉搏 120 次/分,呼吸 22 次/分,肺底有持续性湿啰音。护士应该清楚,该孕妇正确的处理是（　　）。

　　A. 立即终止妊娠　　　　　　　　B. 加强产前检查　　　　　　　　C. 限制钠盐摄入

　　D. 控制心力衰竭后继续妊娠　　E. 控制心力衰竭后终止妊娠

3. 一位计划怀孕的心脏病妇女咨询有关妊娠合并心脏病的知识,下列护士的回答哪项正确?（　　）

　　A. 心功能Ⅰ～Ⅱ级不宜妊娠

　　B. 不宜妊娠者应在妊娠 12 周后施行引产

　　C. 妊娠 20 周后每月进行 1 次产前检查

　　D. 孕期体重增加应超过 20 kg

　　E. 妊娠 36～38 周提前住院待产

二、A3/A4 型题(以下提供若干个案例,每个案例下设若干个考题。请根据各考题题干所提供的信息,在每道题下面的 A、B、C、D、E 五个备选答案中,选择一个最佳答案。)

(4～7 题共用题干)

某产妇,29 岁,妊娠合并先天性心脏病,心功能Ⅱ级,孕 38 周,临产 3 h。检查:体温 37 ℃,脉搏 100 次/分,呼吸 19 次/分,血压 120/80 mmHg。胎位 LOA,胎心 140 次/分,宫口开大 2 cm。

4. 该产妇心功能状态是（　　）。

　　A. 一般体力活动略受限制　　　B. 已发生心力衰竭　　　　　　　C. 不能从事任何活动

　　D. 一般体力活动显著受限制　　E. 一般体力活动不受限制

5. 第一产程中,护士应告知产妇采取何种卧位?（　　）

A.左侧半卧位　　　　　B.左侧卧位　　　　　C.右侧卧位

D.平卧位　　　　　E.随意卧位

6.以下分娩期护理,哪一项是正确的?(　　)

A.缩短产程,鼓励产妇屏气用力　　　　B.使用高托腿架

C.快速输液　　　　　D.胎儿娩出后用麦角新碱预防产后出血

E.胎儿娩出后腹部压沙袋 24 h

7.该产妇产褥期护理,不包括下列哪项?(　　)

A.遵医嘱用抗生素　　　　B.产后严密观察 2 h　　　　C.预防便秘

D.产后 72 h 内尽量限制活动　　　　E.不宜妊娠者,产后 1 周行绝育术

(8～11 题共用题干)

孕妇,32 岁,G$_3$P$_0$,妊娠 34 周,第 1 胎人工流产,第 2 胎因 B 超检查胎儿畸形于妊娠 24 周时引产。此次妊娠早期无异常,妊娠中期开始有多饮、多食、多尿。妊娠 32 周时 B 超检查羊水指数 20 cm,胎儿大于孕周,未见明显畸形。

8.为明确诊断,首选下列哪项辅助检查?(　　)

A.hCG 测定　　　　B.X 线检查　　　　C.OGTT

D.血清 HPL 测定　　　　E.夫妻双方血型测定

9.该病对妊娠的影响不包括(　　)。

A.过期妊娠　　　　B.羊水过多　　　　C.巨大儿、胎儿畸形

D.妊娠期高血压疾病　　　　E.泌尿生殖系统感染

10.首选何种治疗方法?(　　)

A.抗生素　　　　B.控制饮食　　　　C.中药治疗

D.肾上腺皮质激素　　　　E.口服磺脲类及双胍类降糖药

11.对该病人的护理,不包括下列哪项?(　　)

A.协助病人摄取营养　　　　B.指导病人适度运动　　　　C.监测血糖和尿糖

D.指导病人口服降糖药　　　　E.嘱病人妊娠 38～39 周终止妊娠

项目十　高危妊娠管理

学习目标

1. 尊重、关爱护理对象,保护护理对象隐私。
2. 掌握高危妊娠、胎儿窘迫、新生儿窒息的定义、护理评估和护理措施。
3. 熟悉高危妊娠因素,高危妊娠、胎儿窘迫、新生儿窒息的临床表现、治疗原则及护理诊断。
4. 了解高危妊娠、胎儿窘迫、新生儿窒息的病因。

思政课堂

弘扬社会主义法治精神,传承中华优秀传统法律文化,引导全体人民做社会主义法治的忠实崇尚者、自觉遵守者、坚定捍卫者。

任务一　高危妊娠妇女的护理

案例引导

案例 10-1　初孕妇,38 岁,孕 29 周,近两周来感觉头晕,下肢水肿,经检查,门诊以妊娠期高血压疾病收治入院。

问题:①该孕妇处于何种妊娠状态? ②如何正确指导,以最大限度确保孕妇及胎儿健康?

妊娠期有个人或社会不良因素及某些并发症、合并症,可能危害母儿健康或将导致难产者,称高危妊娠。具有高危妊娠因素的孕妇称高危孕妇。

【高危妊娠因素】

1. 个人或社会不良因素　孕妇年龄<18 岁或≥35 岁,身高≤145 cm,孕前体重过轻或肥

胖;受教育时间<6年;未婚或独居;孕妇和丈夫收入低下,职业不稳定,居住条件差;未定期产前检查。

2. 疾病因素

(1)妊娠并发症:自然流产、异位妊娠、前置胎盘、胎盘早剥、羊水过多、多胎妊娠、过期妊娠、早产、死胎等。

(2)妊娠合并症:心脏病、糖尿病、肝炎、贫血、血液病、甲状腺功能亢进症、性传播性疾病、恶性肿瘤等。

(3)异常分娩史:产力异常、骨盆狭窄、胎位异常、巨大儿、死产、新生儿死亡等。

(4)其他产科异常:妊娠期高血压疾病,妊娠期接触大量放射线、化学药物,服用影响胎儿的药物,胎盘功能低下,盆腔肿瘤或手术史,不良生活习惯如大量抽烟、饮酒、吸毒等。

【高危妊娠评分】

高危妊娠评分,可在第一次产前检查时进行。评分指标总分为100分,减去各种危险因素分值后低于70分者列入高危妊娠范畴(表10-1)。

表 10-1 修改后的 Nesbitt 评分指标

1.孕妇年龄		月经失调	-10
15~19岁	-10	不育史:<2年	-10
20~29岁	0	>2年	-20
30~34岁	-5	宫颈异常或松弛	-20
35~39岁	-10	子宫肌瘤:>5 cm	-20
40岁及以上	-20	黏膜下	-30
2.婚姻状况		卵巢肿瘤(>6 cm)	-20
未婚或离婚	-5	子宫内膜异位症	-5
已婚	0	6.内科疾病与营养	
3.产次		全身性疾病	
0产	-10	急性:中度	-5
1~3产	0	重度	-15
4~7产	-5	慢性:非消耗性	-5
8产以上	-10	消耗性	-20
4.过去分娩史		尿路感染:急性	-5
流产1次	-5	慢性	-25
3次以上	-30	糖尿病	-30
早产1次	-10	慢性高血压:中度	-15
2次以上	-20	重度	-30
死胎1次	-10	合并肾炎	-30
2次以上	-30	心脏病:心功能Ⅰ~Ⅱ级	-10
新生儿死亡1次	-10	心功能Ⅲ~Ⅳ级	-30
2次以上	-30	心力衰竭史	-30
先天性畸形1次	-10	贫血:Hb100~110 g/L	-5
2次以上	-20	90~100 g/L	-10
新生儿损伤:骨骼	-10	<90 g/L	-20
神经	-20	血型不合:ABO	-20

续表

骨盆狭窄:临界	-10	Rh	-30
狭窄	-30	内分泌疾病:垂体、肾上腺、甲状腺疾病	-30
先露异常史	-10	营养:不适当	-10
剖宫产史	-10	不良	-20
5.妇科疾病		过度肥胖	-30

【护理评估】

（一）健康史

了解孕妇年龄、职业、孕产史、既往史、手术史及本次妊娠经过等。

（二）身体评估

1. 症状　了解有无头晕、眼花、气促、乏力、腹痛及阴道流血等。

2. 体征

（1）全身体格检查:①观察营养、身高、步态、腹型,身高≤145 cm者可能有狭窄骨盆;跛行者可能有畸形骨盆。②测量体重、血压,体重<40 kg或>85 kg者,危险性增加;血压≥140/90 mmHg者为异常。③听诊心肺,评估心功能。

（2）产科检查:①腹部检查:测量宫底高度、腹围,了解胎儿发育情况;四步触诊法,检查胎位。听胎心,了解胎儿有无缺氧。②骨盆测量:检查骨盆有无异常。

（3）绘制妊娠图:动态观察母儿有无异常。

（4）评估产程进展:产程中密切观察,及时发现产力异常和胎儿异常。

（三）心理-社会评估

高危孕妇常表现为焦虑、恐惧和无助感。

（四）辅助检查

详见项目五任务四"胎儿健康评估"。

【护理诊断】

1. 知识缺乏　缺乏高危妊娠相关知识。

2. 焦虑　担心自身及胎儿安危。

3. 潜在并发症　胎儿生长受限、胎儿窘迫等。

【护理目标】

（1）孕妇能说出高危妊娠相关知识。

（2）孕产妇焦虑减轻或消失。

（3）胎儿、新生儿健康。

【护理措施】

（一）基础护理

1. 饮食　给予高蛋白、高能量饮食,补充足够的维生素、铁、钙,必要时静脉滴注葡萄糖液及多种氨基酸。帮助孕妇制订合理的饮食计划。

2. 休息　指导孕妇根据医嘱合理安排休息与活动,一般卧床休息取左侧卧位。

（二）病情监测

1. 孕妇监测　①监测生命体征,记录24 h液体出入量;②监测体重,观察水肿,了解有无头晕、眼花、胸闷、心悸等症状;③监测腹痛、阴道流血、阴道流液;④监测药物副反应;⑤密切观察产程,及时发现异常分娩。

2. 胎儿监测 监测胎儿生长发育、胎儿宫内情况、胎盘功能及胎儿成熟度(详见项目五任务四"胎儿健康评估")。

(三)执行医嘱

1. 解释治疗原则 预防和治疗引起高危妊娠的病因,保护母儿健康;若继续妊娠将威胁母儿生命,则应适时终止妊娠。

2. 遵医嘱用药,配合治疗 ①遵医嘱静脉滴注 10％葡萄糖液 500 mL 加维生素 C 2 g,每日 1 次,5~7 日为 1 个疗程,提高胎儿对缺氧的耐受力;②遵医嘱使用宫缩抑制剂,预防早产;③遵医嘱用地塞米松促胎肺成熟,预防新生儿呼吸窘迫综合征;④对胎盘功能减退的孕妇,遵医嘱间歇吸氧,每日 3 次,每次 30 min;⑤遵医嘱做好各项特殊检查的护理配合。

(四)分娩护理

1. 第一产程 ①吸氧,密切观察胎心;②少用镇静、麻醉药物;③做好新生儿窒息的抢救准备。

2. 第二产程 配合医生行阴道助产术。

3. 第三产程 遵医嘱使用宫缩剂、抗生素,预防产后出血和感染。

4. 产褥期 加强对产妇及高危儿的监护,巩固治疗。

(五)心理护理

引导孕妇倾诉内心的担忧,指导正确的应对方法,提供心理支持。动员家属参与,鼓励积极治疗,消除恐惧。

(六)健康指导

做好孕前保健及优生咨询。嘱高危孕妇加强产前检查,补充营养,充分休息,左侧卧位。指导高危孕妇胎动计数,告知出现异常及时就诊。

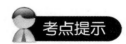

考点提示

高危妊娠定义、高危妊娠范畴评分、护理要点。

(欧阳春霞)

任务二 胎儿窘迫妇女的护理

案例引导

案例 10-2 病人项某,G_1P_0,孕 42^{+4} 周,自觉最近 4 天胎动明显减少,查体:体温、呼吸、脉搏均正常,血压 128/78 mmHg。产检:LOA,胎头未入盆,胎心率 165

次/分,B超测双顶径8.3 cm,见胎儿颈部有脐带回声,胎盘3级,呈老化胎盘图像,最大羊水池深度2.3 cm。

　　问题:①胎儿出现了什么问题? ②是什么原因造成的? ③按护理程序提出整体护理方案。

　　胎儿窘迫是指胎儿在子宫内因急性或慢性缺氧,危及胎儿健康和生命的综合症状。急性胎儿窘迫多发生在分娩期,慢性胎儿窘迫主要发生于妊娠末期,临产后常表现为急性胎儿窘迫。

【护理评估】

（一）健康史

了解孕妇的年龄、生育史、内科疾病史、本次妊娠经过、分娩经过。评估有无导致胎儿窘迫的病因。

1. 急性胎儿窘迫　因母胎间血氧运输及交换障碍或脐带血循环障碍引起。常见因素:①前置胎盘、胎盘早剥;②脐带异常,如脐带绕颈、脐带脱垂、脐带真结、脐带过长或过短、脐带扭转、脐带血肿、脐带附着于胎膜等;③母体严重血循环障碍致胎盘灌注急剧减少,如各种原因引起的休克等;④缩宫素使用不当,造成过强或不协调收缩;⑤孕妇应用麻醉剂、镇静剂过量,抑制呼吸。

2. 慢性胎儿窘迫　①母体血液含氧量不足,如合并心脏病、肺功能不全、重度贫血等;②子宫胎盘血管硬化、梗死,使绒毛间隙血液灌注不足,如妊娠期高血压疾病、慢性肾炎、糖尿病、过期妊娠等;③胎儿严重的心血管疾病、呼吸系统疾病、胎儿畸形、母儿血型不合、胎儿宫内感染、颅内出血及颅脑损伤,使胎儿运输和利用氧能力下降。

（二）身体评估

1. 急性胎儿窘迫　临床表现如下。

（1）产时胎心率异常:胎心率变化是急性胎儿窘迫的重要征象。缺氧早期,胎心率＞160次/分;缺氧严重时,胎心率＜110次/分。胎心率＜100次/分,基线变异＜5次/分,伴频繁晚期减速,提示胎儿缺氧严重,可随时胎死宫内。

（2）羊水胎粪污染:羊水中胎粪污染不是胎儿窘迫的征象。羊水胎粪污染,如果胎心监护正常,不需要进行特殊处理;如果胎心监护异常,存在宫内缺氧会引起胎粪吸入综合征（MAS）,造成不良胎儿结局。

（3）胎动异常:缺氧初期为胎动频繁,继而减少,进而消失。

2. 慢性胎儿窘迫　临床表现如下。

（1）胎动减少或消失:胎动减少是胎儿缺氧的重要表现,是慢性胎儿窘迫最早的信号。临床常见胎动消失24 h后胎心音消失。

（2）产前胎儿电子监护异常:详见项目五任务四"胎儿健康评估"。

（三）心理-社会评估

孕产妇及家属因胎儿生命遭遇危险而焦虑,对未知结果深感无助。胎儿死亡尤使孕妇伤感,通常需经历否认、愤怒、抑制、接受的过程。

（四）辅助检查

1. 胎儿电子监护　急性胎儿窘迫出现频繁晚期减速或重度变异减速。慢性胎儿窘迫时，无应激试验（NST）基线平直，宫缩应激试验（CST）出现频繁晚期减速。

2. 胎盘功能检查　尿雌三醇（E_3）＜10 mg/24 h 或骤减 30％～40％，提示胎盘功能减退。

3. 胎儿生物物理评分　根据 B 超监测胎动、胎儿呼吸运动、胎儿肌张力、羊水量及胎儿电子监护 NST 结果进行综合评分（每项 2 分）。≤4 分，提示胎儿窘迫；6 分为胎儿可疑缺氧。

4. 胎儿头皮血血气分析　胎儿头皮血 pH 值＜7.20 提示酸中毒。

5. 脐动脉多普勒超声　血流异常。

【护理诊断】

1. 气体交换受损（胎儿）　与子宫、胎盘、脐带、胎儿供血供氧不足有关。

2. 焦虑　与担心胎儿生命安全有关。

3. 预感性悲哀　与胎儿可能死亡有关。

【护理目标】

（1）胎儿缺氧状况得到改善，胎心率维持在 110～160 次/分。

（2）孕产妇焦虑情绪减轻。

（3）产妇能够接受胎儿死亡的现实。

【护理措施】

（一）基础护理

1. 饮食　鼓励孕妇进营养丰富、易消化的食物。

2. 休息　卧床休息，保证充足的睡眠。

（二）病情监测

①勤听胎心音，每 10～15 min 听 1 次，或进行胎心监护。②指导孕妇进行胎动计数。

（三）执行医嘱

1. 解释治疗原则

（1）急性胎儿窘迫：①一般处理：左侧卧位，面罩吸 100％纯氧，吸氧 30 分/次，间隔 5 min。②停用缩宫素，缓解宫缩。③尽快终止妊娠：宫口未开全，立即剖宫产；宫口开全，胎头在棘下 3 cm，行阴道助产。

（2）慢性胎儿窘迫：①左侧卧位，间断吸氧，每日 2～3 次，每次 30 min。②积极治疗各种并发症或合并症。③期待疗法：孕周小，保守治疗延长孕龄，同时促胎肺成熟。④终止妊娠：妊娠近足月或胎儿成熟，胎盘功能进行性减退，催产素激惹试验（OCT）出现频繁晚期减速或重度变异减速，剖宫产终止妊娠。

2. 遵医嘱用药，配合治疗　①嘱孕妇左侧卧位，面罩给氧。②宫缩过强，遵医嘱给宫缩抑制剂。③脐带脱垂，改变体位或还纳。④不能纠正，协助医生及时行阴道助产术或剖宫产术。⑤做好新生儿复苏准备。

（四）预防胎儿窘迫措施

（1）做好孕期保健和产前胎儿监护，积极治疗妊娠并发症、合并症。

（2）严密观察产程，积极处理异常分娩。

（3）防止胎膜早破和脐带脱垂。破膜后立即听胎心、观察羊水。

（4）分娩时避免滥用宫缩剂及镇静剂。

（五）心理护理

1. 减轻焦虑　向孕产妇提供相关信息,耐心解释胎儿目前状况、产程进展、治疗措施、预期后果及需要孕妇的配合。

2. 提供心理支持　对胎儿死亡的夫妇,护士多陪伴他们,鼓励他们诉说悲伤,给予产妇精神安慰和悉心照顾,帮助他们缓解心理压力,接受现实,尽快度过悲伤期。

（六）健康指导

1. 休息体位　指导孕妇休息时取左侧卧位,以改善胎盘血流供应。

2. 自我监护　指导孕妇孕 28 周开始胎动计数。如 2 h 胎动次数＜6 次或突然下降＞50％而不能恢复者,提示胎儿缺氧,应及时就诊。

3. 加强产前检查　定期产前检查,出现异常情况及时就诊。

 考点提示

1. 胎儿窘迫概念、急性胎儿窘迫和慢性胎儿窘迫的临床表现。
2. 胎儿窘迫治疗原则。

任务三　新生儿窒息患儿的护理

 案例引导

案例 10-3　初产妇,23 岁,孕 41 周,因"阴道流液 3 h"入院。21 h 后剖宫产 1 男婴。新生儿娩出 1 min,全身皮肤青紫;心率 90 次/分;呼吸 10 次/分,不规则;四肢稍弯曲;喉反射存在。

问题:①该新生儿发生了什么? ②首优护理问题是什么? ③作为产科责任护士,你怎样为该患儿进行救护?

新生儿窒息是指胎儿娩出后 1 min,仅有心跳而无呼吸或未建立规律自主呼吸的缺氧状态。为新生儿死亡及伤残的主要原因之一。必须积极抢救,精心护理,以降低新生儿死亡率,预防远期后遗症。

【护理评估】

（一）健康史

窒息的本质是缺氧。评估有无引起新生儿窒息的因素:①胎儿窘迫。②呼吸中枢受损:缺氧、滞产、产钳术使胎儿颅内出血及脑部长时间缺氧使呼吸中枢受损。③呼吸中枢抑制:产妇在接近胎儿娩出时使用镇静剂、麻醉剂等,抑制了呼吸中枢。④呼吸道阻塞:分娩过程中,胎儿吸入羊水、胎粪、黏液等未及时有效清除。⑤其他:早产、新生儿呼吸道畸形、肺透明膜病、严重感染等。

(二)身体评估

重点评估窒息程度,对新生儿出生后 1 min、5 min 进行 Apgar 评分。临床分两型。

1. 轻度(青紫)窒息 Apgar 评分 4～7 分。新生儿面部及全身皮肤青紫色;呼吸表浅或不规律;心跳规则有力,心率减慢(80～110 次/分);肌张力好,四肢稍屈;对外界刺激有反应,喉反射存在。

2. 重度(苍白)窒息 Apgar 评分 0～3 分。新生儿皮肤苍白,口唇暗紫;无呼吸或仅有喘息样微弱呼吸;心跳不规则,慢而弱,心率<80 次/分;肌张力松弛;对外界刺激无反应,喉反射消失。

出生 5 min 后,应再次评分。

(三)心理-社会评估

产妇可产生焦虑、悲伤情绪,害怕失去孩子,表现为不顾自身分娩疼痛、切口疼痛而急切询问新生儿情况,神情不安。

【护理诊断】

1. 新生儿

(1)气体交换受损:与呼吸道阻塞有关。

(2)有受伤的危险:与抢救操作、组织缺氧有关。

(3)有感染的危险:与免疫功能低下、吸入污染的羊水有关。

2. 产妇

(1)焦虑:与新生儿的生命受到威胁有关。

(2)预感性悲哀:与预感失去孩子或可能留下后遗症有关。

【护理目标】

(1)新生儿呼吸道通畅,建立自主呼吸。

(2)新生儿未出现颅内出血等损伤。

(3)未发生新生儿感染。

(4)产妇情绪稳定,配合医疗护理。

(5)产妇接受事实。

【护理措施】

(一)执行医嘱

1. 解释治疗原则 ①早期预测:评估胎儿缺氧,有窒息危险者提前做好复苏准备。②出现新生儿窒息立即复苏。按国际公认的 ABCDE 复苏方案进行复苏:A-清理呼吸道、B-建立呼吸、C-维持正常循环、D-药物治疗、E-评价。前三项最重要,A 是根本,B 是关键,E 贯穿整个复苏过程。③做好保暖和监护。

2. 复苏准备 ①加压给氧装置、气囊、各型面罩。②辐射保温装置,预热。③婴儿喉镜、各型气管插管。④吸痰管、电动吸引器(负压 8～13 kPa)。⑤注射器、针头、脐动脉插管包。⑥急救药物:1:10000 肾上腺素、10%葡萄糖液、生理盐水、扩容剂等。⑦手套、大毛巾、小毛巾、胶布、复苏抢救记录单等。

(二)配合医生按 ABCDE 程序进行复苏

1. A-清理呼吸道

(1)最初评估:出生后立即快速评估 4 项指标:是足月吗?羊水清吗?有呼吸或哭声吗?

肌张力好吗？以上任何一项为"否"立即进行初步复苏。

（2）初步复苏（30 s 内完成）：①保暖：立即将新生儿置于预热的抢救台上，设置腹壁温度 36.5 ℃。②摆好体位：仰卧位，头略向后仰（图 10-1），肩下垫毛巾，抬高 2～3 cm。③清理呼吸道：胎肩娩出前挤出口鼻腔内黏液和羊水。羊水有胎粪且新生儿无活力者，在呼吸前，行喉镜下气管内插管吸出胎粪。如新生儿有活力（有活力定义：呼吸规则或有哭声、肌张力好、心率＞100 次/分），不进行气管内吸引。④擦干：温热毛巾快速擦干新生儿全身。⑤刺激：轻度窒息经上述处理后，可用手拍打或手指弹足底，或按摩背部 2 次，刺激诱发自主呼吸。

2. B-建立呼吸　确认呼吸道通畅后进行人工呼吸，同时氧气吸入。方法如下。

（1）气囊面罩正压通气：目前最常用的方法，操作简单，避免气管插管拖延时间。摆好体位，选择合适面罩，左手拇、食、中指呈"C"形压住面罩于下颌下缘，无名指固定，小指托下颌上抬，使面罩密闭于口鼻，注意不要压眼及喉部（图 10-2）。连接氧气缘，100%氧正压通气，通气压力最初 30～40 cmH$_2$O，后维持 20 cmH$_2$O。频率 40～60 次/分。自主呼吸后，心率＞100 次/分，可减少或停止正压通气。

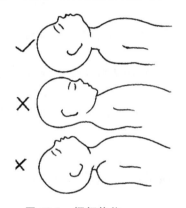

图 10-1　摆好体位

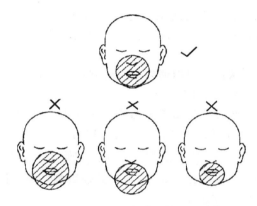

图 10-2　气囊面罩正压通气

（2）口对口人工呼吸：基层最常用。将一块纱布折成 4 层，置于新生儿口鼻上，一手托起新生儿颈部，另一手轻压上腹部以防气体进入胃内，然后对准新生儿口鼻部轻轻吹气，见胸部微微隆起时将口移开，腹部的手轻压腹部协助排气。如此一吹一压，每分钟 30 次，至呼吸恢复。

建立自主呼吸后拔出气管内插管，给予一般吸氧。

3. C-维持正常循环　无心率或经气管插管正压通气 30 s 后，心率＜60 次/分，应在保证通气的情况下行胸外心脏按压。

（1）拇指法：新生儿仰卧，双手拇指并排或重叠，置于新生儿胸骨体下 1/3 处，其余手指绕胸至背部，拇指按压，频率为 90 次/分，按压深度为胸廓前后径的 1/3。每次按压后随即放松，按压时间稍短于放松时间。心脏按压与正压通气比例为 3：1（图 10-3）。

（2）两指法：右手食、中指置于胸骨体下 1/3 处按压，左手支撑背部。频率同拇指法。操作要求动作准确，部位正确，保持手指与胸骨垂直，频率、深度恒定（图 10-4）。

4. D-药物治疗　心跳停止或 100%正压通气、同时胸外按压 30 s，心率＜60 次/分，应遵医嘱立即药物治疗。①立即给予 1：10000 肾上腺素，0.1～0.3 mL/kg，经脐静脉注射或气管内注入，5 min 后重复 1 次。②扩容：给药 30 s 后，心率＜100 次/分，并有血容量不足时，给予生理盐水，剂量为 10 mL/kg，缓慢静脉注射。③碳酸氢钠：一般不推荐使用。严重代谢性酸中毒可考虑。

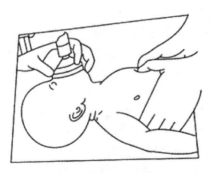

图 10-3　复苏气囊面罩正压通气，
双拇指胸外心脏按压

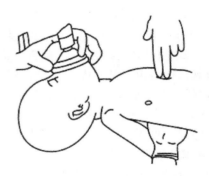

图 10-4　复苏气囊面罩正压通气，
中食指胸外心脏按压

5. E-评价　复苏过程中随时评价患儿情况,以确定进一步抢救方案。

（三）复苏后护理

1. 继续吸氧、保暖　吸氧至呼吸平稳、皮肤红润为止。

2. 密切观察　观察面色、呼吸、心率、体温、哭声及液体出入量。发现异常及时报告医生并配合治疗。

3. 保持呼吸道通畅　侧卧,随时吸出呼吸道液体,防止呕吐物吸入呼吸道。延期哺乳,遵医嘱静脉补液维持营养。

4. 预防颅内出血及感染　遵医嘱给予维生素 C 100 mg、维生素 K_1 10 mg 肌注,每日 1 次,共 3 日,预防颅内出血;遵医嘱给予抗生素预防感染。

（四）新生儿窒息的预防措施

1. 加强围生期保健,及时处理高危妊娠　提高产前检查质量,及时发现异常妊娠,严密观察并处理,预防早产。

2. 加强胎儿监护,避免宫内缺氧　临产后加强产程监护,勤听胎心,观察羊水,及时发现胎儿窘迫并纠正。

3. 提高产科手术质量　严格掌握手术指征,正确实施手术,避免胎儿中枢神经系统损伤。

4. 慎用麻醉剂和镇静剂　胎儿娩出前 4～6 h,严禁使用吗啡、哌替啶、乙醚等抑制胎儿呼吸中枢的药物。

5. 及时清理呼吸道　胎头仰伸时,及时挤出口鼻腔内黏液和羊水。

（五）心理护理

提供情感支持,提高新生儿复苏水平以安慰产妇,抢救时避免大声喧哗,以免加重产妇焦虑。抢救无效新生儿死亡时,选择合适的语言和时机告知产妇,使产妇情绪稳定,能接受现实。

（六）健康指导

指导产妇学会观察新生儿的面色、呼吸、哭声、大小便的变化,发现异常及时就诊。指导母乳喂养。对于重度窒息复苏时间较长的新生儿,指导产妇及家人注重观察精神状态及远期表现,提防智障发生。

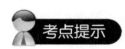
考点提示

1. 新生儿窒息定义;轻度(青紫)窒息及重度(苍白)窒息评分。

2. 新生儿窒息救护,配合医生按 ABCDE 程序进行复苏。

(卢丽为)

直通护考

一、A1/A2 型题(以下每一道考题下面有 A、B、C、D、E 五个备选答案,请从中选择一个最佳答案。)

1. 某孕妇,47 岁,已婚,G_6P_1,孕 10^{+3} 周。分娩史:足月产 1 次,自然流产 2 次,人工流产 3 次。为该孕妇进行高危妊娠评分,正确的是(   )。

A. 第一次产前检查不必进行

B. 该孕妇年龄减 10 分

C. 分娩史减 20 分

D. 告知评分指标总分是 200 分

E. 减去各种危险因素后低于 70 分者为高危妊娠

2. 急性胎儿窘迫最重要的临床表现是(   )。

A. 胎动异常   B. 胎心率异常   C. NST 有反应型

D. 羊水胎粪污染   E. 胎儿电子监护出现早期减速

3. 某新生儿出生后被诊断为"重度窒息",得出这一诊断所采用最快捷、最简便的方法是(   )。

A. 胎儿电子监护仪   B. 血清胎盘催乳素的测定   C. B 超

D. Apgar 评分法   E. 卵磷脂/鞘磷脂值测定

4. 护士对新生儿窒息复苏后患儿护理,不包括(   )。

A. 密切观察面色   B. 继续吸氧   C. 继续保暖

D. 新生儿平卧,30 min 开奶   E. 遵医嘱给抗生素及维生素 K_1

二、A3/A4 型题(以下提供若干个案例,每个案例下设若干个考题。请根据各考题题干所提供的信息,在每道题下面的 A、B、C、D、E 五个备选答案中,选择一个最佳答案。)

(5~7 题共用题干)

初产妇,34 岁,孕 39 周,正常分娩 1 男婴,新生儿娩出 1 min,四肢青紫,心率 80 次/分,呼吸表浅,不规则,肌张力松弛,喉反射有些动作。

5. 该新生儿 Apgar 评分为(   )。

A. 4 分   B. 5 分   C. 6 分   D. 7 分   E. 8 分

6. 该患儿首优护理问题是(   )。

A. 有受伤的危险   B. 气体交换受损   C. 有感染的危险

D. 母乳喂养无效   E. 以上均错误

7. 对该新生儿进行复苏,首选的护理措施是(   )。

A. 药物治疗   B. 吸氧   C. 清理呼吸道

D. 评价   E. 胸外心脏按压

项目十一 异常分娩产妇的护理

学习目标

1. 尊重、关爱护理对象,保护护理对象隐私。
2. 熟练掌握宫缩乏力的护理评估及护理措施。
3. 掌握狭窄骨盆、持续性枕后位、枕横位及臀先露的护理评估、护理措施。
4. 熟悉异常分娩、急产、潜伏期延长、活跃期延长和滞产的定义。
5. 熟悉异常分娩的分类及原因,熟悉宫缩过强及肩先露的护理措施。
6. 了解异常分娩的处理原则及对母儿的影响。

决定分娩的四个因素——产力、产道、胎儿和产妇精神心理因素,任何一个或一个以上因素异常,或四个因素不能相互适应,而使分娩进程受阻,称为异常分娩,俗称难产。分娩是个动态变化的过程,顺产与难产在一定条件下可以相互转化,须严密监护并正确处理,以保证分娩顺利、母胎安全。

 思政课堂

必须坚持在发展中保障和改善民生,鼓励共同奋斗创造美好生活,不断实现人民对美好生活的向往。

任务一 产力异常产妇的护理

 案例引导

案例 11-1 吴女士,初产妇,27 岁,足月临产已达 20 h,宫缩持续时间 20～30 s,间歇时间 6～8 min,胎心率 137 次/分。产妇精神紧张,一直问是不是要开刀。查阅产前检查记录,骨盆无异常。外阴消毒后阴道检查宫口开大 3 cm,胎头矢状缝在左斜径上,小囟门位于 10 点处,胎先露 $S=0$,触及前羊膜囊。

问题：①该产妇产程是否正常？②其原因是什么？③作为产科责任护士,你该如何为该产妇提供整体护理？

产力异常主要是子宫收缩力异常。分娩过程中,子宫收缩的节律性、对称性和极性不正常或频率、强度有改变,称子宫收缩力异常,简称产力异常。临床上分为子宫收缩乏力(简称宫缩乏力)和子宫收缩过强(简称宫缩过强)两类,每类又分为协调性子宫收缩和不协调性子宫收缩(图 11-1)。

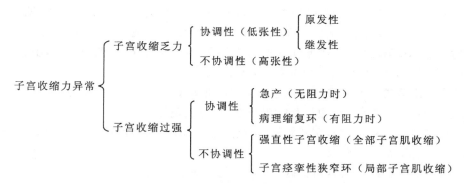

图 11-1　子宫收缩力异常分类

一、子宫收缩乏力

【护理评估】

(一) 健康史

详细查阅产前检查记录如产妇身高、骨盆测量值、胎位、胎儿大小,了解有无妊娠合并症或并发症。若为经产妇,应详细询问有无异常分娩史。引起宫缩乏力的常见原因如下。

1. 头盆不称或胎位异常　胎先露不能紧贴子宫下段及宫颈内口,不能引起有效的反射性子宫收缩,是导致继发性宫缩乏力的最常见原因。

2. 精神因素　初产妇(尤其是高龄初产妇)对分娩怀着极度的恐惧,精神过度紧张,使大脑皮层功能紊乱,睡眠减少、疲乏、进食不足、水和电解质紊乱,影响子宫收缩。

3. 子宫因素　①子宫肌纤维过度伸展:如双胎妊娠、羊水过多及巨大胎儿等,使子宫肌纤维失去收缩力。②子宫肌纤维变性:如宫内感染或多次分娩等,结缔组织增生,影响宫缩。③子宫发育不良或畸形:如双角子宫等,均引起子宫收缩乏力。

4. 药物影响　临产后使用大剂量镇静剂、麻醉剂,如吗啡、氯丙嗪、哌替啶、利托君等,使子宫收缩受到抑制。

5. 内分泌失调　临产后,产妇体内雌激素、缩宫素、前列腺素、乙酰胆碱等分泌不足,肌细胞间歇连接蛋白数量减少。子宫平滑肌细胞内 Ca^{2+} 浓度降低,均可影响子宫肌纤维收缩,导致宫缩乏力。

6. 其他　营养不良、慢性疾病、过早使用腹压及膀胱充盈等均可导致宫缩乏力。

(二) 身体评估

1. 协调性宫缩乏力(低张性宫缩乏力)　特点为子宫收缩具有正常的节律性、对称性和极性,但收缩力弱,宫腔内压力低(<15 mmHg),持续时间短,间歇时间长且无规律,宫缩<2 次/

10 分钟。宫缩达高峰时,子宫体隆起不明显,手指按压宫底肌壁可见凹陷。

协调性宫缩乏力多为继发性宫缩乏力,产程早期宫缩正常,但第一产程末或第二产程时宫缩减弱,使胎先露下降受阻,产程延长甚至停滞。常见于中骨盆及骨盆出口平面狭窄、持续性枕后位或枕横位。协调性宫缩乏力对胎儿影响不大。

2. 不协调性宫缩乏力(高张性宫缩乏力) 特点是子宫收缩极性倒置,宫缩兴奋点不是起自两侧子宫角部,而是来自子宫下段的一处或多处冲动,子宫收缩波由下向上扩散,波小不规律,频率高,节律不协调,宫腔内压力高(可达 20 mmHg)。宫缩时宫底部收缩力弱而下段强,宫缩间歇期子宫壁不能完全松弛。这种宫缩不能使宫颈口如期扩张和胎先露下降,属无效宫缩。

不协调性宫缩乏力多属原发性宫缩乏力,即产程一开始就出现宫缩乏力,常见于头盆不称和胎位异常。产妇自觉下腹部持续疼痛、拒按、烦躁不安,严重者出现脱水和电解质紊乱、肠胀气和尿潴留;胎盘循环受阻,出现胎儿窘迫。产科检查:下腹部压痛,胎位不清,胎心不规律,宫口扩张缓慢或停滞,潜伏期延长,胎先露下降延缓或停滞。

3. 产程时限异常 产程进展的标志是宫口扩张和胎先露下降,产程图是产程监护和识别难产的重要手段。宫缩乏力导致产程时限异常,具体表现如下。

(1)潜伏期延长:从规律宫缩开始至宫口开大 6 cm,称为潜伏期。潜伏期初产妇>20 h,经产妇>14 h,称为潜伏期延长。

(2)活跃期停滞:破膜且宫口扩张≥6 cm 后,宫缩正常,宫口停止扩张时间≥4 h;宫缩欠佳,宫口停止扩张时间≥6 h,称为活跃期停滞。活跃期停滞可作为剖宫产的指征。

(3)第二产程延长:第二产程无进展,初产妇第二产程时间>3 h,经产妇第二产程时间>2 h(硬膜外麻醉镇痛分娩初产妇第二产程时间>4 h,经产妇第二产程时间>3 h),称为第二产程延长。

(4)胎头下降延缓:第二产程时,胎头下降最快,如初产妇胎头下降速度<1 cm/h,经产妇胎头下降速度<2 cm/h,称为胎头下降延缓。应重新评估。

(5)胎头下降停滞:第二产程时,胎头下降停止时间>1 h,称为胎头下降停滞。

(6)滞产:总产程超过 24 h。

(三)心理-社会评估

主要评估产妇精神状态及其影响因素,了解产妇是否对分娩有高度恐惧和焦虑;家人和产妇对异常分娩相关知识的了解程度;产妇有无良好的支持系统。

(四)对母儿影响

1. 对产妇的影响

(1)体力损耗:由于产程延长,产妇休息差、进食少,体力消耗,可出现疲乏、肠胀气、尿潴留等,加重宫缩乏力,严重时可引起脱水、酸中毒或低钾血症,使产妇衰竭。

(2)产道损伤:①生殖道瘘:因第二产程延长,膀胱被压迫于胎先露(特别是胎头)与耻骨联合之间,可导致组织缺血、水肿、坏死,形成膀胱阴道瘘或尿道阴道瘘。②软产道裂伤:因产程过长、手术产等造成。

(3)产后出血:宫缩乏力在产后继续存在,影响胎盘剥离和娩出,妨碍子宫壁血窦关闭,引起产后出血。

(4)产褥感染:产程延长、滞产、胎膜早破、多次阴道检查及产后出血,均增加产后感染机会。

2. 对围生儿的影响

(1)胎儿窘迫或死亡:因产程延长、宫缩不协调使胎盘循环受阻,胎儿宫内缺氧,发生胎儿窘迫或死亡;也可因胎膜早破、脐带受压或脐带脱垂引起。

（2）新生儿窒息:胎儿窘迫未及时处理或手术损伤导致。

（3）新生儿产伤:因产程延长,手术产率升高,引起新生儿头颅血肿、颅内出血、骨折及神经损伤等产伤。

（4）吸入性肺炎:产程延长、胎膜早破及胎儿窘迫等引起。

（五）宫颈成熟度 Bishop 评分 （表 11-1）

表 11-1　Bishop 评分法

指　　标	分　　数			
	0	1	2	3
宫口开大/cm	0	1～2	3～4	≥5
宫颈管消退/（%）（未消退为 3 cm）	0～30	40～50	60～70	≥80
先露位置（坐骨棘水平＝0）	−3	−2	−1～0	＋1～＋2
宫颈硬度	硬	中	软	
宫口位置	后	中	前	

（六）辅助检查

1. 尿液检查　查尿酮体。

2. 血液生化检查　可出现二氧化碳结合力降低,钾、钠等电解质改变。

【护理诊断】

1. 焦虑　与宫缩乏力、产程延长有关。

2. 疲乏　与产程延长、体力消耗有关。

3. 有感染的危险　与产程延长、多次阴道检查、破膜时间长及手术产有关。

4. 有胎儿受伤危险　与产程延长、手术产有关。

5. 潜在并发症　产后出血。

【护理目标】

（1）产妇焦虑减轻。

（2）产妇能在产程中保持良好的体力。

（3）产妇体温正常,未发生感染。

（4）新生儿健康。

（5）产后出血得到预防或及时发现并得到治疗。

【护理措施】

（一）基础护理

1. 饮食　鼓励产妇进易消化、高热量饮食,宫缩间歇时适当饮水,必要时,遵医嘱静脉补充营养。

2. 休息　保持环境舒适、安静、空气流通,消除一切不良因素,特别是产妇之间的不良干扰,让产妇充分休息,左侧卧位。

（二）产程监护

使用胎儿电子监护,严密观察宫缩、胎心。观察产妇生命体征,及早发现宫缩乏力,减少产妇衰竭和胎儿窘迫的机会。持续评估宫口扩张及胎先露下降情况,了解产程进展。

（三）执行医嘱

1. 解释治疗原则

（1）协调性宫缩乏力：首先寻找病因，发现头盆不称、胎位异常及胎儿窘迫等产科指征者，应及时行剖宫产术。估计能经阴道分娩者，先改善产妇全身情况，然后根据产程进展情况采取措施加强宫缩。

（2）不协调性宫缩乏力：处理原则为调节子宫收缩，恢复节律性和极性。处理无效或出现胎儿窘迫等产科指征者，应行剖宫产术（图 11-2）。

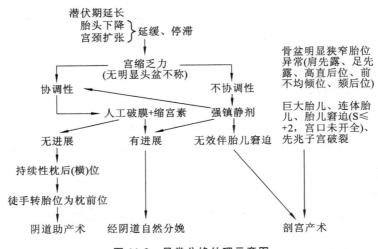

图 11-2　异常分娩处理示意图

2. 遵医嘱用药，配合治疗　准确执行医嘱，遵医嘱用药并观察不良反应。

（四）分娩或手术护理

1. 协调性宫缩乏力　有产科指征者，积极做好剖宫产术前准备。经阴道分娩者，做好以下护理。

第一产程：

（1）改善全身情况：①补充营养：鼓励产妇进食，对不能进食者遵医嘱静脉补充营养，给 10％ 葡萄糖 500 mL 加维生素 C 2 g，静脉滴注。②遵医嘱补充钙剂：钙剂能提高子宫肌球蛋白和腺苷酶活性，增加间隙连接蛋白数量，加强宫缩。③解除膀胱或直肠充盈：对排尿困难者，给予诱尿或导尿。④纠正酸中毒及电解质紊乱：出现酸中毒者，遵医嘱补充 5％ 碳酸氢钠。低钾血症者给予氯化钾静脉滴注。

（2）加强宫缩：经上述处理，宫缩仍乏力者，遵医嘱加强宫缩。加强宫缩前需评估宫缩情况，同时行阴道检查，了解宫颈成熟度。Bishop 评分≥10 分均成功。

①人工破膜：宫口扩张≥3 cm，无头盆不称，胎头已衔接者，协助医生宫缩间歇期人工破膜。破膜后胎先露直接紧贴子宫下段或宫颈，引起反射性宫缩。破膜后手指在阴道内等待 1～2 次宫缩后再取出，以免脐带脱垂，同时注意观察羊水和胎心。

②静脉推注地西泮：遵医嘱给地西泮 10 mg 缓慢静脉推注，4～6 h 后重复应用。地西泮能使宫颈平滑肌松弛，软化宫颈，促进宫口扩张。

③缩宫素静脉滴注：适用于协调性宫缩乏力、胎心良好、宫口扩张≥3 cm、胎位正常、头盆相称者。

用法:遵医嘱用 0.9% 的氯化钠溶液 500 mL,静脉滴注,滴速调至 4~5 滴/分,加入缩宫素 2.5 U,摇匀,根据宫缩强弱调整滴速。调整间隔为 15~30 min,每次增加 1~2 mU/min(即 4~5 滴/分),最大给药剂量不超过 20 mU/min(60 滴/分),宫缩间歇 2~3 min,持续 40~60 s。对不敏感者,酌情增加缩宫素剂量。应用缩宫素必须专人监护,观察胎心、血压、宫缩、宫口扩张及先露下降情况。也可使用电子监护。如出现宫缩过强(10 min 内宫缩超过 5 次,持续时间超过 1 min)、胎心异常或血压升高,应立即停止滴注,并报告医生。胎儿前肩娩出前禁止肌注缩宫素。

④针刺穴位:通常针刺合谷、三阴交等穴位,强刺激,留针 20~30 min。

⑤前列腺素(PG)应用:遵医嘱给地诺前列酮静脉滴注或放置于阴道后穹隆。用药时应严密观察副反应。

⑥刺激乳头:牵拉乳头可加强宫缩。

第二产程:经上述处理产程无进展或出现胎儿窘迫、产妇衰竭等,做好剖宫产手术准备及术中配合;若胎头双顶径已通过坐骨棘平面,等待自然分娩,或配合医生行会阴后-侧切开及阴道助产术。

第三产程:①预防产后出血:当胎儿前肩娩出时,遵医嘱给缩宫素 10 U 或麦角新碱 0.2 mg 静脉推注,同时用缩宫素 10~20 U 静脉滴注;密切观察子宫收缩及阴道出血情况。②预防感染:产程延长、破膜时间超过 12 h 或多次肛查及阴道助产操作者,均应按医嘱使用抗生素。

2. 不协调性宫缩乏力

(1)调节子宫收缩,恢复节律性和极性:按医嘱给镇静止痛剂,如哌替啶 100 mg 或吗啡 10~15 mg 肌注或地西泮 10 mg 静脉推注,让产妇充分休息,恢复为协调性子宫收缩。宫缩恢复为协调性之前,严禁应用缩宫素。

(2)恢复为协调性宫缩者:若不协调性子宫收缩已被控制,但子宫收缩仍乏力者,可遵医嘱按协调性宫缩乏力加强宫缩。

(3)不能恢复为协调性宫缩者:经处理不协调性宫缩未能纠正或出现胎儿窘迫或伴有头盆不称,应做好剖宫产手术准备及术中配合。

(五)心理护理

1. 减轻焦虑　重视评估产妇的心理状况,及时给予解释和支持,鼓励产妇将自己的担心与焦虑释放出来;耐心倾听产妇诉说,不时表示理解与同情;教会产妇运用正确的方法,如缓慢的深呼吸、听轻音乐、与人交谈等,进行心理调整,减轻焦虑。

2. 稳定情绪　向产妇讲解难产的有关知识,及时解答产妇提出的疑问,耐心疏导,解除产妇紧张情绪。

3. 树立自信　随时将产程进展情况及医疗护理计划告知产妇,使产妇能正视难产。鼓励产妇树立分娩自信心,与医护配合,充分调动产妇积极性。

4. 增加安全感　提供机会,让家属陪伴在产妇身边,使产妇感到安全与舒适。

(六)健康指导

1. 增加营养　加强产前教育,让产妇了解宫缩乏力与饮食及休息的关系,鼓励产妇增加营养,提高身体素质,以防宫缩乏力的发生。

2. 保持外阴清洁　宫缩乏力、产程延长者,容易发生产褥感染,应指导产妇每天擦洗外阴,勤换内衣,同时学会观察恶露,发现异常及时报告医护人员。

3. 指导母乳喂养　鼓励母乳喂养,协助新生儿吸吮乳头。

二、子宫收缩过强

【护理评估】

（一）健康史

详细查阅产前检查记录如产妇身高、骨盆测量值、胎位、胎儿大小，了解有无急产史。引起宫缩过强的常见原因如下。

1. 急产 多见于经产妇、软产道阻力小者。

2. 缩宫素使用不当 剂量过大、误注或个体对缩宫素过于敏感。

3. 精神过度紧张 引起子宫痉挛性狭窄环。

4. 过多阴道检查及粗暴的宫腔操作 刺激子宫形成不协调性宫缩过强。

（二）身体评估

1. 协调性宫缩过强 表现为子宫收缩的节律性、对称性和极性均正常，仅子宫收缩过强、过频，宫腔压力≥60 mmHg。若产道无梗阻，宫口可迅速开全，分娩在短时间内结束。总产程不足 3 h 者，称为急产，多见于经产妇，急产产妇常有痛苦面容。若产道有梗阻，可出现病理缩复环，甚至子宫破裂。

2. 不协调性宫缩过强

（1）强直性子宫收缩：特点是子宫强烈收缩，失去节律性，宫缩无间歇。常见于缩宫药物使用不当，造成宫颈内口以上的子宫肌层出现强直性收缩。

产妇表现为烦躁不安、持续腹痛、拒按等，胎位、胎心不清。有时出现病理缩复环、血尿等先兆子宫破裂征象。

（2）子宫痉挛性狭窄环：子宫壁局部平滑肌呈痉挛性不协调性收缩形成的环状狭窄，持续不放松，称子宫痉挛性狭窄环。狭窄环多发生在子宫上下段交界处，也可在胎体某一狭窄部，以胎颈、胎腰处常见（图 11-3）。

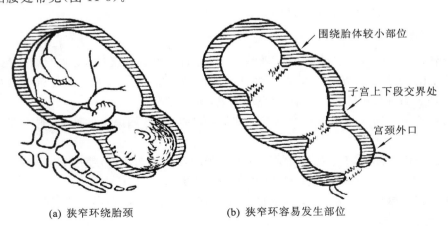

(a) 狭窄环绕胎颈   (b) 狭窄环容易发生部位

图 11-3 子宫痉挛性狭窄环

产妇表现为持续性腹痛、烦躁不安、宫颈扩张缓慢、胎先露下降停滞、胎心率不规则。

阴道检查时，在宫腔内触及较硬而无弹性的狭窄环，但此环不随宫缩上升，不同于病理缩复环。

（三）心理-社会评估

主要评估产妇精神状态及其影响因素,了解产妇是否对分娩有高度恐惧和焦虑;家人和产妇对异常分娩相关知识的了解程度;产妇有无良好的支持系统;经产妇还应询问有无异常分娩史。

（四）对母儿影响

1. 对产妇的影响

（1）产道损伤:子宫收缩过强、过频,急产可导致产妇宫颈、阴道及会阴撕裂伤。若胎先露下降受阻,可发生子宫破裂。

（2）产后出血:子宫收缩过强、产程过快,使产后子宫肌纤维缩复不良,易发生胎盘滞留或产后出血。

（3）产褥感染:急产来不及消毒造成。

（4）胎盘早剥及子宫翻出:子宫收缩过强引起。

（5）羊水栓塞风险:宫缩过强,宫腔内压力增高。

2. 对围生儿的影响

（1）胎儿窘迫或死亡:宫缩过强、过频影响子宫胎盘血液循环,使胎儿缺氧。

（2）新生儿窒息:胎儿窘迫未及时处理或手术损伤导致。

（3）产伤:胎儿娩出过快,胎头在产道内受压,颅内压急剧改变,引起颅内出血;新生儿坠地可造成骨折、外伤及脐带断裂等。

（4）新生儿感染:来不及消毒而接产或手术产引起。

【护理诊断】

1. 疼痛　与过频、过强的子宫收缩有关。

2. 焦虑　与担心自身及胎儿安危有关。

3. 潜在并发症　子宫破裂、产后出血等。

4. 有新生儿受伤危险　与宫缩过强有关。

【护理目标】

（1）产妇能应用减轻疼痛的常用技巧。

（2）产妇情绪稳定,能配合医护。

（3）未发生子宫破裂、产后出血等并发症。

（4）新生儿健康。

【护理措施】

（一）基础护理

1. 饮食　进高热量、易消化饮食,补充水分及电解质。

2. 休息　卧床休息,左侧卧位。指导产妇做深呼吸,提供背部按摩。

（二）产程监护

密切观察宫缩、胎心及产妇生命体征,必要时用胎儿电子监护,及早发现宫缩过强,减少产妇、胎儿及新生儿并发症发生。

（三）执行医嘱

1. 解释治疗原则

（1）急产的处理：有急产史者，提前住院待产；出现产兆后避免屏气。

（2）不协调性宫缩过强：①强直性子宫收缩：确诊后抑制宫缩；若产道有梗阻，应立即行剖宫产术。②子宫痉挛性狭窄环：寻找原因，及时纠正。若处理无效或出现胎儿窘迫，应行剖宫产术。

2. 遵医嘱用药，配合治疗　准确执行医嘱，遵医嘱用药并观察不良反应。

（四）分娩或手术护理

1. 急产产妇的护理　①有急产史者，嘱预产期前 2～3 周不外出，提前 1～2 周住院待产。②出现产兆立即卧床休息，左侧卧位，嘱产妇不要向下屏气。③做好接生及抢救新生儿窒息的准备。④密切观察宫缩及产程进展，避免灌肠。胎心异常者立即吸氧，并通知医生。⑤嘱产妇需解大小便时，先通知医护人员，必要时检查宫口大小及胎先露下降情况，以防分娩在厕所内造成新生儿意外伤害。⑥产后仔细检查软产道，有裂伤者予以缝合。⑦预防新生儿颅内出血：按医嘱给新生儿常规肌注维生素 K_1 10 mg。⑧预防感染：未消毒接生者，重新处理脐带，遵医嘱给抗生素，必要时给破伤风抗毒素 1500 U 肌注。

2. 不协调性宫缩过强产妇的护理

（1）强直性子宫收缩：①抑制宫缩：遵医嘱将 25％硫酸镁 20 mL 加入 5％葡萄糖 20 mL 内缓慢静脉推注，或肾上腺素 1 mg 加入 5％葡萄糖 250 mL 内静脉滴注。②做好剖宫产术护理：产道有梗阻时，做好剖宫产术准备及护理配合。

（2）子宫痉挛性狭窄环：①协助医生寻找原因并及时纠正，如停止阴道内操作，停用缩宫素，遵医嘱给哌替啶或硫酸镁等药物治疗。②若环不能松解，宫口未开全，出现胎儿窘迫等，做好剖宫产术准备及护理。③若胎死宫内，宫口已开全，协助医生行乙醚麻醉、阴道分娩。

（五）心理护理

1. 减轻焦虑　提供缓解疼痛的支持性措施，与产妇交谈，分散其注意力，以减轻产妇的焦虑、紧张情绪。

2. 增加自信　向产妇说明产程进展及胎儿状况，鼓励产妇增加分娩自信心，积极与医护配合。

（六）健康指导

1. 预防损伤　嘱有急产史的孕妇提前 2 周住院待产，以防院外分娩造成损伤和意外。

2. 指导避孕　产后选用合适的避孕措施，剖宫产术者，若无新生儿存活，2 年后方可再孕。

考点提示

1. 继发性宫缩乏力最常见原因、协调性宫缩乏力和不协调性宫缩乏力的特点。

2. 潜伏期延长、活跃期延长、活跃期停滞、第二产程延长、滞产和急产的概念。

3. 人工破膜护理、缩宫素静脉滴注的护理。

4. 不协调性宫缩乏力和急产的护理要点。

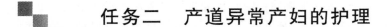

任务二　产道异常产妇的护理

案例引导

　　案例 11-2　胡女士,初产妇,妊娠 41 周,阵发性腹痛 11 h 入院。检查:生命体征正常。宫缩持续时间 25～30 s,间歇时间 6～7 min,胎心率 150 次/分。骨盆测量:骶耻外径 17.5 cm,出口横径 9 cm,耻骨弓角度 90°。外阴消毒后阴道检查宫口开大 4 cm,胎位枕左横位,胎先露 S＝0,坐骨棘间径约 10 cm,坐骨切迹 3 横指。B 超测量胎头双顶径 9 cm,估算胎儿体重 2700 g。

　　问题:该产妇产程是否正常? 其原因是什么? 该如何护理?

产道异常包括骨产道异常和软产道异常。临床上以骨产道异常为多见。

一、骨产道异常

　　骨盆径线过短或形态异常,使骨盆腔小于胎先露部能通过的限度,阻碍胎先露下降,影响产程顺利进展,称狭窄骨盆。狭窄骨盆常见分类为四种:骨盆入口平面狭窄、中骨盆及骨盆出口平面狭窄、骨盆三个平面均狭窄(均小骨盆)和畸形骨盆。

【护理评估】

（一）健康史

　　询问孕妇幼年有无佝偻病、脊髓灰质炎、脊柱或髋关节结核以及外伤史。若为经产妇,应了解有无难产史及新生儿产伤史。

（二）身体评估

1. 骨盆入口平面狭窄

（1）骨盆入口平面狭窄孕妇的临床表现:

①胎头衔接受阻:骨盆入口平面狭窄时,初产妇即使已经临产胎先露仍不能入盆。

②胎位异常:骨盆入口平面狭窄因头盆不称,胎头不易入盆,常形成臀先露、面先露及肩先露。

③宫缩乏力、产程延长:a. 入口平面临界性狭窄:若产力、胎儿大小及胎位正常,胎头常以矢状缝衔接于骨盆入口横径,呈后不均倾,使潜伏期及活跃期早期延长。若胎头迟迟不入盆,常出现胎膜早破,引起继发性宫缩乏力,导致产程延长或停滞。b. 入口平面绝对性狭窄:产力、胎儿大小及胎位正常,但胎头仍不能入盆,常发生梗阻性难产。可出现病理缩复环,甚至子宫破裂。

（2）一般检查：观察孕妇体型、步态、有无尖腹或悬垂腹，了解胎头是否入盆，检查胎方位，观察产程。

（3）腹部检查：①视诊：评估腹型，常为尖腹或悬垂腹。②触诊：是否存在胎位异常，如臀先露、面先露及肩先露。③评估头盆关系即胎头跨耻征检查：孕妇排尿后，取伸腿仰卧位。检查者一手放在耻骨联合上方，另一手将胎头向骨盆腔推压。若胎头低于耻骨联合平面，称胎头跨耻征阴性，提示头盆相称；若胎头与耻骨联合在同一平面，称胎头跨耻征可疑阳性，提示可疑头盆不称；若胎头高于耻骨联合平面，称胎头跨耻征阳性，提示头盆不称（图11-4）。胎头跨耻征阳性者，需排除骨盆倾斜度异常。

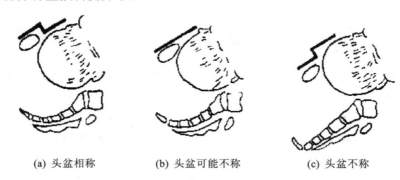

(a) 头盆相称   (b) 头盆可能不称   (c) 头盆不称

图 11-4　胎头跨耻征检查

（4）骨盆测量：①骨盆外测量：骶耻外径<18 cm。②骨盆内测量：对角径<11.5 cm，骶岬向前下突出。骶耻外径≤16 cm，入口前后径≤8 cm，为绝对性狭窄。

2. 中骨盆及骨盆出口平面狭窄

（1）中骨盆及骨盆出口平面狭窄的临床表现：

①胎位异常：中骨盆及骨盆出口平面狭窄，胎头能正常衔接，但胎头下降达中骨盆时，内旋转受阻，常形成持续性枕后位或枕横位。

②产程延长：出现继发性宫缩乏力，使活跃期晚期及第二产程延长甚至停滞。

③先兆子宫破裂：中骨盆狭窄严重、宫缩较强时，可出现病理缩复环，发生先兆子宫破裂或子宫破裂。

（2）一般检查：观察孕妇体型、步态，了解胎头是否入盆，检查胎方位，观察产程。

（3）腹部检查：胎位异常，如持续性枕后位或枕横位。

（4）骨盆测量：

①漏斗骨盆：骨盆入口平面各径线均正常，中骨盆及骨盆出口平面均狭窄，骨盆两侧壁向内倾斜呈漏斗状，称漏斗骨盆。骨盆外测量：坐骨结节间径<8 cm，耻骨弓角度<90°。骨盆内测量：坐骨棘间径<10 cm，坐骨切迹宽度小于两横指，出口横径与后矢状径之和<15 cm。常见于男型骨盆。

②横径狭窄骨盆：与类人猿型骨盆类似，特点为骨盆各平面横径均缩短，而前后径稍长。

3. 骨盆三个平面均狭窄（均小骨盆）

特点为骨盆形态属于女性型，但骨盆各平面径线均小于正常值 2 cm 或更多，故称均小骨盆。

（1）孕妇身材矮小：孕妇身高常小于 145 cm。

（2）骨盆测量：骨盆各径线较正常值小 2 cm 或更多。

4. 畸形骨盆

（1）孕妇跛足、髋关节畸形。

（2）畸形骨盆分类：①骨软化症骨盆；②偏斜骨盆，现已少见。

（三）心理-社会评估

主要评估产妇精神状态及其影响因素，了解产妇是否对分娩有高度恐惧和焦虑；家人和产妇对狭窄骨盆相关知识的了解程度；产妇有无良好的支持系统；经产妇还应询问有无异常分娩史。

（四）对母儿影响

1. 对产妇的影响　常致胎位异常、继发性宫缩乏力；胎头浮动、胎位异常致胎膜早破；因产程延长及产妇疲劳可引起产后出血和产褥感染；胎头压迫软产道过久，可形成生殖道瘘。

2. 对围生儿的影响　头盆不称易致胎膜早破、脐带脱垂，易发生胎儿窘迫甚至死亡；产程延长、胎头受压、手术助产容易发生颅内出血、新生儿产伤和感染。

（五）辅助检查

B超检查胎先露与骨盆的关系，测量胎头双顶径、胸径、股骨长度，判断胎儿能否通过骨产道。试产产妇可使用胎儿电子监护。

【护理诊断】

1. 有母儿受伤的危险　分娩困难造成软产道损伤及新生儿产伤。

2. 焦虑　与畏惧手术、担心母儿安危有关。

3. 潜在并发症　胎儿窘迫、新生儿窒息、产褥感染、子宫破裂。

【护理目标】

（1）产妇平安分娩，围生儿受伤的危险降到最低程度。

（2）产妇焦虑减轻，能积极配合治疗。

（3）产妇、围生儿并发症被及时发现和处理。

【护理措施】

（一）产程监护

密切观察产程进展情况、胎心、宫缩情况，必要时用胎儿监护仪，及早发现宫缩乏力、不协调性宫缩过强、胎儿窘迫及先兆子宫破裂等。

（二）执行医嘱

1. 解释治疗原则　根据狭窄骨盆的类别和程度、产妇年龄、产次、既往分娩史、胎位、胎儿大小、胎心、宫缩强弱、宫颈扩张程度、破膜与否综合判断，选择合适的分娩方式。

2. 遵医嘱用药，配合治疗　准确执行医嘱，遵医嘱用药并观察不良反应。

3. 预防并发症　①防止生殖道瘘：胎先露长时间压迫阴道或出现血尿时，产后应留置导尿管8～12天，保证导尿管通畅。②预防感染：按医嘱使用抗生素。留置导尿管者，应定期更换橡皮管和尿袋。③预防产后出血：胎儿娩出后及时给予缩宫素，仔细检查并缝合软产道。

（三）分娩或手术产妇护理

1. 骨盆入口平面狭窄

（1）试产的护理：相对性骨盆狭窄者，若为足月活胎、体重＜3000 g、胎心正常，可在严密监护下试产 2～4 h。①保证良好产力：专人守护，保证产妇营养、水分摄入和充分休息，必要时按医嘱静脉补液。少做肛查，禁灌肠。试产时一般不用镇静剂和止痛剂。②严密监测产程进展：观察宫缩强弱，了解宫口扩张程度和胎先露下降情况，勤听胎心音，注意观察羊水性状。③宫缩乏力护理：遵医嘱静滴缩宫素。宫口扩张≥3 cm 时，协助医生人工破膜。④防止脐带脱垂：胎先露未衔接，胎膜已破者，应抬高臀部，防止发生脐带脱垂。⑤改变体位：对胎先露下降缓慢的产妇，采取坐位或蹲踞式体位，以纠正骨盆倾斜度。⑥若发现胎儿窘迫、先兆子宫破裂征象或试产 2～4 h 胎头仍未入盆，应停止试产，通知医生，做好剖宫产手术准备及抢救新生儿准备。

（2）剖宫产术护理：绝对性骨盆狭窄者，做好剖宫产术准备及护理。

2. 中骨盆及骨盆出口平面狭窄

（1）做好阴道助产护理：宫口开全，胎头双顶径达坐骨棘水平或更低者，或出口横径与出口后矢状径之和≥15 cm 者，可经阴道徒手旋转胎头为枕前位，待其自然分娩，或配合医生做较大的会阴后-侧切开，协助医生行产钳术或胎头吸引术助产。

（2）做好剖宫产术护理：宫口开全后胎头双顶径仍在坐骨棘水平以上或出现胎儿窘迫者、出口横径与出口后矢状径之和＜15 cm 者，应做好剖宫产术准备及护理。

（3）做好新生儿抢救准备并配合医生进行抢救。

3. 均小骨盆

（1）做好试产护理：若胎儿较小，胎位正常，头盆相称，宫缩良好，可做试产准备。试产过程中，应严密观察，发现异常及时通知医生。

（2）做好剖宫产准备：若胎儿较大，有明显头盆不称，应尽早做好剖宫产准备。

4. 畸形骨盆　畸形严重，明显头盆不称者，应及早做好剖宫产准备。

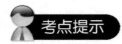

狭窄骨盆、均小骨盆概念；骨盆入口平面狭窄试产的护理要点。

二、软产道异常

软产道异常临床较少见，主要有以下两种。

1. 外阴水肿　多见于妊娠期高血压疾病、妊娠合并心脏病、肾炎、重度贫血和营养不良的产妇。外阴弹性差，严重者分娩时妨碍胎先露下降，造成组织损伤、感染和愈合不良。

护理：临产前，遵医嘱局部应用 50％硫酸镁湿热敷。临产后，水肿严重者，遵医嘱在严格消毒下行多点针刺皮肤放液。分娩时，协助医生行会阴后-侧切开术。产后加强局部护理，预防感染。

2. 宫颈水肿　多见于滞产及枕后位，产妇宫口未开全过早使用腹压，致宫颈水肿，分娩时影响宫颈扩张。

护理：轻者抬高产妇臀部，减轻压力，或遵医嘱在宫颈两侧各注入 0.5％利多卡因 5～10 mL 或地西泮 10 mg 静脉注射，待宫口近开全，用手上推宫颈前唇，使胎头通过。若处理无效，做好剖宫产术准备及护理。

任务三 胎位异常产妇的护理

案例引导

案例 11-3 经产妇,37 岁,G_4P_1,妊娠 40^{+3} 周,阵发性腹痛 4 h,阴道流水 1 h 入院。健康史:8 年前足月产 1 次,新生儿正常。人工流产 2 次。本次妊娠未做产前检查。入院后查体:生命体征正常,无妊娠并发症或合并症。骨盆测量正常,宫底触及圆而硬的胎头,胎背朝向骨盆右前方。宫缩 50 s,间歇 2~3 min,胎心 142 次/分。经消毒外阴后阴道检查:宫口 5 cm,胎膜已破,宫口触及胎足。

问题:该产妇胎位是什么? 作为产科责任护士,你怎样为该产妇提供整体护理?

胎位异常是造成难产的常见原因,包括胎头位置异常、臀先露、肩先露及复合先露。

一、持续性枕后位、枕横位

在分娩过程中,胎头枕部持续不能转向前方,直至分娩后期仍位于母体骨盆后方或侧方,致分娩发生困难者,称持续性枕后位或持续性枕横位。

【护理评估】

(一) 健康史

认真查阅产前检查记录,如骨盆测量值、胎位、胎儿大小,若为经产妇,应了解有无难产史及新生儿产伤史。评估有无引起持续性枕后位、枕横位的原因。

1. 狭窄骨盆 骨盆形态及大小异常是发生持续性枕后位、枕横位的重要原因。常发生于漏斗骨盆或类人猿型骨盆。这类骨盆影响胎头在中骨盆平面向前旋转,形成持续性枕后位、枕横位。此外,扁平骨盆可引起持续性枕横位。

2. 头盆不称 头盆不称时,骨盆腔容积小,使胎头下降及内旋转受阻。

3. 宫缩乏力 影响胎头下降、俯屈及内旋转,易造成持续性枕后位、枕横位。反之,持续性枕后位、枕横位又易导致宫缩乏力。两者互为因果。

4. 胎头俯屈不良 持续性枕后位、枕横位胎头俯屈不良,以枕额径通过产道,影响胎头在骨盆腔内旋转。枕后位衔接时,胎儿脊柱与母体脊柱接近,不利于胎头俯屈,胎头枕部转向后方或侧方,形成持续性枕后位、枕横位。

5. 子宫内外环境影响 前壁胎盘、膀胱充盈、子宫下段或宫颈肌瘤均可影响胎头内旋转,形成持续性枕后位、枕横位。

(二) 身体评估

1. 宫缩乏力、产程延长 临产后,胎头衔接较晚,俯屈不良,不能紧贴宫颈,导致宫缩乏力、产程延长。观察产程曲线,常为活跃期晚期及第二产程延长。

2. 过早使用腹压 因胎头枕骨位于骨盆后方,直接压迫直肠,使产妇自觉肛门坠胀及排便感,宫口未开全过早使用腹压,引起宫颈水肿及产妇疲劳,甚至胎头水肿。

3. 腹部检查 ①触诊:在宫底部触及胎臀,胎背偏向母体后方或侧方。②听诊:胎心在胎儿肢体侧易听及。

4. 肛门或阴道检查 枕后位时,盆腔后部空虚,胎头矢状缝位于骨盆斜径上,大囟门在前,小囟门在后。枕横位时,胎头矢状缝位于骨盆横径上,大小囟门在骨盆的两侧。也可借助胎儿耳廓及耳屏方向判定胎位。

(三)心理-社会评估

评估产妇精神状态及其影响因素,了解产妇是否对分娩有高度恐惧和焦虑;家人和产妇对胎位异常相关知识的了解程度;产妇有无良好的支持系统。

(四)对母儿影响

1. 对产妇的影响 ①宫缩乏力、产程延长:因胎头枕部位于骨盆后方或侧方常导致继发性宫缩乏力,使产程延长或滞产。②软产道损伤、产后出血及感染:因产程延长或手术助产造成。③生殖道瘘:胎头长时间压迫软产道,可发生缺血、坏死、脱落,形成生殖道瘘。

2. 对围生儿的影响 胎儿窘迫、新生儿窒息、围生儿死亡率高。

(五)辅助检查

B超检查可明确诊断。

【护理诊断】

1. 有母儿受伤危险 与胎位异常、脐带脱垂、手术助产等有关。

2. 焦虑 与不了解产程进展或担心分娩有关。

3. 疲乏 与产程延长、过早用力有关。

4. 潜在并发症 产后出血和感染。

【护理目标】

(1)产妇安全度过分娩期,新生儿健康。

(2)产妇焦虑缓解,配合医疗护理。

(3)产程中产妇保持良好体力。

(4)未发生产后出血和感染。

【护理措施】

(一)产程监护

严密观察子宫收缩和胎心,必要时行胎儿电子监护,及早发现宫缩乏力及胎儿窘迫;观察有无胎膜早破、脐带脱垂等并发症。

(二)执行医嘱

1. 解释治疗原则 骨盆无异常、胎儿不大时,可试产;头盆不称或试产失败则需行剖宫产术。

2. 遵医嘱用药,配合治疗 准确执行医嘱,遵医嘱用药并观察不良反应。

(三)分娩或手术护理

1. 第一产程 做好试产的护理。

（1）指导产妇不过早屏气：嘱产妇不要过早屏气用力，防止宫颈水肿。

（2）促进胎位改变：指导产妇朝胎背对侧侧卧，以利胎头枕部转向前方。

（3）密切观察产程：密切观察宫缩和胎心，必要时行胎儿电子监护。

（4）促进产程进展：宫口开大 3～4 cm 产程停滞者，排除头盆不称后，可行人工破膜；若产力欠佳，遵医嘱静脉滴注缩宫素。

（5）做好新生儿复苏抢救准备。

（6）做好剖宫产术准备及护理：有头盆不称者或试产过程中出现胎儿窘迫，应做好剖宫产手术准备及护理。

2. 第二产程　做好阴道助产术护理。宫口开全，初产妇已近 2 h，经产妇已近 1 h，应行阴道检查。胎头双顶径达坐骨棘平面或以下时，可徒手将胎头枕部转向前方，自然分娩，或配合医生行胎头吸引术或产钳术。若胎头位置较高，疑有头盆不称，做好剖宫产术护理。

3. 第三产程　预防产后出血和感染。胎儿前肩娩出时，遵医嘱给缩宫素 10 U 肌注。产程延长、破膜时间超过 12 h 及阴道助产操作者，均应按医嘱使用抗生素。加强新生儿监护，按手术产儿护理，预防颅内出血。

二、臀先露

臀先露即臀位，是最常见的异常胎位，占足月妊娠分娩总数的 3%～4%。因胎头比胎臀大，分娩时后出胎头无变形机会，易造成娩出困难，并常发生脐带脱垂。

根据胎儿两下肢的姿势，臀先露分为以下 3 类。

1. 单臀先露或腿直臀先露　最多见。胎儿双髋关节屈曲，双膝关节伸直，先露仅为臀。

2. 完全臀先露或混合臀先露　较多见。胎儿双髋关节及双膝关节均屈曲，先露为胎臀和双足。

3. 不完全臀先露　较少见。胎儿以一足或双足、一膝或双膝，或一足一膝为先露。膝先露为暂时性，产程开始后常转为足先露。

【护理评估】

（一）健康史

认真查阅产前检查记录，如骨盆测量值、胎儿大小、有无前置胎盘等。若为经产妇，应了解有无难产史及新生儿产伤史。评估有无下列引起臀先露的原因。

1. 胎儿宫腔内活动范围过大　羊水过多、经产妇腹壁松弛及早产儿羊水相对偏多，胎儿易在宫腔内自由活动形成臀先露。

2. 胎儿宫腔内活动受限　子宫畸形（双角或单角子宫）、胎儿畸形（无脑儿或脑积水）、双胎、羊水过少或胎盘附着在宫底及宫角等。

3. 胎头衔接受阻　狭窄骨盆、前置胎盘、肿瘤阻塞骨盆腔及巨大胎儿等。

（二）身体评估

孕妇有下列临床表现。

1. 季肋部胀痛感　妊娠晚期胎动时，孕妇常有季肋部胀痛感或硬物感。

2. 宫缩乏力、产程延长　胎臀不能紧贴子宫下段及宫颈内口，常导致宫缩乏力、产程延长。

3. 腹部检查　①视诊：子宫为纵椭圆形。②触诊：宫底可触到圆而硬、有浮球感的胎头，耻骨联合上可触及软而宽、不规则的胎臀。③听诊：衔接前，胎心在脐上左、右两侧最清楚。

4. 肛门及阴道检查 ①肛门检查：可触及软而不规则的胎臀或胎足。②阴道检查：若胎膜已破，能直接触及胎臀、外生殖器及肛门。注意与面先露区别。

（三）心理-社会评估

评估产妇精神状态及其影响因素，了解产妇是否对分娩有高度恐惧和焦虑；家人和产妇对臀先露相关知识的了解程度；产妇有无良好的支持系统。

（四）对母儿影响

1. 对产妇的影响 ①胎膜早破、继发性宫缩乏力：因胎臀形状不规则，不能紧贴子宫下段及宫颈内口而造成。②产后出血、产褥感染：宫缩乏力、产程延长、产伤及手术产所致。③软产道裂伤：若宫口未开全而强行牵拉，则易造成宫颈撕裂甚至延及子宫下段。

2. 对胎儿、新生儿的影响 ①脐带脱垂：胎臀高低不平，对前羊膜囊压力不均而造成胎膜早破及脐带脱垂。②胎儿窘迫或死亡：因脐带脱垂受压所致。③早产、低体重儿：胎膜早破所致。④脊柱损伤、脑幕撕裂、新生儿窒息、颅内出血及臀丛神经损伤：后出胎头牵出困难及手术引起。⑤围生儿死亡率高。

（五）辅助检查

B超检查能准确查清臀位类型及胎儿情况。

【护理诊断】

1. 有母儿受伤危险 与胎位异常、脐带脱垂、手术助产等有关。

2. 焦虑 与不了解产程进展或担心胎儿安危有关。

3. 有感染的危险 与产程延长、胎膜早破及手术操作有关。

【护理目标】

（1）产妇未发生严重的软产道损伤，新生儿健康。

（2）产妇情绪稳定，安全度过分娩。

（3）未发生感染。

【护理措施】

（一）病情监测

严密观察子宫收缩和胎心，必要时行胎儿电子监护，及早发现宫缩乏力及胎儿窘迫；观察有无胎膜早破、脐带脱垂等并发症。

（二）执行医嘱

1. 解释治疗原则

（1）妊娠期：妊娠 30 周后，臀先露应予以矫正。

（2）分娩期：根据产妇年龄、胎产式、骨盆种类、胎儿大小、胎儿是否存活、臀位类型及有无合并症决定分娩方式。

2. 配合治疗 妊娠 30 周后仍为臀先露者，应积极纠正胎位。方法如下。

（1）胸膝卧位：让孕妇排空膀胱、松解裤带，行胸膝卧位（图 11-5）。每日 2 次，每次 15 min，一周后复查。该姿势可使胎臀退出盆腔，借助胎儿重心改变、胎头与胎背所形成的弧形顺宫底弧度滑动完成。

（2）激光照射或艾灸两侧至阴穴：用激光照射或艾灸两侧至阴穴（足小趾外侧距趾甲角

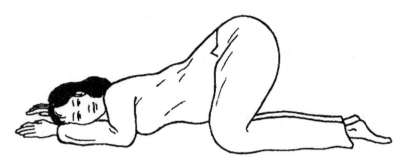

图 11-5　胸膝卧位

3.3 mm),每日 1 次,每次 15～20 min,5 次为一个疗程。

(3)外倒转术:上述方法无效者,于妊娠 32～34 周行外倒转术。最好在 B 超及胎儿电子监护下进行。术前遵医嘱口服沙丁胺醇 4.8 mg。孕妇平卧,双腿屈曲稍外展,露出腹壁。查清胎位、胎心。操作方法如下:先松动胎先露,再一手握胎头,一手握胎臀,将胎头沿胎儿腹侧轻轻向骨盆入口推移,同时将胎臀上推。动作轻柔,间断进行。监测胎心。若无异常,转成头先露后,腹带包扎。如发现胎动、胎心异常或孕妇腹痛,应停止转动并退回原位,观察半小时。

(三)分娩或手术护理

1. 做好剖宫产术准备　狭窄骨盆、软产道异常、胎儿体重>3500 g、胎儿窘迫、高龄初产妇、有难产史及不完全臀位者,做好剖宫产术准备及护理。

2. 阴道分娩产妇护理

第一产程:①防止脐带脱垂:嘱产妇侧卧,少做肛查或阴道检查,不灌肠,避免胎膜破裂。一旦破膜,立即听胎心,并抬高臀部,防脐带脱垂。若胎心异常,应行阴道检查,了解有无脐带脱垂。②若有脐带脱垂,胎心尚好,宫口未开全,立即配合医生行剖宫产术。③密切观察胎心及产程进展。④加强宫缩:宫缩乏力者,遵医嘱静滴缩宫素。⑤充分扩张软产道:宫口开大 4～5 cm,见胎足脱出者,应消毒外阴,宫缩时用手掌垫无菌巾堵住阴道口,让胎臀下降,待宫口及阴道充分扩张后再让胎臀娩出(图 11-6)。在"堵"的过程中,每隔 10～15 min 听胎心 1次。宫口开全则不宜再堵,以免引起胎儿窘迫或子宫破裂。⑥做好接产和抢救新生儿窒息的准备。

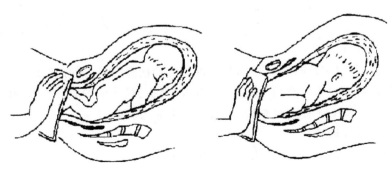

图 11-6　堵外阴

第二产程:接产前,导尿排空膀胱。初产妇行会阴后-侧切开术。分娩方式有:①自然分娩:极少见,仅见于经产妇、胎儿小、产力强者。②臀位助产:胎臀自然娩出至脐部后,胎肩和后出胎头由接产者协助娩出。脐部娩出后,一般应在 2～3 min 娩出胎头,最长不能超过 8 min。

③臀牵引术:胎儿全部由接产者牵拉娩出。胎儿损伤大,一般禁用。

第三产程:①防止产后出血:胎盘娩出后,遵医嘱使用缩宫素或麦角新碱。检查软产道,有裂伤及时缝合。②预防感染:遵医嘱使用抗生素。

三、剖宫产术产妇的护理

剖宫产术是经腹切开子宫取出胎儿的手术。剖宫产术式有子宫下段剖宫产术、子宫体部剖宫产术、腹膜外剖宫产术和剖宫产子宫切除术四种,以子宫下段剖宫产术最常用。

(一)术前护理

1. 评估适应证

(1)产道异常:骨盆狭窄、头盆不称或严重软产道异常。

(2)产力异常:如宫缩乏力经处理无效等。

(3)胎位异常:颏后位、初产妇臀位、横位等。

(4)子宫瘢痕:剖宫产史或曾做过子宫肌瘤摘除术。

(5)严重全身性疾病:如重度子痫前期或子痫、糖尿病、心力衰竭等。

(6)产前出血:前置胎盘、胎盘早剥。

(7)产妇年龄35岁以上,有不育史或难产无子女等。

(8)胎儿因素:胎儿窘迫、胎盘功能不良、脐带脱垂、多胎妊娠、巨大儿等。

2. 做好术前准备

(1)物品准备:剖宫产手术包1个、手套10副,1、4、7、10线团各1卷,铬制肠线2管,新生儿急救器械和急救药品,子宫收缩剂等。

(2)麻醉:持续硬脊膜外麻醉为主,个别产妇用全麻。

3. 术前护理措施

(1)术前教育:向产妇及家属介绍手术过程,安慰产妇,使其消除恐惧。

(2)药物过敏试验:如普鲁卡因、青霉素等药物过敏试验。

(3)备皮:行择期剖宫产术前,嘱产妇沐浴、洗发、剪指(趾)甲。腹部和外阴部按一般妇科手术备皮范围准备:上至剑突,下至阴阜及大腿上1/3,两侧至腋中线。

(4)核实交叉配血情况,做好输血准备。

(5)消化道准备:术前日进半流食,午夜后开始禁食禁水。未破膜者,遵医嘱术前1日晚和术日晨各灌肠1次。

(6)重新测量产妇生命体征指标,复核各项辅助检查结果,如有异常及时报告医生。

(7)指导产妇演习术后在病床上翻身、饮水、用餐、双手保护切口咳嗽、吐痰技巧。

(8)术前4 h禁用呼吸抑制剂如吗啡,以防新生儿窒息。

(9)安放留置导尿管。

(10)按医嘱术前0.5 h注射基础性麻醉药物。

(11)腹部消毒前常规复查胎心率并记录。

(12)做好新生儿保暖和抢救准备,如新生儿急救器械、药品、氧气等。

(二)术中护理配合

1. 巡回护士 ①术前核查术中所需用物。②协助麻醉医师摆好产妇体位及穿刺。③观察产妇生命体征。④遵医嘱输血、输液。

2. 器械护士　①熟悉手术步骤,术中及时、准确递送器械及敷料。②术前、术后认真清点器械、敷料,并记录。

3. 助产士　①携带新生儿衣被、抢救器械、药品到手术室候产。②胎儿娩出后及时清理呼吸道,配合医生抢救新生儿窒息。

(三) 术后护理

1. 床边交接班　病房责任护士向手术室护士和麻醉医师询问手术过程、麻醉及用药情况。及时测生命体征,检查输液管、伤口、引流、阴道流血等情况,详细记录。

2. 术后体位及活动　术后平卧位,麻醉未清醒时,头偏向一侧,防止呕吐物误入气管发生吸入性肺炎。术后 24 h 改为半卧位,以利恶露排出。术后 2～3 日拔除导尿管后可下床活动,避免肠粘连。

3. 监测生命体征　术后 4 h 内,每 30 min 测量血压、脉搏、呼吸 1 次。术后 3 日内,每日测体温 4 次。

4. 饮食护理　术后禁食 6～12 h 后可进清淡流食(水、米汤等),禁食牛奶、糖水、甜果汁。1～2 日后改为半流食,肛门排气后进普食。

5. 保持导尿管通畅　观察尿量、颜色及导尿管是否通畅,发现血尿及时报告医生。术后 24 h 拔除导尿管。

6. 减轻切口疼痛　指导产妇在翻身、咳嗽时轻按腹部两侧以减轻疼痛。必要时按医嘱给予止痛药物,如哌替啶等。

7. 预防产后出血　术后 24 h 内严密观察阴道流血及宫缩情况,流血多者遵医嘱给予缩宫剂并按摩子宫。

8. 腹胀护理　一般术后 48 h 可自行排气。如腹胀明显可遵医嘱行"123 灌肠"(50％硫酸镁 30 mL,甘油 60 mL,温开水 90 mL)。

9. 做好产褥期护理　每日观察腹部切口有无渗血、血肿、红肿、硬结等。保持外阴清洁,每日擦洗外阴 2 次。观察恶露、子宫复旧情况,发现异常及时报告医生。遵医嘱使用抗生素。热敷乳房,指导产妇正确哺乳。术后第 7 日拆线。

(四) 健康指导

(1) 指导出院后加强营养,进高蛋白、含充足热量和水分的饮食,适当补充维生素和铁剂。

(2) 指导产后保健和母乳喂养。

(3) 术后禁止性生活 6 周,6 周后复查。

(4) 需再生育者,术后至少避孕 2 年。

考点提示

1. 持续性枕后位、枕横位常见的骨盆;持续性枕后位、枕横位试产的护理要点。

2. 臀位矫正方法,臀先露阴道分娩第一产程护理要点、第二产程(脐部娩出后,娩出胎头时间)护理要点。

3. 剖宫产术产妇护理要点。

（卢丽为）

直通护考

一、A1/A2 型题（以下每一道考题下面有 A、B、C、D、E 五个备选答案，请从中选择一个最佳答案。）

1. 不协调性宫缩乏力的护理评估特点，哪项不符？（ ）
A. 宫腔内压高
B. 易发生胎儿窘迫
C. 宫底两角起搏点同步
D. 不宜静脉滴注缩宫素
E. 子宫收缩极性倒置

2. 难产最基本的临床表现是（ ）。
A. 胎膜早破
B. 产程延长
C. 胎儿窘迫
D. 会阴裂伤
E. 新生儿损伤

3. 初产妇，37 岁，G_4P_0，妊娠 41 周临产。宫口开大 1 cm，临床诊断为不协调性宫缩乏力。对该产妇的护理，正确的是（ ）。
A. 人工破膜
B. 温肥皂水灌肠
C. 静脉滴注缩宫素
D. 遵医嘱使用镇静剂
E. 勤做肛查

4. 护士回答产妇，可以使用缩宫素的情况是（ ）。
A. 强直性子宫收缩
B. 子宫痉挛性狭窄环
C. 不协调性宫缩乏力
D. 协调性宫缩乏力
E. 协调性宫缩过强

5. 初产妇，25 岁，孕 39 周，G_3P_0，阵发性腹痛 5 h 入院。入院时宫口开大 1 cm，入院后 15 h 检查，宫口开大 4 cm。该产妇可诊断为（ ）。
A. 潜伏期延长
B. 活跃期延长
C. 活跃期停滞
D. 第二产程延长
E. 滞产

6. 护士按医嘱为一宫缩乏力的产妇应用缩宫素加强宫缩，静脉滴注缩宫素开始的速度应为（ ）。
A. 10～20 滴/分
B. 8～10 滴/分
C. 4～5 滴/分
D. 20～30 滴/分
E. 30～40 滴/分

7. 剖宫产术产妇拔除导尿管的时间是术后（ ）。
A. 2 h   B. 8 h   C. 12 h   D. 24 h   E. 48 h

二、A3/A4 型题（以下提供若干个案例，每个案例下设若干个考题。请根据各考题题干所提供的信息，在每道题下面的 A、B、C、D、E 五个备选答案中，选择一个最佳答案。）

（8～10 题共用题干）

初产妇，27 岁，G_3P_0，妊娠 40^{+2} 周，阵发性腹痛 7 h 入院。检查：生命体征平稳，心、肺、肝、脾无异常。腹部膨隆，宫底剑突下 3 横指，宫缩 35 s/（5～6）min，胎位左枕前（LOA），胎心 146 次/分。骨盆外测量正常。肛诊：先露头，$S=0$，宫口开大 2 cm，胎膜未破。估算胎儿 3100 g。13 h 后检查：宫缩 40 s/（5～6）min，查宫口开大 5 cm，$S=0$，触及前羊膜囊。

8. 该产妇最可能的临床诊断是（ ）。
A. 潜伏期延长
B. 活跃期延长
C. 活跃期停滞

D. 不协调性宫缩过强　　　　　E. 协调性宫缩过强

9. 护士应清楚该产妇最佳处理首选(　　)。

A. 剖宫产　　　　　　　　B. 应用地西泮　　　　　　　C. 静滴缩宫素

D. 等待产程自然进展　　　　E. 人工破膜后酌情静滴缩宫素

10. 在对该产妇遵医嘱使用缩宫素时,护理措施不包括(　　)。

A. 最大给药剂量不超过 60 滴/分

B. 可以肌注缩宫素

C. 专人监护

D. 维持宫缩(40~60) s/(2~3) min

E. 严密观察宫缩、胎心、血压

项目十二　分娩期并发症产妇的护理

学习目标

1. 关爱护理对象，尊重护理对象人格，保护护理对象隐私。
2. 掌握产后出血、羊水栓塞、子宫破裂产妇的护理评估及护理措施。掌握产后出血的定义。
3. 熟悉产后出血、羊水栓塞、子宫破裂产妇的护理诊断、护理目标。熟悉羊水栓塞、子宫破裂的定义。

思政课堂

把保障人民健康放在优先发展的战略位置，完善人民健康促进政策。

任务一　产后出血产妇的护理

案例导入

案例12-1　林女士，36岁，G_5P_1，足月妊娠自然分娩。胎儿娩出后阴道流血量少，胎盘娩出后流血不止，呈间歇性，色暗红。检查胎盘胎膜完整，子宫柔软，轮廓不清。血压68/40 mmHg，脉搏126次/分。

问题：判断林女士出血的原因是什么？应采取哪些护理措施？

产后出血指胎儿娩出后24 h内失血量超过500 mL，剖宫产时失血量超过1000 mL。发生率占分娩总数的2%～3%，其中80%以上发生于产后2 h内，是目前我国产妇死亡的首位原因。短时间内大量失血，导致失血性休克，休克时间过长，可引起腺垂体缺血性坏死，继发严重的腺垂体功能减退，称希恩综合征（Sheehan syndrome）。

【护理评估】

（一）健康史

评估产妇有无下列引起产后出血的主要原因。

1. 子宫收缩乏力　产后出血最常见原因,占 70%～80%。

(1)产科因素:见于产程延长、前置胎盘、胎盘早剥、妊娠期高血压疾病等妊娠并发症。

(2)全身因素:产妇精神紧张、体质虚弱、合并急慢性全身性疾病等。

(3)子宫因素:①子宫肌纤维过度伸展,如双胎妊娠、羊水过多、巨大胎儿等;②子宫壁损伤、肌纤维退行性变,如子宫瘢痕、多产、感染、刮宫过度等;③子宫病变,如子宫发育不良、畸形或子宫肌瘤等。

(4)药物因素:临产后过多使用镇静剂、麻醉剂或宫缩抑制剂。

2. 胎盘因素　胎儿娩出后 30 min 胎盘尚未娩出,称为胎盘滞留。

(1)胎盘剥离后滞留:宫缩乏力、产程延长、膀胱充盈所致。

(2)胎盘剥离不全:第三产程过早牵拉脐带、按压子宫引起。

(3)胎盘嵌顿:宫缩剂使用不当或粗暴按压子宫引起。

(4)胎盘粘连:指胎盘绒毛全部或部分穿过子宫蜕膜层附着于子宫肌层表面,不能自行剥离。子宫内膜炎、多次人流、宫腔感染导致子宫内膜损伤,是胎盘粘连常见原因。

(5)胎盘植入:胎盘绒毛深入子宫肌层为胎盘植入。病因:①内膜损伤如多次人流、宫腔感染等;②胎盘附着部位如子宫下段、宫颈异常等;③子宫手术史如剖宫产术、子宫肌瘤剔除术等;④经产妇。

(6)胎盘胎膜残留:第三产程过早牵拉脐带、按压子宫所致。

3. 软产道损伤　由于急产、产力过强、巨大儿、手术助产操作不当等引起。

4. 凝血功能障碍　较少见。常见于:①产科并发症,如妊娠期高血压疾病、重度胎盘早剥、羊水栓塞、死胎滞留过久等;②全身出血性疾病,如血小板减少症、白血病、再生障碍性贫血、重症肝炎等。此类产后出血常为难以控制的大量出血。

（二）身体评估

1. 阴道流血　主要表现为胎儿或胎盘娩出后阴道流血。不同病因导致的产后出血特点不同(表 12-1)。

表 12-1　产后出血病因与特点

病　　因	出　血　特　点
子宫收缩乏力	胎盘娩出后间歇性阴道流血,色暗红;子宫软,轮廓不清;按摩子宫、使用宫缩剂后,子宫变硬、出血减少
软产道损伤	胎儿娩出后持续性阴道流血,鲜红色、可凝
胎盘滞留	胎盘剥离延缓,胎盘娩出前阴道出血;或者胎盘胎膜残留继发宫缩乏力出血
凝血功能障碍	持续性阴道流血,血液不凝,伴全身出血倾向

2. 全身表现　急性失血导致失血性贫血和休克,表现为面色苍白、头晕、心慌、烦躁、皮肤湿冷、脉搏细数、血压下降等。

3. 评估产后出血量　可为制订输液、输血治疗方案做参考,因检测人员不同而存在一定误差,估计出血量往往低于实际出血量。

知识链接

评估产后出血量的方法

1. 称重法　失血量(mL)＝[有血敷料重(g)－干敷料重(g)]÷1.05(血液比重 g/mL)。

2. **容积法** 用产后接血容器收集血液后,倒入量杯测量失血量。

3. **面积法** 按接血纱布血湿面积粗略估计,如血湿纱布长 10 cm、宽 10 cm,折合失血量 10 mL。

4. **休克指数法** 休克指数(SI)＝脉率÷收缩压(mmHg)。SI＝0.5 为血容量正常;SI＝1.0 为轻度休克;SI＝1～1.5,失血量为全身血容量的 20%～30%;SI＝1.5～2.0,失血量为 30%～50%;SI＝2.0 以上,失血量为 50% 以上。

(三)心理-社会评估

产妇及家属多感到紧张、恐惧和焦虑,担心产妇的安危和身体健康等问题。

(四)辅助检查

检查血常规、血型、凝血功能,必要时输血前行血交叉检查。

【护理诊断及合作性问题】

1. 潜在并发症 失血性休克、希恩综合征。

2. 恐惧 与担心生命安全有关。

3. 有感染的危险 与失血后抵抗力降低及手术操作有关。

【护理目标】

(1)产妇生命体征正常,失血被有效控制。

(2)产妇恐惧消除,情绪稳定,积极配合医护人员的工作。

(3)产妇感染被及时发现并有效控制。

【护理措施】

(一)急救护理

(1)去枕平卧,吸氧、保暖。

(2)迅速建立静脉通道,做好输血准备。

(3)遵医嘱输液、输血,应用止血药或宫缩剂,并观察。

(4)配合医生查找出血原因,快速止血。

(二)执行医嘱

1. 解释治疗原则 针对出血原因,迅速止血;补充血容量,纠正休克;预防感染。

2. 遵医嘱止血,配合治疗

(1)子宫收缩乏力:加强宫缩是最迅速有效的止血方法。

①按摩子宫:娩出胎盘后,导尿排空膀胱,选用下列方法按摩子宫。a. 单手按摩子宫法:术者一手置于宫底部,拇指在子宫前壁,其余四指在子宫后壁,均匀有节律地按摩子宫(图 12-1)。是加强宫缩最常用的方法。b. 腹壁双手按摩子宫法:一手在产妇耻骨联合上缘按压下腹中部,将子宫向上托起,另一手握住宫体,使其高出盆腔,在宫底部有节律地按摩子宫,同时压迫宫底,排出宫腔积血(图 12-2)。c. 腹部-阴道双手按摩子宫法:一手在腹部按摩宫体后壁,另一手握拳置于阴道前穹隆顶压子宫前壁,双手相对挤压按摩子宫,压迫子宫血窦,刺激宫缩,减少出血(图 12-3)。

②应用宫缩剂:a. 遵医嘱用缩宫素 10 U 肌内注射或加入 0.9% 氯化钠注射液 500 mL 静脉滴注。必要时用缩宫素 10 U 直接子宫体注射。b. 遵医嘱麦角新碱 0.2～0.4 mg 肌注或宫体注射(心脏病、高血压者慎用)。c. 遵医嘱用前列腺素类药物,如地诺前列酮 0.5～1 mg 直

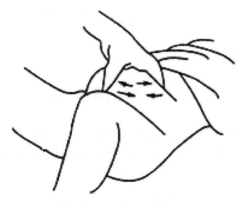

图 12-1　单手按摩子宫法

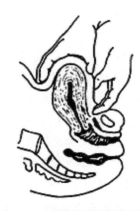

图 12-2　腹壁双手按摩子宫法

接宫体注射。

③宫腔填塞纱条:助手在腹部固定子宫,术者用卵圆钳将无菌特制不脱脂纱布条(长2 m、宽 6～8 cm、厚 4～6 层)送入宫腔,自宫底由内向外填紧,不留空隙(图 12-4)。防止隐性出血和感染。24 h 后缓慢取出纱条,抽出前先注射缩宫素 10 U,并给予抗生素预防感染。

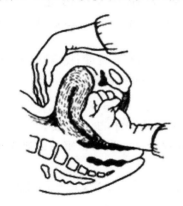

图 12-3　腹部-阴道双手按摩子宫法

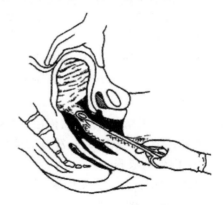

图 12-4　宫腔填塞纱条

④结扎盆腔血管或行髂内动脉或子宫动脉栓塞术:上述处理无效者,可配合医生结扎盆腔血管或行髂内动脉或子宫动脉栓塞术。

⑤子宫切除:经抢救无效、危及产妇生命时,做好子宫次全切除或子宫全切除术准备及护理。

(2)胎盘因素:

①胎盘剥离后滞留:排空膀胱,一手轻拉脐带,另一手按压宫底协助胎盘胎膜娩出。

②胎盘粘连或剥离不全:行徒手剥离胎盘术。

③胎盘嵌顿:遵医嘱给予肾上腺素 1 mg 或阿托品 0.5 mg 皮下注射,待环松解后徒手取出胎盘。若不能松解,可协助医生在全身静脉麻醉下取胎盘。

④胎盘植入:做好子宫次全切除术护理。

⑤胎盘胎膜残留:配合医生用大号刮匙刮宫,同时使用缩宫素。

(3)软产道裂伤:协助医生查找裂伤,及时、有效、准确地缝合止血。

会阴裂伤分度标准:Ⅰ度为会阴皮肤和阴道黏膜撕裂;Ⅱ度为会阴皮肤、阴道黏膜和会阴体肌层撕裂;Ⅲ度为肛门括约肌撕裂;Ⅳ度为直肠前壁撕裂。

(4)凝血功能障碍:遵医嘱尽快输新鲜全血,补充血小板、纤维蛋白原、凝血因子等。并发

DIC,按 DIC 处理。积极做好抢救休克及纠正酸中毒等护理。如阴道流血不止,做好子宫切除术准备。

3. 防治感染 注意无菌操作;遵医嘱应用抗生素。

（三）病情监测

（1）严密监测生命体征、神志变化,观察皮肤颜色、四肢温度、尿量,准确评估失血量,发现阴道出血量多或休克征兆立即报告医生并配合处理。

（2）加强产房留观 2~4 h 监测,定时检查宫缩,及时排空膀胱,发现异常立即报告医生。

（3）产后监测体温,观察恶露、伤口有无感染迹象,发现异常,立即报告医生并配合处理。

（四）预防措施

1. 加强孕期监护 ①加强营养,定期产前检查;②早期发现并治疗合并症及并发症;③对有出血危险的孕妇加强治疗,嘱提前住院。

2. 正确处理产程 第一产程:①注意饮食、休息,防止疲劳导致产程延长;②遵医嘱合理使用宫缩剂和镇静剂。第二产程:①提高接产技术,正确保护会阴;②正确指导产妇屏气,避免胎儿娩出过快;③有产后出血可能者,胎儿前肩娩出即肌注或静脉推注缩宫素 10 U。第三产程:①胎盘剥离前不过早揉子宫、强拉脐带;②阴道流血量多,应查明原因,及时处理;③胎儿娩出 30 min 胎盘未剥离,应探查宫腔并徒手剥离胎盘;④胎盘娩出后仔细检查胎盘、胎膜,检查软产道,按摩子宫。

3. 加强产后观察 产房留观 2 h,密切监测:①子宫收缩、宫底高度;②阴道流血量;③膀胱充盈情况;④会阴及阴道有无血肿;⑤测量血压、脉搏;⑥早吸吮乳头。

（五）基础护理

1. 饮食 加强营养,给予高蛋白、高热量、高维生素、富含铁的饮食,少食多餐。

2. 休息、活动 提供安静、舒适的休息环境,嘱半卧位或侧卧位。病情稳定后鼓励下床活动。协助产妇母乳喂养。

3. 卫生 保持会阴清洁干燥,每日用 0.05% 聚维酮碘液擦洗外阴 2 次,大便后擦洗会阴。

（六）心理护理

（1）护理人员应技术娴熟,工作紧张有序,保持镇定态度。

（2）关心、陪伴、安慰产妇,提供心理支持。

（3）指导家属陪伴、照顾产妇,照料婴儿,消除产妇紧张情绪。

（七）健康指导

（1）加强产前检查,对于有产后出血危险的孕妇需早纠正,提前住院待产。

（2）指导产妇加强营养、适量活动、按摩子宫及会阴伤口自我护理等技能。

（3）指导产妇母乳喂养,继续观察子宫复旧及恶露情况,发现异常及时就诊。明确产后复查的时间、目的和意义。产后 6 周复查。

（4）产褥期禁止盆浴及性生活,恢复性生活时提供避孕指导。

考点提示

1. 产后出血的定义、病因及护理评估特点。

2. 产后出血的治疗原则、宫缩乏力性产后出血的护理措施。

任务二 羊水栓塞产妇的护理

案例导入

案例 12-2 经产妇,43 岁,妊娠 40 周临产。检查:生命体征正常,宫底位于剑下 2 横指,宫缩 25 s/7 min,胎位枕右前位,胎心音 134 次/分。入院后静脉滴注缩宫素,破膜后不久突然出现寒战、呛咳、气急、烦躁不安,继而出现呼吸困难、发绀,血压 90/60 mmHg。

问题:①该产妇发生了什么?②首优护理问题是什么?③作为责任护士应马上采取哪些急救措施并配合医生紧急抢救?

羊水栓塞是指在分娩过程中羊水突然进入母体血循环,引起急性肺栓塞、过敏性休克、弥散性血管内凝血(DIC)、肾衰竭等一系列病理改变的严重分娩并发症。发病急,病情凶险,发生在足月分娩和妊娠 10~14 周钳刮术时,死亡率高达 60% 以上,是孕产妇死亡的主要原因之一。

【护理评估】

（一）健康史

羊膜腔内压力增高(宫缩过强)、胎膜破裂、宫颈或宫体损伤处有开放大静脉或血窦,是导致羊水栓塞的基本条件。高龄初产妇和多产妇、胎膜早破、宫缩过强、前置胎盘、胎盘早剥、子宫不完全破裂、宫缩剂使用不当、剖宫产、中期妊娠引产或钳刮术等,均可诱发羊水栓塞。

知识链接

羊水栓塞的病理生理

羊水进入母体血液循环后,可引起一系列病理生理变化。

1. 肺动脉高压 羊水进入母体血液循环,其有形物质如胎脂、胎粪、角化上皮细胞、毳毛等,直接形成栓子,阻塞小血管并刺激血小板和肺间质细胞释放血管活性物质,使肺小血管痉挛。同时羊水中有形物质激活凝血过程,使肺毛细血管内形成弥散性血栓,进一步阻塞肺小血管,引起肺动脉高压,导致急性右心衰竭。继而呼吸循环衰竭、血压下降、休克甚至死亡。

2. 过敏性休克 羊水有形物质为致敏原,引起Ⅰ型变态反应,导致过敏性休克。

3. 弥散性血管内凝血(DIC) 羊水中含有丰富的促凝物质,进入母血后在血管内产生大量微血栓,消耗凝血因子及纤维蛋白原发生 DIC。DIC 导致大量凝血物质消耗和纤溶系统激活,产妇血液由高凝状态转为纤溶亢进,血液不凝,发生严重产后出血及失血性休克。

4. 急性肾衰竭 因休克和 DIC 导致重要脏器微血栓形成,常见为急性肾缺血导致急性肾功能障碍和衰竭。

(二)身体评估

羊水栓塞起病急骤,多发生于分娩过程中,尤其是胎儿娩出前后的短时间内。

1. 典型羊水栓塞 以骤然血压下降(血压下降与失血量不符合)、组织缺氧和消耗性凝血病为特征的急性综合征。典型临床经过分为三个阶段。

(1)心肺功能衰竭和休克:破膜后产妇突然寒战、呛咳、气急、烦躁不安、恶心、呕吐,继而出现呼吸困难、发绀、抽搐、昏迷,脉搏细数、血压急剧下降、肺底部湿啰音等。病情凶险者仅尖叫一声或打一个哈欠或抽搐一下后呼吸、心搏骤停,数分钟内死亡。

(2)出血:病人渡过心肺功能衰竭和休克后,进入凝血功能障碍阶段,表现以子宫出血为主的全身出血倾向,如难以控制的阴道大量出血、切口渗血、全身皮肤黏膜出血、针孔渗血、血尿等,血液不凝固。

(3)急性肾衰竭:存活的病人出现少尿、无尿及尿毒症表现。

2. 不典型羊水栓塞 症状隐匿,有些病人胎膜破裂时突然一阵呛咳,之后缓解;有些病人分娩或剖宫产时一次寒战,几小时后才出现阴道大量出血、切口渗血等,无凝血块,并出现休克。

(三)心理-社会评估

产妇突然危在旦夕,家属无法接受现实,表现出恐惧、情绪激动、愤怒,如果抢救无效还可能出现过激行为。

(四)辅助检查

(1)血涂片查找羊水有形物质:采集下腔静脉血,镜检见到羊水有形成分支持诊断。

(2)床旁胸部 X 线摄片:双肺弥漫性点片状浸润影。

(3)心电图示右心房、右心室扩大。

(4)DIC 各项检查呈阳性指标。

【护理诊断】

1. 气体交换受损 与肺动脉高压导致的肺血管阻力增加和肺水肿有关。

2. 组织灌注无效(周围) 与失血及 DIC 有关。

3. 潜在并发症 胎儿窘迫、休克、DIC、肾衰竭。

【护理目标】

(1)积极处理后产妇胸闷、呼吸困难症状改善。

(2)产妇血压及尿量正常,阴道出血减少,皮肤、黏膜出血停止。

(3)胎儿及新生儿无生命危险。

【护理措施】

(一)急救护理

(1)供氧:半卧位,保持呼吸道通畅,立即面罩给氧或气管插管正压给氧,必要时气管切开。

(2)立即停用缩宫素。

（3）迅速建立静脉通道，做好输血准备。

（4）遵医嘱输液、输血，并观察。

（二）执行医嘱

1. 解释治疗原则　一旦发现羊水栓塞症状，应立即抢救，抗过敏、纠正呼吸循环衰竭、改善低氧血症、抗休克、防止 DIC 和肾衰竭。

2. 遵医嘱用药，配合治疗

（1）抗过敏：遵医嘱用氢化可的松 100～200 mg 加于 5％～10％葡萄糖液 50～100 mL 快速静脉滴注，日量可达 500～1000 mg；或地塞米松 20 mg 加于 25％葡萄糖液静脉推注，再加 20 mg 于 5％～10％葡萄糖液中静脉滴注。

（2）缓解肺动脉高压：①盐酸罂粟碱：首选药物，30～90 mg 加于 25％葡萄糖液 20 mL 缓慢静脉推注，日量不超过 300 mg。②阿托品：1 mg 加于 25％葡萄糖液 10 mL 静脉推注，15～30 min 1 次。③氨茶碱：250 mg 加于 25％葡萄糖液 20 mL 缓慢静脉推注。④酚妥拉明：5～10 mg 加于 10％葡萄糖液 100 mL 静脉滴注。

（3）抗休克：①补充血容量：尽快补充新鲜血液和血浆。扩容可选低分子右旋糖酐 500 mL 静脉滴注。②升压药物：多巴胺 20～40 mg 加于 10％葡萄糖液 250 mL 静脉滴注。③纠正酸中毒：5％碳酸氢钠液 250 mL 静脉滴注。④纠正心力衰竭：常用去乙酰毛花苷 0.2～0.4 mg 加于 10％葡萄糖液 20 mL 静脉缓注。

（4）防治 DIC：①肝素钠：羊水栓塞初期血液处于高凝状态时短期使用。②补充凝血因子：及时输新鲜血或血浆、纤维蛋白原等。③抗纤溶药物：纤溶亢进时使用氨基己酸、氨甲苯酸、氨甲环酸。④补充纤维蛋白原。

（5）预防肾衰竭：应用呋塞米 20～40 mg 静脉注射，或 20％甘露醇 250 mL 快速静脉滴注。

（6）预防感染：遵医嘱选用肾毒性小的广谱抗生素。

（三）病情监测

（1）监测生命体征，观察皮肤黏膜有无出血点及淤斑、阴道出血量、血液凝固情况。

（2）观察尿量，及时发现肾衰竭。

（3）监测肺底有无湿啰音。

（4）监测产程进展、宫缩及胎心。

（四）分娩护理

第一产程发病，做好剖宫产准备和护理。第二产程发病，协助医生阴道助产结束分娩。若发生产后出血，积极抢救不能止血者，做好子宫切除术准备及护理。

（五）心理护理

医护人员应沉着冷静，不因自身的忧郁加重产妇及其家属的焦虑；向家属解释病情，介绍羊水栓塞的相关知识及可能发生胎儿意外的原因，并获取相关手术同意书；对于家属的愤怒表示理解并给予安慰，减轻或消除其恐惧心理，取得家属的理解与配合。

（六）羊水栓塞的预防

①加强产前检查，发现前置胎盘等诱发因素及时处理；②严密观察产程进展，严格掌握缩宫素使用指征和方法；③人工破膜宜在宫缩间歇期进行，破口要小，控制羊水流出速度；④钳刮

术时先刺破胎膜,水流出后再钳夹胎盘组织;⑤严格掌握剖宫产指征。

(七)健康指导

(1)对顺利渡过休克、出血、肾衰竭的病人,治愈出院后讲解保健知识,加强营养和锻炼,产后42天检查时应做尿常规和凝血功能的检查,判断肾功能恢复情况。

(2)对保留子宫并仍有生育愿望的病人,应指导采用合适的避孕方法避孕,最好在一年后身体各器官恢复正常时怀孕,怀孕前应到产科门诊咨询相关注意事项;对于无法保留子宫而致子宫切除的病人应委婉告知,对有生育愿望者可帮助其设想其他方法实现做母亲的愿望。

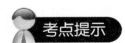

考点提示

1. 羊水栓塞的概念、基本条件和诱因。
2. 典型羊水栓塞的临床经过、首优护理问题、急救护理措施。

 任务三 子宫破裂产妇的护理

案例导入

案例12-3 金女士,G₄P₁,妊娠39周,腹痛1h入院。今日凌晨病人突然出现腹痛难忍,无阴道流血,被120救护车迅速送进医院。孕产史:人工流产2次。1年前剖宫产娩出一男婴。此次怀孕未做产前检查。查体:面色苍白,血压110/70 mmHg,脉搏100次/分,腹部压痛、反跳痛。子宫轮廓清,宫缩无间歇,脐下1横指处见一环状凹陷,胎位不清,胎心未闻及。

问题:①该病人出现了什么问题? 并说出依据。②应马上采取哪些急救措施并配合医生紧急抢救?

子宫破裂是指宫体部或子宫下段在分娩期或妊娠晚期发生裂开,是危及母儿生命的产科极其严重的并发症,多发生于经产妇。近年子宫破裂发生率随剖宫产率增加有上升趋势。

【护理评估】

(一)健康史

询问既往孕产史,本次妊娠和分娩过程,重点评估有无发病诱因。

1. 瘢痕子宫 近年来导致子宫破裂的常见原因。子宫曾有手术史,如剖宫产术、子宫肌瘤剔除术后短时间内再次妊娠,临产后瘢痕部位子宫破裂的危险性增大。

2. 梗阻性难产 骨盆狭窄、胎位异常等导致胎先露下降受阻,子宫强烈收缩,使子宫下段过度伸展变薄而导致破裂。

3. 子宫收缩剂使用不当　不正确使用子宫收缩剂,导致宫缩过强,而发生子宫破裂。

4. 手术损伤　多发生于不恰当或粗暴的阴道助产手术。

5. 其他　子宫发育不良、子宫畸形、多产或多次刮宫等。

（二）身体评估

子宫破裂多发生于分娩期,多可分为先兆子宫破裂和子宫破裂两个阶段。

1. 先兆子宫破裂　常发生于产程长或有梗阻性难产,主要表现:①下腹剧痛:子宫强直性或痉挛性收缩过强,产妇烦躁不安、下腹剧痛拒按、呼吸急促、脉搏加速,自觉胎动频繁。②病理性缩复环:因胎先露下降受阻,子宫收缩过强,宫体部肌肉缩短变厚,子宫下段肌肉拉长变薄,在两者间形成环状凹陷,称病理缩复环。此环逐渐上升达脐部或脐上,子宫下段疼痛明显,子宫呈葫芦形(图 12-5)。③血尿:膀胱受压充血,肌肉被牵拉,出现排尿困难、血尿。④胎心率改变:子宫强直性收缩,胎心率先快后慢或听不清。

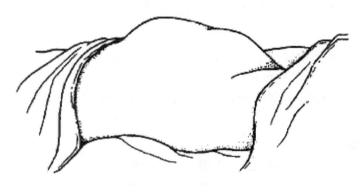

图 12-5　病理缩复环

2. 子宫破裂

（1）不完全性子宫破裂:子宫肌层部分或全层破裂,但浆膜层完整,宫腔与腹腔不相通,胎儿及附属物仍在宫腔内。

（2）完全性子宫破裂:子宫肌壁全层破裂,宫腔与腹腔相通。①产妇突感下腹撕裂样剧痛,子宫收缩骤停。②腹痛稍缓解,羊水、血液进入腹腔后,出现全腹持续性疼痛,伴有低血容量休克征象。③全腹压痛、反跳痛,腹壁下清楚扪及胎体,子宫缩小位于胎儿侧方,胎心、胎动消失。④阴道检查:可见鲜血流出,开大的宫颈口回缩,胎先露上升。

（三）心理-社会评估

产妇因剧烈的腹痛而焦躁不安,担心自身和胎儿的安危,随着休克的发生,有不祥预兆。家属也会出现恐慌、悲伤、失望,甚至愤怒的情绪。

（四）辅助检查

1. B 超检查　用于可疑子宫破裂的病例,了解胎儿与子宫破裂的位置,并与胎盘早剥相鉴别。

2. 实验室检查　血常规检查示血红蛋白值下降,白细胞计数增加。尿常规检查可见红细胞或肉眼见血尿。

【护理诊断】

1. 急性疼痛 与强直性子宫收缩或子宫破裂血液刺激腹膜有关。

2. 组织灌注无效(周围) 与子宫破裂出血所致的外周循环血量减少有关。

3. 预感性悲哀 与胎儿死亡、子宫切除有关。

【护理目标】

(1)强直性子宫收缩得到抑制,产妇疼痛减轻。

(2)产妇低血容量得到纠正和控制。

(3)产妇情绪得到调整,悲哀程度减轻。

【护理措施】

(一)急救护理

(1)取中凹卧位或平卧位,吸氧、保暖。

(2)迅速建立静脉通路,遵医嘱输血、输液。

(3)尽快做好剖腹探查术准备,移动产妇时力求平稳,减少刺激。

(二)病情监测

(1)严密监测产妇生命体征、出入量,观察宫缩、胎心音。

(2)急查血红蛋白,评估失血量。

(3)监测体温、白细胞,发现感染征象,及时报告医生并配合处理。

(三)执行医嘱

1. 解释治疗原则

(1)先兆子宫破裂:立即抑制宫缩,立即行剖宫产术。

(2)子宫破裂:在抢救休克同时,无论胎儿是否存活,均应尽快手术治疗。

2. 遵医嘱用药,配合治疗 先兆子宫破裂,立即停用缩宫素,遵医嘱肌注哌替啶 100 mg 或行全身静脉麻醉,抑制宫缩。

(四)手术产妇护理

1. 知情同意 协助医生向家属交代病情,获取家属签字的手术知情同意书。

2. 做好手术护理 协助医生完成剖腹探查子宫修补术或子宫切除术,做好术前准备及术中、术后护理。

(五)基础护理

1. 饮食 产后加强营养,饮食多样化,补充铁、钙。

2. 卫生 保持外阴清洁,每日用 0.1% 苯扎溴铵溶液擦洗外阴 2 次。

(六)子宫破裂的预防

(1)加强产前检查,及时矫正异常胎位。

(2)胎位不正、骨盆狭窄、头盆不称或有剖宫产史者,预产期前 2 周住院待产。

(3)分娩期正确应用子宫收缩剂。缩宫素引产应专人守护,按规定稀释为小剂量缓慢静脉滴注,严防发生过强宫缩。前列腺素制剂引产应慎重。

(七)心理护理

对于产妇及家属因子宫切除、胎儿死亡所表现出的怨恨情绪给予同情和理解,耐心倾听他们的感受,提供必要的援助。通过谈心和生活上的关怀劝慰产妇及家属,促使他们稳定情绪、接受现实、走出悲哀、树立生活信心、恢复身体健康。

（八）健康指导

（1）宣传计划生育,减少分娩、流产的次数。

（2）对胎儿死亡的产妇,指导有效的退奶方法。

（3）对于行子宫修补术无子女的产妇,指导其 2 年后再孕,产褥期后恢复性生活时可选药物或避孕套避孕。

（4）出院时为产妇提供产褥期休养计划。

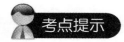

考点提示

子宫破裂主要原因、先兆子宫破裂的临床征象、主要表现及处理原则。

（谭　红）

直通护考

一、A1/A2 型题（以下每一道考题下面有 A、B、C、D、E 五个备选答案,请从中选择一个最佳答案。）

1. 产后出血是指胎儿娩出后 24 h 内失血量超过（　　　）,剖宫产时失血量超过（　　　）。

A. 300 mL、600 mL　　　　　B. 400 mL、800 mL　　　　　C. 500 mL、1000 mL

D. 800 mL、1000 mL　　　　E. 1000 mL、1200 mL

2. 产后出血最常见的病因是（　　　）。

A. 子宫破裂　　　　　B. 子宫收缩乏力　　　　　C. 胎盘因素

D. 软产道裂伤　　　　E. 凝血功能障碍

3. 产妇,32 岁,孕 40 周,阴道分娩,胎盘娩出后阴道出血量多,暗红色,检查:宫底高,子宫软,产道无裂伤,血自宫腔流出,有血块,胎盘完整,血压 100/70 mmHg,最可能诊断为（　　　）。

A. 子宫收缩乏力　　　　B. 凝血功能障碍　　　　C. 胎盘残留

D. 软产道裂伤　　　　　E. 胎盘粘连

4. 近年来导致子宫破裂的常见原因是（　　　）。

A. 梗阻性难产　　　　　B. 子宫收缩过强　　　　C. 瘢痕子宫

D. 子宫收缩药物使用不当　　E. 产科手术损伤

5. 子宫收缩乏力引起的大出血,采取的止血措施首选（　　　）。

A. 缝合止血　　　　　B. 按摩子宫同时应用宫缩剂　　　　C. 子宫切除

D. 刮匙刮取残留组织　　E. 麻醉松弛狭窄环

二、A3/A4 型题（以下提供若干个案例,每个案例下设若干个考题。请根据各考题题干所提供的信息,在每道题下面的 A、B、C、D、E 五个备选答案中,选择一个最佳答案。）

（6～8 题共用题干）

某孕妇,29 岁,G_1P_0,妊娠 41 周临产。产程中突然出现寒战、恶心、呕吐、气急、呛咳、呼吸困难、发绀,随即进入昏迷状态,继而皮肤出现淤斑。

6. 该病人最可能的临床诊断是(　　)。

A. 羊水栓塞　　　　　　B. 胎膜早破　　　　　　C. 胎盘早剥

D. 先兆子宫破裂　　　　E. 前置胎盘

7. 该病人首优的护理问题是(　　)。

A. 恐惧　　　　　　　　B. 知识缺乏　　　　　　C. 组织灌注不足

D. 气体交换受损　　　　E. 潜在并发症 DIC

8. 此时首要的护理措施是(　　)。

A. 抗休克　　　　　　　B. 控制变态反应　　　　C. 解除痉挛

D. 纠正酸中毒　　　　　E. 加压给氧

项目十三　产褥期疾病产妇的护理

 学习目标

1. 掌握产褥感染产妇的护理评估、护理诊断及护理措施。
2. 熟悉晚期产后出血、产褥期抑郁症产妇的护理评估、护理措施。

思政课堂

深化医药卫生体制改革,促进医保、医疗、医药协同发展和治理。

任务一　产褥感染产妇的护理

 案例导入

案例 13-1　初产妇,足月妊娠,胎膜早破 11 h 临产,会阴侧切分娩一男婴,产后出血不多,产后第 5 天体温 38.9 ℃,宫底位于脐下 2 cm,轻压痛,血性恶露,量多有臭味。

问题:①该产妇最可能的临床诊断是什么? ②请制订相应的护理措施。

产褥感染是指分娩或产褥期生殖道受病原体感染,引起局部或全身的炎症变化。发病率约 6%,是产妇死亡的原因之一。产褥病率是指分娩 24 h 以后的 10 日内,每日用口表测量体温 4 次,间隔时间 4 h,有 2 次体温达到或超过 38 ℃。产褥病率常由产褥感染引起,还可由泌尿系感染、上呼吸道感染、乳腺炎及其他感染所致。

产科出血、妊娠合并心脏病、严重的妊娠期高血压疾病及产褥感染,仍是孕产妇死亡的四大原因。

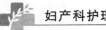

【护理评估】

（一）健康史

询问生育史、既往病史、本次妊娠及分娩经过。了解有无产褥感染诱因，如体质虚弱、营养不良、贫血、慢性疾病、产前出血、胎膜早破、羊膜腔感染、产程延长、软产道损伤及手术助产等。

知识链接

1. 产褥感染病原体种类　产褥感染常为多种病原体混合感染，厌氧菌占优势。

（1）需氧菌：

①链球菌：外源性产褥感染的主要致病菌，β-溶血性链球菌致病性最强，能产生外毒素和溶组织酶，使病变迅速扩散导致严重感染。

②杆菌：以大肠杆菌、克雷伯菌属、变形杆菌属多见。常寄生于外阴、阴道、尿道口周围，能产生内毒素，是菌血症和感染性休克最常见的病原菌。

③葡萄球菌：主要致病菌是金黄色葡萄球菌和表皮葡萄球菌。前者多为外源性感染，容易引起伤口严重感染，能产生青霉素酶，易对青霉素耐药。

（2）厌氧菌：

①革兰阳性球菌：消化性链球菌和消化球菌存在于正常阴道中。产道损伤、胎盘残留、局部组织坏死缺氧时，迅速繁殖，若与大肠杆菌混合感染，放出异常恶臭气味。

②杆菌属：常见的厌氧性杆菌有脆弱类杆菌。多与需氧菌和厌氧性球菌混合感染，形成局部脓肿，产生大量脓液，有恶臭。还可引起化脓性血栓性静脉炎。

③芽胞梭菌：主要为产气荚膜梭菌，产生外毒素，毒素可溶解蛋白质而产气和溶血。感染后，轻者为子宫内膜炎、腹膜炎、败血症，重者引起溶血、急性肾衰竭、循环衰竭、气性坏疽。

（3）支原体：解脲支原体及人型支原体均在女性生殖道内寄生。感染表现轻微。此外，沙眼衣原体、淋病奈瑟菌均可导致产褥感染。

2. 感染途径

（1）外源性感染：指外界病原菌进入产道所致的感染。常见原因有医务人员消毒不严或使用污染的器械和用物，以及产妇临产前性生活等。

（2）内源性感染：寄生于正常孕妇生殖道的病原体多数不致病，当抵抗力降低或细菌数量、毒力增强等诱因出现时，由非致病菌转化为致病菌引起感染。研究表明，内源性感染更重要。

（二）身体评估

发热、疼痛、异常恶露为产褥感染3大主要症状。评估产妇不同部位感染的临床表现如下。

1. 急性外阴、阴道、宫颈炎　分娩时会阴部损伤或手术产引起，以葡萄球菌和大肠杆菌感染为主。

（1）会阴裂伤或切口感染临床表现：①会阴部疼痛；②可有低热；③局部伤口红肿、压痛明显、脓性分泌物流出。

（2）阴道裂伤感染临床表现：①会阴部疼痛；②低热；③黏膜充血、水肿，脓性分泌物增多。

（3）宫颈裂伤感染：向深部蔓延，引起盆腔结缔组织炎。

2. 子宫感染 包括急性子宫内膜炎、子宫肌炎。病原体经胎盘剥离面侵入，扩散至子宫蜕膜层，称为子宫内膜炎。侵入子宫肌层称为子宫肌炎。两者常伴发。若为子宫内膜炎，子宫内膜充血、坏死。

临床表现：①产后 3～5 日发病；②下腹疼痛；③恶露增多，脓性、臭味；④可伴高热、寒战、头痛；⑤子宫压痛明显、复旧不良；⑥白细胞明显升高。

3. 急性盆腔结缔组织炎、急性输卵管炎 病原体沿宫旁淋巴和血行达宫旁组织，出现急性炎性反应形成炎性包块，同时波及输卵管。

临床表现为：①下腹痛伴肛门坠胀。②寒战、高热、脉速、头痛等全身症状。③体征：下腹明显压痛、反跳痛、肌紧张。④宫旁一侧或双侧结缔组织增厚、压痛，触及炎性包块，严重者形成"冰冻骨盆"。⑤白细胞持续升高，中性粒细胞明显增多，核左移。

4. 急性盆腔腹膜炎及弥漫性腹膜炎 炎症继续发展，扩散到子宫浆膜，形成盆腔腹膜炎。继而发展为弥漫性腹膜炎。

临床表现为：①全身中毒症状明显，高热、恶心、呕吐、腹胀；②检查下腹部明显压痛、反跳痛；③可引起肠粘连，也可在直肠子宫陷凹形成局限性脓肿，若脓肿波及肠管和膀胱，可出现腹泻、里急后重和排尿困难；④急性期治疗不彻底，可发展为盆腔炎性疾病后遗症，导致不孕。

5. 血栓性静脉炎

（1）盆腔血栓性静脉炎：常侵及子宫静脉、卵巢静脉、髂内静脉、髂总静脉和阴道静脉，厌氧菌为常见病原体。病变单侧居多。①多见于产后 1～2 周，表现为寒战、高热，症状持续数周或反复发作。②局部检查不易与盆腔结缔组织炎鉴别。

（2）下肢血栓静脉炎：病变多在股静脉、腘静脉和大隐静脉，多继发于盆腔静脉炎。①表现为弛张热，下肢持续性疼痛。②局部静脉压痛或触及硬索状，血液回流受阻，引起下肢水肿，皮肤发白，习称"股白肿"。③病变轻时无明显阳性体征，彩色多普勒超声检查可协助诊断。

6. 脓毒血症、败血症 感染血栓脱落进入血循环可引起脓毒血症，随后可并发感染性休克和迁徙性脓肿。病原体大量进入血循环并繁殖形成败血症。表现为持续高热、寒战、全身明显中毒症状，可危及生命。

（三）心理-社会评估

产妇常有焦虑、紧张、烦躁表现。严重感染者，因不能照顾婴儿，常感到无助。还应评估家属的心理反应和对产妇的支持程度。

（四）辅助检查

1. 实验室检查 白细胞计数常超过 $20 \times 10^9/L$，中性粒细胞明显升高，血清 C-反应蛋白＞8 mg/L；血沉加快；血液细菌培养查出致病菌；宫颈、宫腔分泌物细菌培养有助于诊断子宫内膜炎。

2. 影像检查 B 超、彩色多普勒超声、CT、MRI 成像等检测，对炎性包块、脓肿做出定位及定性诊断。

【护理诊断】

1. 体温升高 与感染有关。

2. 疼痛 与病原体引起炎性反应有关。

3. 焦虑 与担心疾病预后和不能照顾婴儿有关。

【护理目标】

(1) 产妇体温恢复正常,感染控制。

(2) 产妇自诉疼痛减轻或消失。

(3) 产妇情绪平稳,积极与医护人员配合。

【护理措施】

(一) 基础护理

1. 饮食 ①指导进高蛋白、高维生素、易消化食物,少量多餐。②补充充足水分,每日不低于 2000 mL,或遵医嘱静脉补充液体。

2. 休息 ①提供舒适环境,促进产妇休息、睡眠。②抬高床头,半卧位,促进恶露排出和炎症局限。会阴切口感染者健侧卧位。

(二) 病情监测

1. 严密监测生命体征 遵医嘱监测体温、脉搏、呼吸、血压,发现异常,及时报告医生并配合处理。

2. 观察腹痛及恶露 观察腹痛部位、性质、程度,监测恶露性状、颜色、量和气味,发现异常,及时报告医生并配合处理。

(三) 执行医嘱

1. 解释治疗原则 ①应用抗生素;②支持疗法;③切开引流;④处理胎盘胎膜残留;⑤适量应用肝素;⑥手术治疗。

2. 遵医嘱用药,配合治疗

(1) 应用抗生素:①遵医嘱应用高效广谱抗生素;②根据细菌培养和药敏试验结果,遵医嘱调整抗生素种类和剂量;③症状严重者,遵医嘱加用肾上腺皮质激素,提高机体应激能力;④高热产妇,予以物理降温。

(2) 支持疗法护理:①遵医嘱纠正水、电解质失衡;②病情严重或贫血者,遵医嘱多次少量输新鲜血或血浆;③遵医嘱补充维生素。

(3) 血栓性静脉炎产妇护理:血栓性静脉炎产妇,在应用大量抗生素同时,遵医嘱加用肝素。用药期间监测凝血功能。①遵医嘱用 150 U/(kg·d) 肝素加入 5% 葡萄糖液 500 mL 静脉滴注,每 6 h 1 次,体温下降后改为每日 2 次,连用 4～7 日。②遵医嘱用尿激酶 40 万 U 加入 0.9% 氯化钠注射液或 5% 葡萄糖液 500 mL,静脉滴注 10 日。③遵医嘱口服双香豆素、阿司匹林等。④遵医嘱用活血化瘀中药治疗。⑤下肢血栓性静脉炎产妇,嘱抬高患肢,局部保暖,并给予热敷,以促进血液循环,减轻肿胀。

(四) 手术产妇的护理

1. 切开引流产妇护理 ①会阴伤口或腹部切口感染,协助医生及时行切开引流术,做好手术护理。②盆腔脓肿,协助医生经腹或后穹隆切开引流,做好手术护理。

2. 胎盘胎膜残留产妇护理 ①经有效抗感染同时,协助医生清除宫腔内残留物。②对急性感染伴发高热产妇,遵医嘱有效控制感染,体温下降后再彻底清宫,避免刮宫引起感染扩散和子宫穿孔。

3. 子宫切除产妇护理 子宫严重感染,经积极治疗无效,炎症继续扩展,出现无法控制的出血、败血症或脓毒血症时,配合医生及时行子宫切除术。做好术前准备及护理。

（五）预防产褥感染的措施

1. 妊娠期　①加强孕期保健：加强营养，增强体质，定期产前检查，纠正贫血。②治疗感染病灶，预防传染病。③临产前 2 个月避免性生活及盆浴。

2. 分娩期　①严格遵守无菌操作规程。②避免不必要的阴道检查和手术操作。③对胎膜早破、产程延长及手术助产者，遵医嘱给予抗生素预防感染。④减少产时失血，防止产道损伤。

3. 产褥期　①了解子宫复旧和伤口情况。②嘱保持会阴清洁。③0.1%苯扎溴铵溶液擦洗外阴，每日 2 次。④定期测体温，如有发热及时报告医生处理。⑤协助按摩子宫及新生儿吸吮乳头，可促进子宫收缩及恶露排出。⑥嘱早下床活动，加强锻炼，防止血栓形成并增强体质。

（六）心理护理

耐心倾听产妇倾诉焦虑和不安，给予安慰鼓励。讲解产褥期保健和自我护理知识，帮助照顾婴儿，减轻产妇焦虑。鼓励家属提供良好的社会支持。

（七）健康指导

（1）嘱加强营养，增强体质。

（2）保持会阴清洁，每日擦洗，使用消毒会阴垫。

（3）指导母乳喂养。病情严重者，暂停哺乳，指导吸出乳汁。

（4）产褥期禁止性生活。

 考点提示

1. 产褥感染、产褥病率的定义；孕产妇死亡的四大原因。

2. 产褥感染常见病原体、身体评估特点及护理要点。

 任务二　晚期产后出血产妇的护理

 案例导入

案例 13-2　刘女士，29 岁，G_7P_2，孕足月，因"脐带绕颈 2 圈，胎儿窘迫"行剖宫产术，手术顺利，出血不多，术后 6 天出院。出院后 10 天突然出现阴道大量流血，伴暗红色血块，急诊入院。

问题：①此时护士对该产妇的重点评估内容有哪些？②紧急处理措施是什么？

分娩 24 h 后,在产褥期内发生子宫大量出血,称为晚期产后出血。以产后 1~2 周发病最常见,部分可推迟到 8 周发病。

【护理评估】

(一)健康史

了解孕产史;本次分娩有无产程延长,胎盘、胎膜娩出是否完整;产褥期子宫复旧是否正常;有无产褥感染;是否行剖宫产术等。胎盘、胎膜残留为最常见原因。

(二)身体评估

1.胎盘、胎膜残留　出血多在产后 10 日左右,表现为血性恶露持续时间延长,反复阴道出血或突然大量流血。检查子宫大而软,宫口松弛,有时触及残留组织。

2.子宫复旧不全　出血多发生在产后 2 周左右,表现为突然大量阴道流血,查体,子宫大而软,宫口松弛,阴道及宫口有血块堵塞。

3.剖宫产术后切口裂开　出血多发生在术后 2~3 周,出现大量阴道流血,甚至休克。

(三)心理-社会评估

产妇及家属因大量出血表现紧张、恐慌、焦虑的情绪。

(四)辅助检查

血尿常规、B 超检查、病理检查等。

【护理诊断】

1.有休克的危险　与失血有关。

2.有感染的危险　与阴道流血时间延长、妇科操作、贫血易造成感染倾向有关。

3.焦虑　与担心自身治疗结局及不能很好照顾新生儿有关。

【护理要点】

1.防治休克　严密监测生命体征,密切观察精神状况、面色,阴道出血的量、色和持续时间。配合医生清除宫内残留组织,刮出物送病理检查。阴道出血多者,配合医生纠正休克同时快速做好剖腹探查手术准备,并遵医嘱给予宫缩素和抗生素等药物。

2.预防感染　做好外阴护理,保持外阴清洁干燥。定时测体温,观察子宫复旧及恶露情况,发现感染征象及时报告医生,遵医嘱给予抗生素治疗。

3.心理护理　及时与产妇和家属进行沟通,告知病情变化及治疗方法,鼓励产妇积极配合治疗和护理,消除紧张焦虑情绪。

4.健康指导　教会产妇自我观察,产褥期禁止性生活及盆浴。

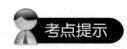

晚期产后出血定义、最常见原因。

任务三　产褥期抑郁症产妇的护理

案例导入

案例13-3　初产妇,29岁,1月前自然分娩一男婴,足月健康。近日,该产妇精神状况欠佳,烦躁易怒,情绪压抑,时常发呆,自我否定,担心孩子健康,有自杀倾向,家属非常担心,前来心理科门诊就诊。

问题:①该产妇可诊断为何种疾病? ②如何对该产妇进行护理?

产妇在产褥期出现抑郁症状,称为产褥期抑郁症,是产褥期精神综合征最常见的一种类型。多在产后2周内出现症状。发病率国外报道为30%,国内为3.8%～16.7%。

【护理评估】

（一）健康史

详细询问生育史、家族史。评估有无下列病因。

1. 分娩因素　产时、产后并发症,难产,滞产,手术产等均给产妇带来紧张和恐惧。

2. 内分泌因素　产后24 h内,体内激素水平急剧变化是产褥期抑郁症的生物学基础。

3. 遗传因素　精神病家族史,特别是家族抑郁症病史的产妇,产褥期抑郁症发病率高。

4. 躯体因素　躯体疾病或残疾。

5. 心理因素　产前情绪不稳定、经前期综合征,特别是产后1周情绪变化明显而不稳定者,均为产后抑郁症易发生人群。

6. 社会因素　夫妻关系不和、缺乏亲人关心、居住环境恶劣是促发产褥期抑郁症的危险因素。不良的分娩结局,如死胎、畸形儿等亦可成为诱因。经济状况不良增加产褥期抑郁症的易感性。

（二）身体评估

评估产妇有无以下临床表现。

（1）情绪改变:心情压抑、情绪淡漠、沮丧、伤心、易哭、孤独、焦虑、恐惧、易怒,夜间加重。

（2）自我评价降低:自暴自弃、自罪感,对身边的人充满敌意。

（3）创造性思维受损:思维能力减退,主动性降低。

（4）对生活缺乏信心:觉得生活毫无意义,对几乎所有活动明显缺乏兴趣,厌食、疲倦、睡眠障碍。严重者绝望、有自杀或杀婴倾向。

产褥期抑郁症诊断标准,参照美国《精神疾病的诊断与统计手册》(1994)制订的产褥期抑郁症诊断标准。详见表11-1。

表 11-1　产褥期抑郁症的诊断标准

1. 在产后 2 周内出现下列 5 条或 5 条以上的症状,必须具备(1)(2)2 条
　(1)情绪抑郁
　(2)对全部或多数活动明显缺乏兴趣或愉悦
　(3)体重显著下降或增加
　(4)失眠或睡眠过度
　(5)精神运动性兴奋或阻滞
　(6)疲劳或乏力
　(7)遇事均感毫无意义或有自罪感
　(8)思维能力减退或注意力不集中
　(9)反复出现想死亡的想法
2. 在产后 4 周内发病

(三)心理-社会评估

(1)评估产妇有无下列个性特点:自我为中心、敏感(神经质)、情绪不稳定、好强求全、固执、保守、与人相处不融洽、内倾性格等。

(2)评估产妇有无对承担母亲角色不适应、对各种生活难题心理准备不充分,导致情绪抑郁、焦虑。

(3)评估产妇家庭及社会资源的心理支持程度。

【护理措施】

(一)执行医嘱

1. 解释治疗原则　包括心理治疗和药物治疗。

2. 心理治疗产妇的护理　心理治疗为重要治疗手段。包括心理支持、咨询及社会干预等。①心理咨询:指导产妇通过心理咨询解除致病的心理因素。②心理支持:关心、照顾产妇,指导培养良好的睡眠习惯。③社会干预:协助调整家庭关系,争取家属的心理支持。④防止伤害性行为。

3. 药物治疗产妇的护理　在专科医生指导下,尽量选用不进入乳汁的抗抑郁药。首选5-羟色胺再吸收抑制剂。

(1)遵医嘱用 5-羟色胺再吸收抑制剂:①盐酸帕罗西汀:起始口服剂量 20 mg/d,可以 10 mg 递增,最大剂量 50 mg/d。②盐酸舍曲林:起始口服剂量 50 mg/d,逐渐增至100～200 mg/d。

(2)遵医嘱用三环类抗抑郁药:阿米替林起始口服剂量 25 mg,每日 2～3 次,逐渐增至150～250 mg/d。

(二)产褥期抑郁症预防措施

1. 加强对孕产妇的心理关怀　①为孕产妇创造温馨、舒适的环境。②向孕产妇介绍妊娠、分娩知识,指导产妇减轻分娩疼痛,消除焦虑和恐惧。③关爱、照顾孕产妇,运用心理学、社会学知识,安慰、鼓励孕产妇,使其增加自信。④指导和帮助产妇照顾婴儿,鼓励产妇参加育婴知识培训,使其有效担当母亲角色。⑤鼓励家属提供心理支持。

2. 加强围生期保健　①嘱孕妇加强产前检查,及时纠正难产因素。②指导孕妇加强营养,充分休息,劳逸结合。③加强分娩监护,防止出血、感染、产伤、滞产和新生儿窒息。④指导产妇加强产褥期保健,及时随访。

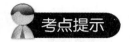 **考点提示**

产褥期抑郁症概念、心理治疗产妇的护理。

（欧阳春霞）

直通护考

一、A1/A2 型题（以下每一道考题下面有 A、B、C、D、E 五个备选答案，请从中选择一个最佳答案。）

1. 产褥感染三大主症为（　　）。

A. 发热、腹痛、宫底升高　　　B. 高热、寒战、腹痛　　　C. 发热、疼痛、股白肿

D. 发热、疼痛、异常恶露　　　E. 以上均错误

2. 下列关于产褥感染的护理措施，不包括（　　）。

A. 出现高热时给予物理降温　B. 取平卧位　　　C. 保证充分的休息和睡眠

D. 及时更换会阴垫　　　E. 给予高蛋白、高热量、高维生素饮食

3. 产妇，30 岁，产后 3 天出现低热、下腹痛、恶露增多伴臭味。查体：宫体软，宫底脐上 1 指，应考虑为（　　）。

A. 急性宫颈炎　　　B. 急性盆腔炎　　　C. 急性盆腔结缔组织炎

D. 下肢血栓性静脉炎　E. 急性子宫内膜炎

4. 引起产褥感染的最常见病原菌是（　　）。

A. 金黄色葡萄球菌　　　B. 产气荚膜杆菌　　　C. 厌氧菌

D. 阴道杆菌　　　E. 大肠埃希菌

5. 晚期产后出血多发生在产后（　　）。

A. 24 h　　　B. 48 h　　　C. 3～4 周　　　D. 1～2 周　　　E. 2～3 周

6. 晚期产后出血最常见的原因是（　　）。

A. 感染　　　B. 蜕膜残留　　　C. 胎盘、胎膜残留

D. 子宫胎盘附着部位复旧不全　E. 伤口裂开

7. 关于下肢血栓性静脉炎病人的护理，不包括（　　）。

A. 嘱抬高患肢　　　B. 遵医嘱加用肝素　　　C. 局部保暖，给予热敷

D. 应用大量抗生素　　　E. 多活动下肢，促进血液循环

二、A3/A4 型题（以下提供若干个案例，每个案例下设若干个考题。请根据各考题题干所提供的信息，在每道题下面的 A、B、C、D、E 五个备选答案中，选择一个最佳答案。）

（8～10 题共用题干）

病人 37 岁，高热、腹痛 2 h 入院。5 天前该病人在妇科诊所分娩 1 男婴，新生儿正常。查体：体温 40 ℃，腹部压痛明显。妇检：宫底脐下 2 横指，子宫压痛明显，阴道流出脓血样物，有臭味。

8. 此病人最有可能是（　　）。

A. 产褥感染　　　B. 不全流产　　　C. 产后出血

D. 上呼吸道感染　　　　E. 急性肠炎

9. 该病人护理措施不包括（　　）。

A. 保持外阴清洁　　　　B. 立即配合医生行清宫术　　　C. 行物理降温

D. 行床边隔离　　　　　E. 遵医嘱使用抗生素

10. 该病人的体位应当采取（　　）。

A. 半卧位　　　B. 平卧位　　　C. 侧卧位　　　D. 胸膝卧位　E. 头低足高位

项目十四　女性生殖系统炎性疾病病人的护理

学习目标

1. 关爱护理对象,尊重护理对象及家属,保护护理对象及家属隐私。
2. 掌握外阴炎症、阴道炎症、子宫颈炎症、盆腔炎性疾病病人的护理评估及护理措施。
3. 熟悉女性生殖系统炎性疾病病人的护理诊断。

思政课堂

促进优质医疗资源扩容和区域均衡布局,坚持预防为主,加强重大慢性病健康管理,提高基层防病治病和健康管理能力。

任务一　外阴炎症病人的护理

案例导入

案例 14-1　病人,女,30 岁,自诉性生活后 3 天感外阴一侧胀痛,近 2 天疼痛加重,伴行走不便。妇科检查:右侧大阴唇下段皮肤红肿,压痛明显。

问题:①该病人最可能的临床诊断是什么? ②该病人最突出的护理问题是什么? ③此时应给予哪些护理措施?

【阴道正常微生物群】

正常阴道内有微生物寄居,形成阴道正常微生物群。包括:①革兰阳性需氧菌和兼性厌氧菌:乳杆菌、棒状杆菌、非溶血性链球菌、肠球菌及表皮葡萄球菌。②革兰阴性需氧菌和兼性厌氧菌:加德纳菌、大肠埃希菌及摩根菌。③专性厌氧菌:消化球菌、消化链球菌、类杆菌、动弯杆菌、梭杆菌及普雷沃菌。④支原体及假丝酵母菌。

【阴道生态系统及影响阴道生态平衡的因素】

正常阴道内有多种微生物存在,但由于阴道与这些微生物之间形成生态平衡,所以不致病。在维持阴道生态平衡中,乳杆菌、雌激素和阴道 pH 值起重要作用。

阴道自净作用:雌激素使阴道上皮增生变厚,细胞内糖原含量增加。阴道上皮细胞分解糖原为单糖,阴道乳杆菌将单糖转化为乳糖,维持阴道正常的酸性环境(pH 值≤4.5,多在 3.8~4.4),可抑制其他病原体生长,称为阴道自净作用。

正常阴道微生物群中,以产生过氧化氢(H_2O_2)的乳杆菌为优势菌。乳杆菌除维持阴道的酸性环境外,其产生的 H_2O_2、细菌素等抗微生物因子抑制致病微生物生长,并通过竞争机制阻止致病微生物黏附于阴道上皮细胞,维持阴道微生态平衡。阴道生态平衡一旦被打破或外源病原体侵入,即可导致炎症发生,例如,频繁性交、阴道灌洗、长期使用抗生素等导致的体内雌激素降低或阴道 pH 值升高。

外阴及阴道炎症是妇科最常见疾病。

一、非特异性外阴炎

非特异性外阴炎是由物理、化学因素而非病原体所致的外阴皮肤或黏膜的炎症。

【护理评估】

(一)健康史

询问有无诱发因素,如不洁性生活史、经期卫生习惯不良、穿紧身化纤内裤等诱因;有无流产、分娩、外阴阴道手术后感染史;有无糖尿病患病史及尿瘘、粪瘘病史。

(二)身体评估

1. 症状 外阴瘙痒、疼痛或烧灼感,活动、性交、排尿时加重。

2. 体征 检查见外阴红肿、糜烂、抓痕、溃疡、粗糙。

(三)心理-社会评估

了解病程,评估病人对症状的反应,有无烦躁、不安、害羞等心理。

【护理诊断】

1. 皮肤、黏膜完整性受损 与外阴皮肤黏膜炎症有关。

2. 舒适改变 与外阴瘙痒、疼痛、分泌物增多有关。

【护理目标】

(1)病人皮肤完整性受到保护。

(2)病人自诉舒适感增加。

【护理措施】

(一)基础护理

勿饮酒,少食辛辣等刺激食物。嘱病人多休息,保证睡眠充足。

(二)执行医嘱

1. 解释治疗原则 保持外阴清洁、干燥;局部应用抗生素;重视消除病因。

2. 遵医嘱用药,配合治疗

(1)局部治疗的护理:遵医嘱局部用 0.1%聚维酮碘液或 1:5000 高锰酸钾溶液坐浴,每日 2 次,每次 15~30 min。坐浴后涂抗生素软膏。也可选用中药水煎熏洗外阴部,每日 1~2 次。还可选用微波或红外线局部物理治疗。局部坐浴时注意溶液浓度、温度及坐浴时间。月经期停止坐浴。

（2）病因治疗的护理：积极寻找病因，嘱及时治疗糖尿病，发现尿瘘、粪瘘及时修补。

（三）健康指导

（1）进行外阴清洁及疾病预防知识的宣教，尤其是对糖尿病、尿瘘、粪瘘病人加强指导。

（2）嘱保持外阴清洁、干燥，尤其在经期、孕期、产褥期，每天清洗外阴，更换内裤。大便后从前往后擦。

（3）不穿化纤内裤和紧身衣，穿棉织内衣裤。

二、前庭大腺炎

前庭大腺炎是病原体侵入前庭大腺引起的炎症。前庭大腺位于两侧大阴唇后 1/3 深部，腺管开口于处女膜与小阴唇之间，在性交、分娩等情况污染外阴部时易发生炎症。育龄妇女多见，幼女及绝经后期妇女少见。

【护理评估】

（一）健康史

评估病人有无病原体感染。主要病原体为葡萄球菌、大肠埃希菌、链球菌、淋病奈瑟菌及沙眼衣原体。急性炎症发作时，病原体首先侵犯腺管，导致前庭大腺导管炎，腺管开口往往因肿胀或渗出物凝聚而阻塞，脓液不能外流、积存形成脓肿，称前庭大腺脓肿。

（二）身体评估

1. 症状　多为一侧。初起时局部肿胀、疼痛、灼热感，行走不便。

2. 体征　检查见局部皮肤红肿、发热、压痛明显，患侧前庭大腺开口处可见白色小点。脓肿形成，疼痛加剧，触及波动感。当脓肿内压力增大时，脓肿自行破溃而痊愈。若破口小，引流不畅，炎症持续不消退。

（三）心理-社会评估

病人因外阴局部症状影响工作、睡眠及性生活而导致情绪焦虑。病人多因炎症位于隐私处羞于就医，使炎症加重。

【护理要点】

（一）执行医嘱

1. 解释治疗原则　①急性发作时，卧床休息，保持局部清洁。②选择有效抗生素。③脓肿形成，行切开引流及造口术。

2. 遵医嘱用药，配合治疗

（1）遵医嘱使用敏感抗生素。也可选用清热、解毒中药，如蒲公英、紫花地丁、金银花、连翘等，煎汤局部熏洗或坐浴。

（2）坐浴时注意溶液浓度、温度及坐浴时间。月经期禁止坐浴。

（二）手术护理

做好术前准备及术中护理配合。

（三）健康指导

（1）嘱保持外阴清洁、干燥，尤其在经期、孕期、产褥期，每天清洗外阴，更换内裤。大便后从前往后擦。

（2）不穿化纤内裤和紧身衣，着棉织内衣裤。

（3）治疗期间勿去公共浴池、游泳池，浴盆、浴巾等用具应消毒，并禁止性生活。

三、前庭大腺囊肿

前庭大腺囊肿是因前庭大腺腺管开口部阻塞,分泌物积聚于腺腔而形成,亦称巴氏腺囊肿。

【护理评估】

（一）健康史

评估病人有无引起前庭大腺腺管阻塞的原因。①前庭大腺脓肿消退后,腺管阻塞,脓液吸收后由黏液分泌物代替。②先天性腺管狭窄或腺腔内黏液浓稠。③前庭大腺腺管损伤。

（二）身体评估

1. 症状 多为单侧,囊肿小则无自觉症状,囊肿大则有外阴肿胀感或性交不适。

2. 体征 检查见囊肿呈椭圆形,位于外阴部后下方,大阴唇外侧突起。

（三）心理-社会评估

病人羞于就医,使病情加重。因外阴不适而影响工作、生活导致焦虑,行走不便致使情绪低落等。

（四）辅助检查

（1）局部分泌物检查寻找病原体或做细菌培养和药物敏感试验。

（2）血、尿常规化验了解感染程度,有无尿糖等。

【护理诊断】

1. 皮肤完整性受损 与手术或脓肿自溃有关。

2. 疼痛 与前庭大腺感染形成的脓肿有关。

【护理目标】

（1）病人皮肤完整性得到保护。

（2）疼痛减轻或消失。

【护理措施】

（一）基础护理

急性炎症发作时,需卧床休息,指导病人加强营养,进高热量、高蛋白、高维生素饮食,勿饮酒,忌辛辣刺激等饮食,提高机体免疫力。

（二）病情监测

观察外阴皮肤颜色、囊肿及疼痛程度。如需引流,观察引流条引流出液体的颜色、性状及引流量。

（三）执行医嘱

1. 解释治疗原则 行前庭大腺囊肿造口术。还可采用 CO_2 激光或微波行囊肿造口术。

2. 手术护理 做好前庭大腺囊肿造口术术前准备及术中护理配合。囊肿切开术后,局部放置引流条引流,引流条需每日更换,并保持外阴清洁。外阴用 1：5000 氯己定（洗必泰）棉球擦洗,每日 2 次。伤口愈合后,改用 1：8000 呋喃西林坐浴,每日两次。对直径 ＜3 cm 的囊肿,可在门诊采用 CO_2 激光做囊肿造口术。

（四）健康指导

指导病人穿棉织内裤,以减少局部刺激。每天消毒外阴,更换内裤。告知治疗期间勿去公共浴池、游泳池、浴盆、浴巾等用具应消毒,并禁止性生活。经期使用消毒卫生巾预防感染。

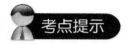

考点提示

阴道自净作用、外阴炎症病人的护理要点、前庭大腺囊肿病人的护理要点。

任务二　阴道炎症病人的护理

案例导入

案例 14-2　病人，女性，28 岁，已婚，自诉阴道分泌物增多 3 日，伴外阴瘙痒就诊。妇科检查发现病人阴道黏膜充血，阴道后穹隆处有较多量稀薄、泡沫状白带。

问题：①该病人患的是何疾病？②应如何确诊病情？③如何为病人提供整体护理？

一、滴虫阴道炎

滴虫阴道炎是由阴道毛滴虫引起的常见阴道炎，也是常见性传播疾病。传播方式：①经性交直接传播：主要的传播方式。男性感染滴虫后常无症状，易成为感染源。②间接传播：经公共浴池、浴盆、浴巾、游泳池、坐式便器、衣物、污染的器械及敷料等传播。

阴道毛滴虫生活习性

阴道毛滴虫适宜在温度 25～40 ℃、pH 值 5.2～6.6 的潮湿环境中生长，在 pH 值 5 以下或 7.5 以上环境中则不生长。滴虫生活史简单，只有滋养体而无包囊期，滋养体生命力较强。能在 3～5 ℃生存 21 日；在普通肥皂水中生存 45～120 min。月经后阴道 pH 值接近中性，故隐藏在腺体及阴道皱襞中的滴虫于月经前、后常得以繁殖，引起炎症发作。其次，妊娠期、产后等阴道环境改变，适于滴虫生长繁殖而发生滴虫阴道炎。滴虫能消耗或吞噬阴道上皮细胞内的糖原，阻碍乳酸生成，使阴道 pH 值升高。滴虫阴道炎病人的阴道 pH 值为 5.0～6.5。滴虫不仅寄生于阴道，还常侵入尿道或尿道旁腺，甚至膀胱、肾盂以及男性的包皮皱褶、尿道或前列腺中。

【护理评估】

（一）健康史

询问既往阴道炎病史、治疗经过，了解个人卫生习惯，有无不洁性生活史，有无污染的公共

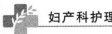

浴室、浴盆、浴巾、游泳池、坐式便器、医疗器械等接触史。

(二)身体评估

1. 症状 ①典型症状:阴道分泌物增多及外阴瘙痒,间或有灼热、疼痛、性交痛等。②分泌物典型特点:稀薄脓性、黄绿色、泡沫状、有臭味。③合并尿道感染症状:尿频、尿痛,有时可见血尿。④阴道毛滴虫能吞噬精子,可致不孕。

2. 体征 妇科检查见阴道黏膜充血,严重者有散在出血点,甚至宫颈有出血斑点,形成"草莓样"宫颈,后穹隆有多量白带,呈灰黄色、黄白色稀薄液体或黄绿色脓性分泌物,常呈泡沫状。带虫者阴道黏膜无异常。

(三)心理-社会评估

了解有无确诊后的焦虑、治疗效果不佳致反复发作造成的烦恼、接受盆腔检查的顾虑及丈夫同时治疗的障碍。

(四)辅助检查

阴道分泌物中找到滴虫即可确诊。

1.0.9%氯化钠溶液湿片法(即悬滴法) 最简便。取温 0.9%氯化钠溶液 1 滴放于载玻片上,自阴道侧壁取少许分泌物混于 0.9%氯化钠溶液中,立即在低倍镜下寻找滴虫,见到呈波状运动的滴虫。阳性率可达 60%~70%。取分泌物时阴道窥器不涂润滑剂。

2. 培养法 症状可疑但多次湿片法未见滴虫者,可送培养,准确率达 98%。

【护理诊断】

1. 舒适度减低 与外阴、阴道瘙痒、疼痛、分泌物增多有关。

2. 焦虑 与对疾病的担心和治疗效果不佳有关。

【护理目标】

(1)病人阴道分泌物转为正常,瘙痒、疼痛症状消失。

(2)焦虑减轻,积极配合治疗护理。

【护理措施】

(一)基础护理

1. 饮食 饮食清淡,多食蔬菜水果,忌辛辣、刺激。

2. 休息 保证充足睡眠。劳逸结合,适当锻炼,增强机体抵抗力。

3. 卫生 保持外阴清洁、干燥,勤换内裤,每天清洗外阴。勿用肥皂等刺激性物品,避免搔抓。

(二)执行医嘱

1. 解释治疗原则 需全身用药,主要治疗药物为甲硝唑及替硝唑。不能耐受口服药物或不适宜全身用药者可局部用药。

2. 遵医嘱用药,配合治疗

(1)全身用药:遵医嘱初次治疗选择甲硝唑或替硝唑 2 g,单次口服,或甲硝唑 400 mg,每日 2 次,连服 7 日。口服药物治愈率为 90%~95%。

(2)性伴侣治疗:滴虫阴道炎主要由性行为传播,性伴侣应同时治疗。

(3)局部用药:遵医嘱甲硝唑阴道泡腾片 200 mg,每晚塞入阴道 1 次,7 天为 1 个疗程。局部用药前,可先用 1%乳酸或 0.1%~0.5%醋酸液冲洗阴道,改善阴道内环境,以提高疗效。

（4）随访：嘱治疗后无症状者不需随访。治疗失败且排除再次感染者,增加甲硝唑疗程及剂量仍有效。

（5）妊娠合并滴虫阴道炎病人护理：遵医嘱给甲硝唑 2 g 顿服,或甲硝唑 400 mg,每日 2 次,连服 7 日。应用甲硝唑,应取得病人及家属知情同意。

（三）心理护理

（1）加强与病人的沟通,耐心解释滴虫阴道炎的发病原因、预防措施,增强病人自我防护意识。

（2）告知病人坚持正规治疗可治愈。对反复发作病例,应帮助病人查找原因,指导病人治疗,减轻焦虑与顾虑,增强治疗信心。

（四）健康指导

1. 指导病人自我护理　为避免重复感染,指导病人内裤和原用毛巾煮沸 5～10 min,以消灭病原体。指导病人注意个人卫生,不与人共用毛巾、浴盆、内衣等,防止间接传播。月经期暂停坐浴、阴道冲洗及阴道用药。

2. 告知用药反应　告知服药后偶见胃肠道反应,如食欲减退、恶心、呕吐。偶见头痛、皮疹、白细胞减少,发现应停药并报告医生。告知甲硝唑用药期间及停药 24 h 内、替硝唑用药期间及停药 72 h 内禁止饮酒,因甲硝唑抑制酒精在体内氧化而产生有毒的中间代谢产物。哺乳期用药暂停哺乳,因甲硝唑可从乳汁排泄。

3. 性伴侣治疗　指导滴虫阴道炎病人性伴侣同时治疗,治疗期间禁止性生活。

4. 强调规范治疗及随访　嘱治疗失败病人按医嘱正规治疗。治疗后检查滴虫阴性者,仍应每次月经后复查白带,若经 3 次检查均阴性,方可称为治愈。

5. 指导病人配合检查　告知病人取分泌物前 24～48 h 避免性交、阴道灌洗或局部用药。分泌物取出后及时送检并注意保暖,否则滴虫活动力减弱,辨认困难。

二、外阴阴道假丝酵母菌病

外阴阴道假丝酵母菌病（VVC）是由假丝酵母菌引起的常见外阴阴道炎症,也称外阴阴道念珠菌病。国外资料显示,75%女性一生至少患过 1 次外阴阴道假丝酵母菌病,45%女性经历过 2 次或 2 次以上发病。

传染途径：①内源性感染：主要途径,假丝酵母菌除寄生阴道外,还可寄生于人的口腔、肠道,这 3 个部位的假丝酵母菌可互相传染,一旦条件适宜可发病。②性交传染：少部分病人可通过性交直接传染。③间接传染：通过接触感染的衣物间接传染,极少。

知识链接

假丝酵母菌

80%～90%的病原体为白假丝酵母菌,10%～20%为光滑假丝酵母菌、近平滑假丝酵母菌、热带假丝酵母菌等。假丝酵母菌适宜在酸性环境生长,假丝酵母菌感染的阴道 pH 值多为 4.0～4.7,通常小于 4.5。

白假丝酵母菌为条件致病菌,正常情况下阴道内菌量极少,呈酵母相,并不引起症状。当阴道内糖原增加、局部细胞免疫力下降,适合白假丝酵母菌大量繁殖并转变为菌丝相,才出现症状。

【护理评估】

（一）健康史

了解病人有无 VVC 的诱因：①长期应用广谱抗生素；②糖尿病；③妊娠；④大量应用免疫抑制剂；⑤应用含高剂量雌激素的避孕药或大量雌激素治疗；⑥穿紧身化纤内裤。

（二）身体状况

1. 症状　①主要表现为外阴瘙痒、灼痛、性交痛及尿痛，部分病人阴道分泌物增多。②分泌物特征：白色稠厚呈凝乳或豆腐渣样。

2. 体征　妇科检查可见外阴红斑、水肿，常伴有抓痕，严重者可见皮肤皲裂、表皮脱落。阴道黏膜红肿，小阴唇内侧及阴道黏膜附有白色膜状物，擦除后露出红肿黏膜面，急性期还可见到糜烂及浅表溃疡。

目前，将 VVC 分为单纯性 VVC 和复杂性 VVC（包括严重 VVC 和复发性 VVC）。

（三）心理-社会评估

外阴、阴道瘙痒影响病人休息与睡眠，病人深感痛苦。有些病人羞于启齿，不愿就医，充满矛盾焦虑。评估病人心理障碍及影响疾病治疗的原因。

（四）辅助检查

阴道分泌物中找到假丝酵母菌的芽生孢子或假菌丝即可确诊。

1. 0.9%氯化钠溶液湿片法或 10%氢氧化钾溶液湿片法　检查分泌物中的芽生孢子或假菌丝。10%氢氧化钾溶液能溶解其他细胞成分，假丝酵母菌检出率高于 0.9%氯化钠溶液。取分泌物时阴道窥器不涂润滑剂。

2. 培养法　有症状但多次湿片法阴性，或顽固病例，可用培养法确诊。

3. 阴道 pH 值测定　若 pH 值<4.5，提示单纯假丝酵母菌感染。若 pH 值>4.5，提示混合感染，尤其是细菌性阴道病混合感染。

【护理诊断】

1. 皮肤、黏膜完整性受损　与炎性分泌物刺激引起局部瘙痒和反复搔抓有关。

2. 舒适度降低　与阴道炎引起外阴瘙痒、灼痛、阴道分泌物多有关。

3. 焦虑　与治疗效果不佳有关。

【护理目标】

（1）病人接受治疗措施后，瘙痒症状减轻，不搔抓外阴。

（2）病人自诉舒适感增加。

（3）病人焦虑减轻，接受医务人员指导，积极配合治疗。

【护理措施】

（一）基础护理

1. 饮食　加强营养，补充维生素及纤维素。清淡饮食，治疗期间忌酒，忌辛辣、刺激饮食。

2. 休息　保证充足睡眠，外阴不适难以入睡者，嘱睡前清洗外阴。指导病人在急性期减少活动，避免摩擦外阴。

3. 卫生　保持外阴清洁干燥，穿棉质内裤，勤洗、勤换。

（二）执行医嘱

1. 解释治疗原则　消除诱因，根据病人情况选择局部或全身应用抗真菌药物。

2. 遵医嘱用药,配合治疗

（1）消除诱因:指导病人积极治疗糖尿病,及时停用广谱抗生素、雌激素、皮质类固醇激素。开水烫洗内裤、毛巾、盆。

（2）单纯性 VVC 护理:

①局部用药:遵医嘱选用下列药物置于阴道深部:a. 咪康唑栓剂,每晚 1 粒（200 mg）,连用 7 日;或每晚 1 粒（400 mg）,连用 3 日;或 1 粒（1200 mg）,单次用药。b. 克霉唑栓剂,每晚 1 粒（150 mg）,连用 7 日;或每日早晚各 1 粒（150 mg）,连用 3 日;或 1 粒（500 mg）,单次用药。c. 制霉菌素栓剂,每晚 1 粒（10 万 U）,连用 10～14 日。

②全身用药:对不能耐受局部用药者、未婚女性及不愿局部用药者,可遵医嘱选用口服药物。常用药物:a. 氟康唑 150 mg,顿服。b. 伊曲康唑 200 mg,每日 1 次,连用 3～5 日;或用 1 日疗法,400 mg 分 2 次口服。

（3）复杂性 VVC 护理:

①严重 VVC:需延长治疗时间。局部用药延长至 7～14 日;若口服氟康唑 150 mg,则 72 h 后加服 1 次。症状严重者,局部应用低浓度糖皮质激素软膏或唑类霜剂。

②复发性 VVC（RVVC）:一年内有症状并经真菌学证实的 VVC 发作 4 次或以上,称为 RVVC。遵医嘱若初始治疗为局部治疗,延长治疗时间为 7～14 日;若口服氟康唑 150 mg,则第 4 日、第 7 日各加服 1 次。常用的维持治疗:氟康唑 150 mg,每周 1 次,共 6 个月;或克霉唑栓剂 500 mg,每周 1 次,连用 6 个月。注意监测疗效及副作用,发现副作用应停药。

（4）妊娠合并 VVC 病人护理:遵医嘱局部治疗为主,7 日疗法效果佳,禁止口服唑类药物。

（5）性伴侣治疗:无需对性伴侣进行常规治疗。约 15% 男性与女性病人接触后患龟头炎,对有症状男性应进行假丝酵母菌检查及治疗,预防女性重复感染。

（6）随访:症状持续存在或诊断后 2 个月内复发者,需再次复诊。RVVC 治疗结束后,7～14 日、1 个月、3 个月及 6 个月各随访 1 次,3 个月及 6 个月时建议同时进行真菌培养。

（三）心理护理

向病人讲解疾病原因,消除顾虑,鼓励积极就医。对于反复发作的病例,寻找原因,及时调整治疗方案,指导自我护理,缓解焦虑情绪,增强治疗信心。

（四）健康指导

1. 指导消除病因　嘱积极治疗糖尿病,正确使用抗生素、雌激素。

2. 做好卫生宣教　指导病人养成良好的卫生习惯,每天洗外阴、换内裤。避免过度清洁外阴或清洁外阴水温过高。切忌搔抓。

3. 指导增加疗效　嘱局部治疗病人用药前以 2%～4% 碳酸氢钠液冲洗阴道,改变阴道酸碱度。

三、细菌性阴道病

细菌性阴道病是阴道内正常菌群失调引起的一种混合感染,但临床及病理特征无炎症改变。

正常阴道内以产生过氧化氢的乳杆菌占优势。细菌性阴道病时,阴道内乳杆菌减少,导致其他细菌大量繁殖,主要有加德纳菌、厌氧菌（动弯杆菌、普雷沃菌、紫单胞菌、类杆菌、消化链球菌等）及人型支原体,其中厌氧菌居多,可增加 100～1000 倍。

【护理评估】

（一）健康史

评估病人有无频繁性交、多个性伴侣或阴道灌洗使阴道碱化等细菌性阴道病相关因素。

（二）身体评估

1. 症状　①10％～40％病人无临床症状。有症状者主要表现为阴道分泌物增多,有鱼腥臭味,性交后加重,可伴有轻度外阴瘙痒或烧灼感。②分泌物特征:分泌物呈鱼腥臭味,灰白色,均匀一致,稀薄。

2. 体征　妇科检查见阴道黏膜无充血,分泌物灰白色,均匀一致,稀薄,附于阴道壁,易拭去。

细菌性阴道病可引起子宫内膜炎、盆腔炎等感染;妊娠期细菌性阴道病可导致绒毛膜羊膜炎、胎膜早破、早产等。

（三）心理-社会评估

细菌性阴道病病人因分泌物呈鱼腥臭味,常自卑、自责,又羞于启齿,因而紧张焦虑。

（四）辅助检查

采用 Amsel 临床诊断标准。下列 4 项中有 3 项阳性即可临床诊断为细菌性阴道病。

（1）妇科检查:匀质、稀薄、白色阴道分泌物,附于阴道壁。

（2）阴道分泌物 pH 值＞4.5。

（3）线索细胞阳性:取少许阴道分泌物放在载玻片上,加 1 滴 0.9％氯化钠溶液混合,高倍显微镜下寻找线索细胞。线索细胞即阴道脱落的表层细胞,在细胞边缘贴附颗粒状物,即各种厌氧菌,尤其加德纳菌,细胞边缘不清。线索细胞需多于 20％。

（4）胺臭味试验阳性:取少许阴道分泌物放在载玻片上,加 1～2 滴 10％氢氧化钾溶液,产生烂鱼肉样腥臭味,因胺遇碱释放氨所致。

【护理诊断】

1. 舒适度降低　与阴道分泌物增多、外阴瘙痒有关。

2. 焦虑　与分泌物有鱼腥臭味或治疗效果不佳有关。

【护理目标】

（1）病人阴道分泌物正常,瘙痒、灼痛症状减轻。

（2）病人焦虑解除,积极配合治疗。

【护理措施】

（一）执行医嘱

1. 解释治疗原则　治疗原则为选用抗厌氧菌药物,主要有甲硝唑、替硝唑、克林霉素。

2. 遵医嘱用药,配合治疗

（1）口服药物:遵医嘱首选甲硝唑 400 mg,口服,每日 2 次,共 7 日。替代方案:替硝唑 2 g,口服,每日 1 次,连服 3 日;或克林霉素 300 mg,口服,每日 2 次,共 7 日。

（2）局部药物治疗:遵医嘱选用甲硝唑栓剂,每晚 1 次,连用 7 日;或 2％克林霉素软膏阴道涂布,每次 5 g,每晚 1 次,连用 7 日。

（3）性伴侣治疗:性伴侣不需常规治疗。

（4）妊娠期细菌性阴道病的治疗：用药方案为甲硝唑 400 mg，口服，每日 2 次，连服 7 日；或克林霉素 300 mg，口服，每日 2 次，连用 7 日。

（5）随访：治疗后无症状者不需常规随访。症状持续或重复出现者，告知复诊治疗。选择与初次治疗不同的抗厌氧菌药物。

（二）心理护理

鼓励病人克服自卑心理，积极治疗。告知治疗后异味会消失，缓解病人焦虑情绪。

（三）健康指导

（1）指导病人保持外阴清洁，但不宜过度阴道灌洗使阴道碱化。

（2）嘱妊娠期细菌性阴道病病人积极治疗，防止胎膜早破及早产。

四、萎缩性阴道炎

萎缩性阴道炎常见于自然绝经或人工绝经后妇女，也可见于产后闭经或药物假绝经治疗的妇女。绝经后妇女因卵巢功能衰退，雌激素水平降低，阴道壁萎缩，黏膜变薄，上皮细胞内糖原减少，阴道内 pH 值增高，多为 5.0～7.0，嗜酸性的乳杆菌不再为优势菌，局部抵抗力降低，其他致病菌过度繁殖或容易入侵引起炎症。

【护理评估】

（一）健康史

了解病人年龄、月经史、是否闭经、闭经时间、有无手术切除卵巢或盆腔治疗史。

（二）身体评估

1. 症状　①主要症状为外阴灼热不适、瘙痒及阴道分泌物增多。可伴有性交痛。②分泌物特征：稀薄，淡黄色，感染严重者呈脓血性白带。

2. 体征　妇科检查见阴道呈萎缩性改变，皱襞消失，阴道黏膜充血，有散在小出血点或点状出血斑，有时见浅表溃疡。溃疡面与对侧粘连。严重者阴道或宫腔积脓。

（三）心理-社会评估

由于阴道疼痛、白带增多甚至出血致病人心情不畅，但又不愿诊治，需评估影响其不愿就医的因素，家庭支持系统及以往应对问题的方式。

（四）辅助检查

1. 阴道分泌物检查　显微镜下见大量基底层细胞及白细胞而无滴虫及假丝酵母菌。

2. 宫颈刮片、分段诊刮　排除子宫恶性肿瘤。

【护理诊断】

1. 舒适度降低　与阴道瘙痒、白带增多有关。

2. 焦虑　与担心生殖系统肿瘤有关。

【护理目标】

（1）病人症状缓解，自诉舒适感增加。

（2）病人焦虑解除，积极配合治疗。

【护理措施】

（一）基础护理

1. 饮食　加强营养，补充蛋白质、维生素，强调补钙。

2. 休息　保证充足睡眠,劳逸结合,指导自我调节情绪。

（二）执行医嘱

1. 解释治疗原则　补充雌激素,增强阴道抵抗力;抗生素抑制细菌生长。

2. 遵医嘱用药,配合治疗

（1）增加阴道抵抗力:针对病因,补充雌激素是萎缩性阴道炎的主要治疗方法。雌激素制剂可局部给药,也可全身给药。雌三醇软膏或结合雌激素软膏局部涂抹,每日 1～2 次,连用 14 日。为防止复发,可全身用药,对同时需要性激素替代治疗的病人,可口服替勃龙 2.5 mg,每日 1 次。乳腺癌或子宫内膜癌病人慎用雌激素制剂。

（2）抑制细菌生长:遵医嘱阴道局部应用抗生素,诺氟沙星 100 mg 或甲硝唑 200 mg,放入阴道深部,每日 1 次,7～10 日为 1 个疗程。也可用中药保妇康栓等。

（三）心理护理

鼓励病人积极治疗,指导自我调节情绪,缓解焦虑。

（四）健康指导

（1）嘱保持外阴清洁,每天清洗外阴,更换内裤。大便后从前往后擦。

（2）加强围绝经期保健知识宣教。

（3）指导病人加强营养,锻炼身体,注意个人卫生,穿宽大舒适的棉质内裤,以减少刺激。如有不适及时就诊。

考点提示

1. 滴虫阴道炎主要传播方式、典型症状、分泌物典型特点、辅助检查最简便方法及治疗护理。

2. 外阴阴道假丝酵母菌病主要传染途径、诱因、主要表现、分泌物特征、辅助检查方法及护理要点。

3. 细菌性阴道病主要表现、分泌物特征、辅助检查及治疗护理。

4. 萎缩性阴道炎治疗原则。

任务三　子宫颈炎症病人的护理

一、急性子宫颈炎

急性子宫颈炎,习称急性宫颈炎,指子宫颈发生急性炎症,包括局部充血、水肿,上皮变性、坏死,黏膜、黏膜下组织、腺体周围见大量中性粒细胞浸润,腺腔中可有脓性分泌物,是常见的女性下生殖道炎症。包括子宫颈阴道部和子宫颈管黏膜炎症,临床多见的为子宫颈管黏膜炎症,如治疗不彻底,可引起慢性子宫颈炎症。

【护理评估】

（一）健康史

评估病人有无急性子宫颈炎的病原体。①性传播疾病病原体:如淋病奈瑟菌及沙眼衣原体等。②内源性病原体:如细菌性阴道病、生殖支原体感染等。

（二）身体评估

1. 症状　①大部分无症状。有症状者主要表现为阴道分泌物增多,可有外阴瘙痒及灼热感。有些出现经间期出血、性交后出血。若合并尿路感染,可出现尿频、尿急、尿痛。②分泌物特征:黏液脓性。

2. 体征　妇科检查见子宫颈充血、水肿、黏膜外翻,有黏液脓性分泌物,子宫颈管黏膜质脆,易出血。若为淋病奈瑟菌感染,可见尿道口、阴道口黏膜充血、水肿及多量脓性分泌物。

（三）心理-社会评估

评估病人及家属有无焦虑、紧张情绪,病人有无亲人支持。

（四）辅助检查

1. 白细胞检测　显微镜检查阴道分泌物白细胞增多,可初步诊断。

2. 病原体检测　做衣原体、淋病奈瑟菌检测。

【护理要点】

（一）执行医嘱

1. 解释治疗原则　主要为抗生素药物治疗。

2. 遵医嘱用药,配合治疗

（1）经验性抗生素治疗:有性传播疾病高危因素的病人,未获得病原体检测结果即可遵医嘱给予治疗,方案为阿奇霉素 1 g 单次顿服;或多西环素 100 mg,口服,每日 2 次,连服 7 日。检测到病原体者,针对病原体选择抗生素。

（2）单纯急性淋病奈瑟菌性子宫颈炎:遵医嘱大剂量、单次给药,常用药物有头孢菌素,如头孢曲松钠 250 mg,单次肌注,或头孢克肟 400 mg,单次口服;另可选氨基糖苷类大观霉素 4 g,单次肌注。

（3）沙眼衣原体感染致子宫颈炎:治疗药物主要有红霉素类,如阿奇霉素 1 g 单次顿服;喹诺酮类,如氧氟沙星 300 mg,口服,每日 2 次,连服 7 日;或左氧氟沙星 500 mg,口服,每日 1 次,连服 7 日;四环素类,如多西环素 100 mg,口服,每日 2 次,连服 7 日。

（4）合并细菌性阴道病:遵医嘱同时治疗细菌性阴道病。

（5）性伴侣处理:若病原体为沙眼衣原体及淋病奈瑟菌,应对性伴侣进行相关检查和治疗。

（二）心理护理

鼓励病人积极治疗,按医嘱正确用药,缓解焦虑,同时也应纠正无所谓态度。

二、慢性子宫颈炎

案例 14-3　病人,女,37 岁,白带增多伴腰骶部酸痛 1 年,近一周出现血性白带,到医院就诊。妇科检查:外阴阴道正常,血性白带混有脓性白带、黏液状。妇科检查:见子宫颈呈糜烂样改变,有黄色分泌物覆盖子宫颈口。

问题:①该病人发生了什么情况? ②对该病人进行治疗护理前需做哪些项目检查? ③请对该病人进行整体护理。

慢性子宫颈炎,习称慢性宫颈炎,指子宫颈间质内有大量淋巴细胞、浆细胞等慢性炎细胞浸润,可伴有子宫颈腺上皮及间质的增生和鳞状上皮化生。可由急性子宫颈炎迁延而来,也可为病原体持续感染所致,病原体与急性子宫颈炎相似。

【病理】

1. 慢性子宫颈管黏膜炎　又称宫颈管炎。由于子宫颈管黏膜皱襞较多,感染后易形成持续性子宫颈管黏膜炎。表现为子宫颈管黏液或脓性分泌物,反复发作。

2. 子宫颈息肉　子宫颈管腺体和间质的局限性增生,并向子宫颈外口突出形成息肉。检查见子宫颈息肉通常为单个,也可为多个,红色、质软而脆、呈舌型、蒂宽窄不一,根部可附在子宫颈外口,也可在子宫颈管内(图 14-1)。光镜下见息肉表面被覆高柱状上皮,间质水肿、血管丰富以及慢性炎性细胞浸润。

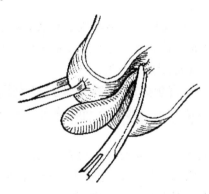

图 14-1　子宫颈息肉

3. 子宫颈肥大　慢性炎症长期刺激导致腺体和间质增生。此外,子宫颈深部的腺囊肿均可使子宫颈呈不同程度肥大,硬度增加,但表面光滑。

【护理评估】

（一）健康史

评估病人有无下列病因:①分娩、流产或手术损伤子宫颈。②白带异常增多、分泌物浸泡或雌激素缺乏,局部抗感染能力差。

（二）身体评估

1. 症状 ①少数病人有症状。主要表现为阴道分泌物增多。分泌物特征：淡黄色或脓性。②性交后出血，经间期出血，偶有外阴瘙痒或不适。③腰骶部疼痛、下腹坠痛：炎症沿宫骶韧带向盆腔扩散引起。④不孕：黏稠脓性白带不利于精子穿过。

2. 体征 妇科检查可见子宫颈呈糜烂样改变，或有黄色分泌物覆盖子宫颈口或从子宫颈口流出。有些表现为子宫颈息肉或子宫颈肥大。

知识链接

慢性子宫颈炎的鉴别

1. **子宫颈柱状上皮异位和子宫颈上皮内瘤变** 除慢性子宫颈炎外，子宫颈的生理性柱状上皮异位、子宫颈上皮内瘤变，甚至早期子宫颈癌也可呈现子宫颈糜烂样改变。

（1）生理性柱状上皮异位：子宫颈外口处的子宫颈阴道部外观呈细颗粒状的红色区，阴道镜下表现为宽大的转化区，肉眼所见的红色区为柱状上皮覆盖，由于柱状上皮菲薄，其下间质透出而成红色。曾将此称为"宫颈糜烂"，并认为是慢性子宫颈炎最常见的病理类型。但目前已明确"宫颈糜烂"并不是病理学上的上皮溃疡、缺失所致的真性糜烂，也与慢性子宫颈炎的定义不一致。因此"宫颈糜烂"作为慢性子宫颈炎的诊断术语已不再恰当。子宫颈糜烂样改变只是一个临床征象，可为生理性改变，也可为病理性改变。生理性柱状上皮异位多见于青春期、生育年龄妇女雌激素分泌旺盛者、口服避孕药或妊娠期，由于雌激素的作用，鳞柱交界部外移，子宫颈局部呈糜烂样改变外观。

（2）子宫颈上皮内瘤变和早期子宫颈癌：也可使子宫颈呈糜烂样改变，对于子宫颈糜烂样改变者需行子宫颈细胞学检查和（或）人乳头瘤病毒（HPV）检测，必要时行阴道镜及活组织检查，以除外子宫颈上皮内瘤变或子宫颈癌。

2. **子宫颈腺囊肿** 子宫颈腺囊肿绝大多数情况下是子宫颈的生理性变化。子宫颈转化区内鳞状上皮取代柱状上皮过程中，新生的鳞状上皮覆盖子宫颈腺管口或伸入腺管，将腺管口阻塞，导致腺体分泌物引流受阻，潴留形成囊肿。子宫颈局部损伤或子宫颈慢性炎症使腺管口狭窄，也可导致子宫颈腺囊肿形成。镜下见囊壁被覆单层扁平、立方或柱状上皮。浅部的子宫颈腺囊肿检查见子宫颈表面突出单个或多个青白色小囊泡，容易诊断。子宫颈腺囊肿通常不需处理。但深部的子宫颈腺囊肿，子宫颈表面无异常，表现为子宫颈肥大，应与子宫颈腺癌鉴别。

（三）心理-社会评估

因白带多、有异味或外阴不适，病人产生烦躁不安情绪。接触性出血又使病人担心害怕，拒绝性生活，怀疑癌变，常致病人及家属紧张焦虑。有些病人可因家人的漠不关心陷入忧郁。

（四）辅助检查

1. 子宫颈刮片细胞学检查 排除早期子宫颈癌。

2. 液基薄层细胞学检查（TCT） 采用液基薄层细胞检测系统检测子宫颈细胞，并进行TBS细胞学分类诊断，是目前国际上最先进的子宫颈癌细胞学检查技术。

3. HPV检测 排除人乳头瘤病毒感染。

4. 阴道镜及活组织检查　必要时行阴道镜及活组织检查,以除外子宫颈上皮内瘤变或子宫颈癌。

【护理诊断】

1. 组织完整性受损　与子宫颈炎性刺激有关。

2. 舒适改变　与白带增多有关。

3. 焦虑　与接触性出血、担心癌变有关。

【护理目标】

(1) 组织完整性修复。

(2) 病人症状消失,自诉舒适感增加。

(3) 病人焦虑缓解,积极配合治疗护理。

【护理措施】

(一) 执行医嘱

1. 解释治疗原则　①子宫颈糜烂样改变者,若为无症状的生理性柱状上皮异位,无需处理。②糜烂样改变伴分泌物增多、乳头状增生或接触性出血者,给予局部物理治疗,也可给予中药治疗。③治疗前必须经筛查除外子宫颈上皮内瘤变及子宫颈癌。④子宫颈肥大:一般无需治疗。

2. 药物治疗病人护理　①局部药物治疗:可给予中药栓剂治疗或作为物理治疗前后的辅助治疗。临床多用保康妇栓,每晚 1 枚,放入阴道,连续 7～10 日。②慢性子宫颈管黏膜炎:局部用药效果差,需全身治疗。对持续性慢性子宫颈管黏膜炎,需了解有无沙眼衣原体及淋病奈瑟菌再次感染、性伴侣是否治疗、阴道微生物群失调是否持续存在。针对病因进行治疗。

3. 物理治疗病人护理　临床常用激光、冷冻、微波等方法。需 3～4 周,病变较深者 6～8 周,子宫颈恢复光滑外观。

告知物理治疗注意事项:①治疗前应常规行子宫颈癌筛查。②急性生殖器炎症者禁做物理治疗。③治疗时间为月经干净后 3～7 日。④术后阴道分泌物增多,甚至有大量水样排液;术后 1～2 周脱痂时有少许出血。⑤术后保持外阴清洁,每日清洗 2 次。⑥术后 4～8 周创面未完全愈合时,禁止盆浴、性生活及阴道冲洗。⑦术后可能有子宫颈管狭窄、不孕、感染、出血等。如出血多须就诊。⑧定期复查,一般于 2 次月经干净后 3～7 日复诊,未痊愈者可选择再次治疗。

(二) 手术病人护理

子宫颈息肉,行息肉摘除术,必要时再行激光或微波治疗。摘除的息肉送病检。

(三) 心理护理

向病人讲解子宫颈炎发病原因及治疗方法,解除病人顾虑,消除紧张,嘱病人及早治疗。寻求病人家属配合及支持。

(四) 健康指导

(1) 采取有效的避孕措施,减少人流对子宫颈的损伤。

(2) 积极治疗阴道炎,防止分泌物刺激子宫颈。

(3) 彻底治疗急性子宫颈炎,防止迁延为慢性。

(4) 定期妇科检查,发现子宫颈炎及早治疗。

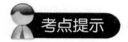

慢性子宫颈炎症状、体征;物理治疗注意事项。

任务四 盆腔炎性疾病病人的护理

案 例 导 入

案例 13-4 病人,女,25 岁,已婚,G_5P_1,人流后 7 日,发热、下腹疼痛伴不规则阴道出血 3 日,加重 1 日。病人 7 日前因"带环妊娠",于孕 71 日在妇科门诊行钳刮术,并放置宫内节育器。术后自觉下腹隐痛,伴不规则阴道出血。3 日前开始发热,今晨加重,触及下腹部包块。平素月经规则,6/28 天。宫内节育器避孕。既往体健,无"结核病"等传染病史及手术外伤史,无药物过敏史。家族史无特殊。体检:体温 39 ℃,脉搏 100 次/分,血压 120/80 mmHg。腹部检查:右下腹包块,压痛明显。盆腔 B 超检查发现"盆腔包块"。

问题:①该病人最可能患了何种疾病? ②请为该病人提供整体护理。

一、盆腔炎性疾病

盆腔炎性疾病(PID)是指女性上生殖道的一组感染性疾病,主要包括子宫内膜炎、输卵管炎、输卵管卵巢脓肿(TOA)、盆腔腹膜炎。以输卵管炎、输卵管卵巢炎最常见。盆腔炎性疾病若未及时、彻底治疗,可导致不孕、输卵管妊娠、慢性盆腔痛,炎症反复发作。

女性生殖系统的自然防御功能

女性生殖器因其解剖和生理特点,具有比较完善的自然防御功能。

(1) 双侧大小阴唇自然合拢,遮盖阴道口、尿道口。

(2) 阴道前后壁紧贴,可以防止外界的污染。经产妇稍差。

(3) 阴道自净作用:雌激素使阴道上皮增生变厚,上皮细胞内糖原含量增加,在阴道乳杆菌作用下,分解为乳酸,维持阴道正常的酸性环境(pH 值 3.8~4.4),可抑制部分病原体的繁殖,称为阴道自净作用。

（4）子宫颈内口紧闭，子宫颈黏液呈碱性，"黏液栓"堵塞，防止病原体侵入。

（5）子宫内膜周期性剥脱，可及时消除子宫腔内的感染。

（6）输卵管肌蠕动及黏膜上皮纤毛向子宫腔方向摆动，均有利于阻止病原体的侵入和繁殖。

（7）生殖道免疫系统：生殖道黏膜如子宫颈和子宫有淋巴组织和散在淋巴细胞，包括 T 细胞、B 细胞。同时还有中性粒细胞、巨噬细胞、补体及一些细胞因子均在局部有重要的免疫功能，发挥抗感染作用。

虽然女性生殖系统在解剖、生理方面具有较强的自然防御功能，但由于阴道口与尿道、肛门毗邻，易受污染，阴道又是性交、分娩及各种子宫腔操作的必经之道，容易受到损伤及外界病原体感染，特别是月经期、妊娠期、分娩期和产褥期，生殖道防御功能受到破坏，机体免疫功能下降，病原体容易侵入繁殖引起炎症。

【病原体及其致病特点】

盆腔炎性疾病病原体有外源性及内源性两种来源，通常为混合感染。

1. 外源性病原体　主要为性传播疾病病原体，如沙眼衣原体、淋病奈瑟菌等。其他有支原体（人型支原体、生殖支原体、解脲支原体）。

2. 内源性病原体　来自原寄居于阴道内的菌群，包括需氧菌和厌氧菌，以需氧菌和厌氧菌混合感染多见。主要需氧菌和兼性厌氧菌有金黄色葡萄球菌、溶血性链球菌、大肠埃希菌；厌氧菌有脆弱类杆菌、消化球菌、消化链球菌。厌氧菌感染的特点是容易形成盆腔脓肿、感染性血栓静脉炎，脓液有粪臭并有气泡。70%～80%盆腔脓肿可培养出厌氧菌。

【感染途径】

1. 沿生殖道黏膜上行蔓延　非妊娠期、非产褥期盆腔炎性疾病的主要感染途径。沙眼衣原体、淋病奈瑟菌及葡萄球菌，常沿此途径扩散。

2. 经淋巴系统蔓延　产褥感染、流产后感染及放置宫内节育器后感染的主要感染途径。链球菌、大肠埃希菌、厌氧菌多沿此途径蔓延。

3. 经血循环传播　结核菌感染的主要途径（图 14-2）。

4. 直接蔓延　阑尾炎可引起右侧输卵管炎。

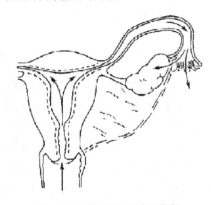

图 14-2　炎症经血循环传播

【护理评估】

(一) 健康史

评估病人有无盆腔炎性疾病高危因素：①年龄：盆腔炎性疾病高发年龄为 15～25 岁。②性活动：性交频繁、多个性伴侣。③性卫生不良。④下生殖道感染。⑤子宫腔内手术操作后感染。⑥邻近器官炎症直接蔓延。⑦盆腔炎性疾病再次急性发作。

> **知识链接**
>
> ### 盆腔炎性疾病病理
>
> 1. **急性子宫内膜炎和子宫肌炎**　子宫内膜充血、水肿，有炎性渗出物，严重者内膜坏死、脱落形成溃疡。炎症向深部侵入形成子宫肌炎。
>
> 2. **急性输卵管炎、输卵管积脓、输卵管卵巢脓肿**　不同病原体或途径有不同病变特点。
>
> (1) 炎症经子宫内膜向上蔓延：首先引起输卵管黏膜炎，输卵管黏膜肿胀，间质水肿、充血，严重者输卵管黏膜粘连，导致输卵管管腔及伞部闭锁，若有脓液积聚则形成输卵管积脓。淋病奈瑟菌、大肠埃希菌、类杆菌、普雷沃菌还可引起输卵管纤毛大量脱落，使输卵管运输功能减退或丧失。衣原体感染还可引起盆腔广泛粘连。
>
> (2) 病原体通过子宫颈的淋巴播散：通过子宫旁结缔组织，首先侵犯浆膜层发生输卵管周围炎，然后累及肌层。病变以输卵管间质炎为主。轻者输卵管轻度充血、肿胀、略增粗；重者输卵管明显增粗、弯曲，纤维素性脓性渗出物增多，造成与周围组织粘连。
>
> 卵巢很少单独发炎，常与发炎的输卵管伞部粘连发生卵巢周围炎，称输卵管卵巢炎，习称附件炎。炎症通过卵巢排卵的破孔侵入卵巢实质形成卵巢脓肿，脓肿壁与输卵管积脓粘连并穿通，形成输卵管卵巢脓肿。若破入腹腔可引起弥漫性腹膜炎。
>
> 3. **急性盆腔腹膜炎**　盆腔内器官发生严重感染时，往往蔓延到盆腔腹膜，盆腔腹膜充血、水肿，少量含纤维素渗出液，造成盆腔脏器粘连。当大量脓性渗出液积聚于直肠子宫陷凹，形成盆腔脓肿，也可破入腹腔引起弥漫性腹膜炎。
>
> 4. **急性盆腔结缔组织炎**　病原体经淋巴管进入盆腔结缔组织，引起结缔组织充血、水肿、中性粒细胞浸润。以子宫旁结缔组织最常见。
>
> 5. **败血症、脓毒血症**　当病原体毒性强、数量多、病人抵抗力降低时，常发生败血症。盆腔炎性疾病后，若身体其他部位发现多处炎症病灶或脓肿者，应考虑脓毒血症，但需经血培养证实。
>
> 6. **肝周围炎**　指肝包膜炎症而无肝实质损害。淋病奈瑟菌、衣原体感染均可引起。

(二) 身体评估

1. 症状　轻者无症状。常见症状为下腹痛、阴道分泌物增多。腹痛为持续性，活动或性交后加重。病情严重可有寒战、高热、头痛。月经期发病有经量增多、经期延长。若有腹膜炎，则出现消化系统症状。伴有泌尿系统感染可出现尿频、尿急、尿痛。若有脓肿形成，可有下腹包块及局部压迫刺激症状,如膀胱刺激症状、直肠刺激症状或右上腹疼痛(肝周围炎)。

2. 体征 轻者无异常,或妇科检查仅发现子宫颈举痛或子宫体压痛或附件区压痛。严重病例呈急性病容,体温升高、心率快,下腹部压痛、反跳痛、肌紧张,腹胀,肠鸣音减弱或消失。盆腔检查:阴道见脓性臭味分泌物;子宫颈充血、水肿或见脓性分泌物。穹窿触痛明显;子宫颈举痛;子宫体稍大,压痛,活动受限;子宫旁压痛明显,若为单纯性输卵管炎,可触及增粗的输卵管,压痛明显;若为输卵管积脓或输卵管卵巢脓肿,可触及包块,压痛明显,不活动;子宫旁结缔组织炎时,可触及子宫旁一侧或两侧片状增厚,压痛明显。

(三)心理-社会评估

评估重症病人及家属有无紧张、焦虑情绪;病情轻者有无不重视心理,或不按医嘱正规治疗。

(四)辅助检查

1. 实验室检查 检查血常规、C-反应蛋白;子宫颈或阴道分泌物检查淋病奈瑟菌或衣原体。

2. B超检查或磁共振 判断病情。

3. 阴道后穹窿穿刺 抽取液送病检。

4. 腹腔镜检查 直接采取感染部位分泌物做培养及药敏试验。

【护理诊断】

1. 疼痛 与炎症刺激有关。

2. 体温过高 与病原体繁殖引起炎症反应有关。

3. 焦虑 与担心预后有关。

【护理目标】

(1)病人疼痛减轻或消失。

(2)病人体温正常,无发热。

(3)病人焦虑解除,主动配合治疗。

【护理措施】

(一)基础护理

1. 饮食 鼓励病人多饮水,进高蛋白、高热量、高维生素流食或半流食,提高机体抵抗力。

2. 休息 重症病人急性期半卧位休息,避免炎症扩散。

(二)病情监测

(1)监测生命体征:定时测体温、脉搏、呼吸、血压,发现感染性休克及时报告医生并协助抢救。

(2)密切观察腹痛部位、持续时间及伴随症状,观察阴道分泌物变化,并记录。

(3)监测白细胞计数和药敏试验结果,为医生调整治疗方案提供依据。

(三)执行医嘱

1. 解释治疗原则 主要为抗生素药物治疗,必要时手术治疗。

2. 遵医嘱用药,配合治疗

(1)门诊治疗病人护理:适用于一般情况好、症状轻者。常用方案:①遵医嘱给头孢曲松钠 250 mg 单次肌注,或头孢西丁钠 2 g,单次肌注,同时口服丙磺舒 1 g,后改为多西环素

100 mg,每日 2 次,连用 14 日,可同时口服甲硝唑 400 mg,每日 2 次,连用 14 日。②遵医嘱给氧氟沙星 400 mg 口服,每日 2 次,或左氧氟沙星 500 mg 口服,每日 1 次,同时加服甲硝唑 400 mg,每日 2~3 次,连用 14 日。

（2）住院治疗病人护理:一般情况差,病情严重者,均应住院,给予抗生素药物治疗为主的综合治疗。①支持疗法:遵医嘱补液,高热病人给予物理降温,有肠胀气者胃肠减压。②抗生素治疗:遵医嘱按配伍方案应用抗生素药物治疗。抗生素治疗方案包括:a. 头霉素类或头孢菌素类药物;b. 克林霉素与氨基糖苷类药物联合方案;c. 青霉素类与四环素类药物联合方案;d. 喹诺酮类药物与甲硝唑联合方案等。由于耐喹诺酮类药物淋病奈瑟菌株的出现,喹诺酮类药物不作为盆腔炎性疾病的首选药。

（3）中药治疗护理:主要为化血化瘀、清热解毒药物,如银翘解毒汤、安宫牛黄丸或紫血丹等。

（四）手术病人护理

手术用于抗生素控制不满意的输卵管卵巢脓肿或盆腔脓肿。有经腹手术或腹腔镜手术。做好术前准备和术中配合。

（五）性伴侣的治疗

对于盆腔炎性疾病病人出现症状前 60 日内接触过的性伴侣进行检查和治疗。如果最后一次性交发生在 6 个月前,则应对最后的性伴侣进行检查、治疗。

（六）心理护理

耐心向病人及家属解释病情和治疗方案,告知盆腔炎性疾病绝大多数能彻底治愈,解除焦虑,争取配合。与家属沟通,寻求家属对病人的心理支持,增强病人治疗信心。对轻症病人,应消除麻痹心理,鼓励早日积极治疗。

（七）健康指导

（1）做好经期、孕期、产褥期卫生宣教,减少病原体感染机会。

（2）指导性生活卫生,防止感染性传播疾病。治疗期间避免性交。

（3）告知盆腔炎性疾病应规范治疗,彻底治愈,防止病程迁延。

（4）接受抗生素治疗病人,72 h 内随访,以确定疗效。

（5）沙眼衣原体和淋病奈瑟菌感染者,在治疗后 4~6 周复查病原体。

二、盆腔炎性疾病后遗症

盆腔炎性疾病未得到及时正确治疗,可能会发生一系列后遗症,即盆腔炎性疾病后遗症,既往称慢性盆腔炎。主要病理改变为组织破坏、广泛粘连、增生、瘢痕形成。可引起:①输卵管阻塞、输卵管增粗;②输卵管卵巢粘连形成输卵管卵巢肿块;③输卵管积水、输卵管积脓、输卵管卵巢脓肿或输卵管卵巢囊肿;④盆腔结缔组织增生、子宫固定。

【护理评估】

（一）健康史

询问病人有无盆腔炎性疾病,是否彻底治愈,了解治疗经过,治愈后有无腹痛、腰骶部疼痛等。

（二）身体评估

1. 症状 ①慢性盆腔痛:主要表现为下腹坠胀、疼痛及腰骶部酸痛,劳累、性交或月经前后加剧。常发生在盆腔炎性疾病急性发作后的 4～8 周。②盆腔炎性疾病反复发作:盆腔炎性疾病病史者,25％将再次发作。③不孕:输卵管粘连堵塞致不孕。盆腔炎性疾病后不孕发生率为 20％～30％。④异位妊娠:盆腔炎性疾病后异位妊娠发生率为正常妇女的 8～10 倍。

2. 体征 妇科检查:输卵管病变时,子宫一侧或两侧触及条索状增粗输卵管,有轻度压痛。输卵管积水或输卵管卵巢囊肿,盆腔一侧或两侧触及囊性肿物,活动受限。盆腔结缔组织病变时,子宫常呈后位,粘连固定,子宫一侧或两侧片状增厚、压痛,子宫骶韧带常增粗、变硬,有触痛。

（三）心理-社会状况

病人常因病情反复、久治不愈深感悲观、无助;家属也产生焦虑、烦躁,甚至厌烦。

（四）辅助检查

主要为血常规及 B 超检查。

【护理诊断】

（1）慢性疼痛:与长期炎症刺激有关。

（2）焦虑:与病程长、治疗效果不佳或不孕有关。

【护理目标】

（1）病人疼痛减轻,自诉舒适感增加。

（2）病人焦虑缓解,正确面对疾病并积极治疗。

【护理措施】

（一）基础护理

1. 饮食 鼓励病人增加营养,提高机体抵抗力。

2. 休息 指导病人劳逸结合,增强体质。

（二）执行医嘱

1. 解释治疗原则 根据不同情况选择治疗方案。①慢性盆腔痛:对症处理或给予中药、理疗等综合治疗,治疗前排除子宫内膜异位症。②不孕:需辅助生殖技术受孕。③盆腔炎性疾病反复发作:在抗生素药物治疗基础上,根据情况选择手术。④输卵管积水:手术治疗。

2. 遵医嘱用药,配合治疗

（1）抗生素治疗病人护理:遵医嘱对急性发作病人选用抗生素治疗。

（2）物理疗法病人护理:做好理疗准备及护理。物理疗法能促进盆腔血液循环,改善组织营养状态,提高新陈代谢,有利于炎症吸收和消退。常用理疗方法有微波、激光、短波、超短波、离子透入等。

（3）中药治疗护理:慢性期嘱病人采用清热利湿、活血化瘀的中药治疗。常用桂枝茯苓汤加减。

（三）手术病人护理

手术治疗用于输卵管积水、输卵管卵巢囊肿及感染灶反复引起炎症急性发作的病人。做好术前准备和手术配合。

（四）心理护理

（1）耐心倾听，详细解答，缓解病人焦虑，增加病人治疗信心。

（2）与家属沟通，鼓励家属关爱、支持病人，减轻病人心理压力。

（五）健康指导

（1）注意性生活卫生，减少性传播疾病。

（2）及时治疗下生殖道感染。

（3）加强妇女保健知识宣教：保持外阴清洁，注意经期、分娩期、产褥期保健，减少病原体侵入和繁殖的机会。

（4）做好公共卫生宣教：提高公众对生殖道感染及预防感染重要性的认识。

（5）严格掌握妇科手术指征：注意无菌操作，预防感染。

（6）及时治疗盆腔炎性疾病：防止后遗症发生。

考点提示

1. 盆腔炎性疾病定义、最常见部位、常见症状、重症病人急性期休息体位。

2. 盆腔炎性疾病后遗症临床表现、治疗原则。

（孙婉钧）

直通护考

一、A1/A2 型题（以下每一道考题下面有 A、B、C、D、E 五个备选答案，请从中选择一个最佳答案。）

1. 病人，女性，60 岁，临床诊断为萎缩性阴道炎，护士与病人沟通时，肯定了病人对此病认识正确的是（　　）。

A. 阴道 pH 值下降 　　　B. 阴道分泌物白色凝乳状 　　　C. 由假丝酵母菌引起

D. 可用碱性溶液冲洗阴道 　　　E. 雌激素可改善症状

2. 护士对滴虫阴道炎病人进行护理评估，正确的是（　　）。

A. 主要表现为外阴瘙痒 　　　B. 不会出现尿频、尿急 　　　C. 可致不孕

D. 白带呈凝乳状或豆渣样 　　　E. 检查可见白色膜状物

3. 病人咨询外阴阴道假丝酵母菌病的诱因，护士回答不包括（　　）。

A. 短期服用抗生素 　　　B. 糖尿病 　　　C. 大量使用雌激素

D. 长期服用避孕药 　　　E. 穿紧身化纤内裤

4. 病人，女性，29 岁，外阴不适，辅助检查：氨试验有烂鱼样腥臭味，线索细胞检查线索细胞阳性。阴道 pH 值 5.7。护士告知所患疾病最可能是（　　）。

A. 细菌性阴道病 　　　B. 外阴瘙痒症 　　　C. 子宫颈炎症

D. 外阴阴道假丝酵母菌病 　　　E. 滴虫性阴道炎

5. 病人，34 岁，外阴瘙痒，阴道分泌物多 7 天。查：阴道内多量脓性泡沫状分泌物，呈灰白

色,有臭味,阴道黏膜散在红色斑点。可考虑的疾病为(   )。

  A. 淋菌性阴道炎   B. 滴虫阴道炎   C. 外阴阴道假丝酵母菌病

  D. 细菌性阴道病   E. 萎缩性阴道炎

  6. 病人,女性,40 岁,接触性出血半年,查:子宫颈糜烂样改变,应进行的检查是(   )。

  A. 子宫颈活检   B. 诊刮   C. 子宫腔镜检查

  D. 子宫颈刮片细胞学检查 E. 腹腔镜检查

  7. 护士对慢性子宫颈炎病人进行护理评估,不包括(   )。

  A. 白带乳白色黏液状   B. 不孕   C. 腰骶部疼痛

  D. 性交后出血   E. 白带凝乳状或豆腐渣样

  8. 病人咨询目前治疗慢性子宫颈炎首选方法,护士回答正确的是(   )。

  A. 局部上药   B. 口服抗生素   C. 肌注消炎药

  D. 手术切除   E. 物理治疗

  9. 慢性子宫颈炎物理治疗的时间应选择月经干净后(   )。

  A. 1～2 日 B. 2～3 日 C. 3～7 日 D. 8～9 日 E. 10～13 日

二、A3/A4 型题(以下提供若干个案例,每个案例下设若干个考题。请根据各考题题干所提供的信息,在每道题下面的 A、B、C、D、E 五个备选答案中,选择一个最佳答案。)

  (10～12 题共用题干)

  病人,女性,29 岁,白带增多 6 天,外阴瘙痒,查外阴黏膜、阴道壁充血,分泌物灰色稀薄泡沫状。

  10. 该病人应做的辅助检查首选(   )。

  A. 血常规   B. 尿常规   C. 阴道细胞学检查

  D. 0.9%氯化钠溶液湿片法 E. 阴道分泌物培养

  11. 可考虑此病为(   )。

  A. 淋菌阴道炎   B. 滴虫阴道炎   C. 萎缩性阴道炎

  D. 外阴阴道假丝酵母菌病 E. 细菌性阴道病

  12. 首选药物是(   )。

  A. 甲硝唑   B. 青霉素   C. 庆大霉素

  D. 红霉素   E. 头孢类

  (13、14 题共用题干)

  女,48 岁,糖尿病史 7 年,外阴瘙痒 2 月余,白带无异味。妇科检查:阴道黏膜充血,白带多,呈乳块状附着阴道壁。

  13. 本例最可能的诊断是(   )。

  A. 外阴炎   B. 萎缩性阴道炎   C. 滴虫阴道炎

  D. 外阴阴道假丝酵母菌病 E. 外阴阴道正常

  14. 根据初步诊断,应选用的治疗措施是(   )。

  A. 尼尔雌醇治疗   B. 红霉素治疗   C. 甲硝唑阴道泡腾片治疗

  D. 克林霉素治疗   E. 达克宁栓剂治疗

项目十五　女性生殖系统肿瘤病人的护理

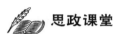 学习目标

1. 尊重、关爱、体贴女性生殖系统肿瘤病人，为病人排忧解难。
2. 掌握女性生殖系统肿瘤病人的护理评估、护理措施。
3. 熟悉女性生殖系统肿瘤的相关概念及女性生殖系统肿瘤病人的护理诊断。

思政课堂

大自然是人类赖以生存发展的基本条件。尊重自然、顺应自然、保护自然，是全面建设社会主义现代化国家的内在要求。必须牢固树立和践行绿水青山就是金山银山的理念，站在人与自然和谐共生的高度谋划发展。

任务一　子宫颈上皮内瘤变病人的护理

 案例导入

案例 15-1　林女士，49 岁，离异。阴道分泌物增多，阴道接触性出血 4 月。生育史：0-1-3-0。发病以来精神、食欲、睡眠尚可，无腹痛、腹胀等不适，大小便正常。妇检：子宫颈呈糜烂样改变，触之易出血，子宫正常大小，双附件（－）。

问题：①为明确诊断应做何检查？②说出可能的临床诊断。

子宫颈上皮内瘤变（CIN）是一组与子宫颈浸润癌密切相关的子宫颈病变，常发生于 25～35 岁妇女。大部分低级别的 CIN 自然消退，高级别的 CIN 具有癌变潜能，可能发展为浸润癌，被视为癌前病变。CIN 反映了子宫颈癌发生发展的连续过程。本任务介绍子宫颈鳞状上皮内瘤变。

【发病相关因素】

流行病学调查发现 CIN 和子宫颈癌与人乳头瘤病毒（HPV）感染、多性伴侣、吸烟、性生活过早（<16 岁）、性传播疾病、经济状况低下和免疫抑制等因素相关。

【子宫颈组织学特点】

子宫颈上皮由子宫颈阴道部鳞状上皮和子宫颈管柱状上皮组成。

子宫颈转化区（即移行带区）未成熟的化生鳞状上皮代谢活跃，在人乳头瘤病毒等刺激下，发生细胞异常增生、分化不良、排列紊乱、细胞核异常、有丝分裂增加，最后形成 CIN。

【病理学诊断和分期】

分为 3 级（图 15-1）。

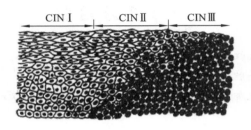

图 15-1　CIN 分级

Ⅰ级：轻度异型。上皮下 1/3 层细胞核增大，核质比例略增大，核染色稍加深，核分裂象少，细胞极性正常。

Ⅱ级：中度异型。上皮下 1/3～2/3 层细胞核明显增大，核质比例增大，核深染，核分裂象多，细胞数目明显增多，细胞极性尚存。

Ⅲ级：包括重度异型及原位癌。病变细胞占据 2/3 以上或上皮全层。细胞排列紊乱，无极性，细胞核异常增大，核质比例显著增大，核形不规则，染色较深，核分裂象多，细胞拥挤。

【护理评估】

（一）健康史

评估病人有无 HPV 感染、多性伴侣、吸烟、性生活过早（<16 岁）、性传播疾病、经济状况低下和免疫抑制等 CIN 相关因素。

（二）身体评估

CIN 一般无明显的症状体征，偶有阴道排液增多，伴或不伴臭味，也可发生接触性出血。检查子宫颈光滑，或仅有局部红斑，白色上皮，或子宫颈糜烂样表现，无明显病灶。

（三）心理-社会评估

评估病人有无心情沮丧、焦虑恐惧，是否害怕将要面临的检查和治疗，担心影响生育，担心病程进展为恶性。

（四）辅助检查

1. 子宫颈细胞学检查　CIN 及早期子宫颈癌筛查的基本方法，也是诊断必须步骤。可选用巴氏涂片法或液基细胞涂片法。子宫颈细胞学检查的报告形式主要有巴氏 5 级分类法和 TBS 分类系统。

2. 高危 HPV-DNA 检测　可与细胞学检查联合应用于子宫颈癌筛查。也可用于细胞学检查异常的分流，TBS 细胞学分类为意义不明的不典型鳞状细胞（ASCUS）者，可进行高危型 HPV-DNA 检测，阳性者行阴道镜检查。若阴性应 12 个月后行子宫颈细胞学检查。

3. **阴道镜检查**　若细胞学检查为 ASCUS 并高危 HPV-DNA 检测阳性,或低度鳞状上皮内病变(LSIL)及以上者,应做阴道镜检查。

4. **子宫颈活组织检查**　确诊子宫颈鳞状上皮内瘤变和子宫颈癌的最可靠方法。任何肉眼可见病灶均应做单点或多点活检。若无明显病变,可选择转化区 3、6、9、12 点处活检,或在碘试验不染色区,或在阴道镜下进行多点取材以提高确诊率。若想了解子宫颈管的病变情况,应刮取子宫颈管内组织做病理学检查。

> **知识链接**
>
> **TBS 分类系统**
>
> 　　TBS 分类系统是目前国际上最先进的一种筛查子宫颈癌细胞学检查技术。采用液基薄层细胞检测系统,检测子宫颈细胞并进行细胞学分类诊断,对子宫颈癌细胞的检出率为 100%,同时还能发现部分癌前病变,微生物感染如滴虫、病毒、衣原体等。
>
> 　　TBS 报告方式还能对标本质量提出评估并对诊断提出建议,弥补了传统巴氏分类的不足,实现了细胞病理学术语与组织病理学术语的基本统一。

【护理诊断】

1. **出血**　与治疗术后出血有关。

2. **子宫颈狭窄**　与子宫颈粘连有关。

3. **焦虑、恐惧**　害怕进一步检查治疗的痛苦,担心发展为恶性肿瘤。

【护理目标】

(1)术后无异常出血及子宫颈狭窄。

(2)病人情绪稳定,能主动配合检查和治疗。

【护理措施】

(一)病情监测

观察生命体征,观察阴道分泌物,观察术后阴道出血情况,若出血多于月经量应及时通知医生。

(二)执行医嘱

解释治疗原则。

(1)CIN Ⅰ:约 60% CIN Ⅰ 会自然消退,故细胞学检查 LSIL 及以下者可仅观察随访。若在随访过程中病变发展或持续存在 2 年,应进行治疗。细胞学检查高度鳞状上皮内病变应治疗,阴道镜检查满意采用冷冻和激光等。阴道镜检查不满意,行子宫颈锥切术。

(2)CIN Ⅱ 和 CIN Ⅲ:均需要治疗。阴道镜检查满意的 CIN Ⅱ 可用物理治疗或子宫颈锥切术。阴道镜检查不满意的 CIN Ⅱ 和 CIN Ⅲ 采用子宫颈锥切术,包括子宫颈环形电切除术(LEEP)和冷刀锥切术。经子宫颈锥切确诊、年龄较大又无生育要求的 CIN Ⅲ 者可行全子宫切除术。

(三)手术(LEEP)病人护理

1. **术前准备**　①术前查血常规、凝血功能及心电图,如有急性子宫颈炎及阴道炎应先治疗。②手术应选择在月经干净 3~7 天进行,术前用 1:10 稀碘伏阴道消毒 3 天。③术前排空膀胱。

2. **术中护理配合**　①密切观察血压、心率、呼吸的变化,发现异常及时报告医生。②根据病变部位性质和范围准备不同型号、形状的电极并调到合适功率,确保妇科器械及敷料完好。

③及时清除烟雾,以免影响手术视野而损坏周围组织。④收集标本送病理检查,贴好标签,勿混淆。

3. 术后注意事项 ①告知创面需要 2 个月的时间愈合。②观察阴道流液情况,告知术后 3 天有排液现象属正常,术后 7～14 天为脱痂出血期,如仅有少量出血不必处理,4～6 天可自行消失,如出血量多,应配合医生处理。③术后遵医嘱给予抗生素 1 周预防感染。④嘱术后 6 周内禁止性生活及盆浴,治疗后 1～2 个月复查。

(四) 基础护理

1. 饮食 加强营养,促进伤口愈合,多食高蛋白、高维生素、易消化无刺激饮食,避免大便干结增加腹压引起创面出血。

2. 休息和卫生 术后下腹有轻微腹痛,应指导病人注意卧床休息。术后 1 个月禁止骑跨颠簸,不要剧烈运动和过度劳累,以免发生大量出血。勤换内裤和护垫,保持会阴清洁干燥。

(五) 心理护理

通过交流了解病人心理状况加以疏导。讲解 CIN 有关知识及治疗方法。

(六) 健康指导

(1) 积极开展子宫颈癌的筛查工作,做好防癌宣教,做到 CIN 早期诊断、早期治疗。

(2) 保持良好的生活方式、健康性行为。

(3) 保持乐观心态,积极配合治疗。遵医嘱按时复查。

 考点提示

子宫颈上皮内瘤变辅助检查方法、治疗原则。

任务二 子宫颈癌病人的护理

 案例导入

案例 15-2 章女士,51 岁,因性生活后分泌物带血 4 个月就诊。发病以来精神、食欲、睡眠尚可,无腹痛、腹胀等不适,大小便正常。平素月经规则,(3～5)天/(28～30)天,经量中等,无痛经史。生育史:1-1-5-1。有反复尖锐湿疣感染既往史。妇检:子宫颈见直径 3 cm 大小的菜花状赘生物,质脆,触之易出血,子宫正常大小,双附件(一)。

问题:①为明确诊断应做何检查? ②说出主要的护理诊断。③应采取哪些护理措施?

子宫颈癌又称子宫颈浸润癌,是最常见的女性生殖系统恶性肿瘤。高发年龄为 50～55 岁。近数十年由于普遍开展防癌知识宣教和子宫颈细胞学筛查的应用,子宫颈癌得以早发现、早治疗,发病率和死亡率均明显下降。

【发病相关因素】

同"子宫颈上皮内瘤变"。子宫颈癌主要危险因素为人乳头瘤病毒(HPV)感染。

【病理】

多发生于子宫颈转化区(即移行带区)。CIN 形成后继续发展,突破上皮基底膜,浸润间质,形成子宫颈浸润癌。

1. 鳞状细胞浸润癌　占子宫颈癌的 75%～80%。

(1)巨检:微小浸润癌肉眼观无明显异常或类似子宫颈柱状上皮异位。随病变的发展,可形成 4 种类型(图 15-2)。

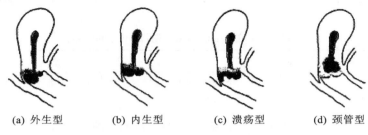

(a) 外生型　　(b) 内生型　　(c) 溃疡型　　(d) 颈管型

图 15-2　子宫颈癌类型(巨检)

①外生型(菜花型):最常见。癌灶向外生长呈菜花样或乳头状隆起,组织脆,触之易出血。常累及阴道。

②内生型(浸润型):癌组织向子宫颈深部组织浸润,子宫颈表面光滑或仅有柱状上皮异位,子宫颈肥大而硬,呈桶状。

③溃疡型:上述 2 型癌组织发展合并感染坏死,脱落形成凹陷性溃疡或空洞,似火山口状。

④颈管型:癌灶发生于子宫颈管内,常侵入子宫颈管及子宫峡部供血层以及转移到盆腔淋巴结。

(2)显微镜检:

①微小浸润癌:指在原位癌基础上镜检发现小滴状、锯齿状癌细胞团突破基膜,浸润间质。诊断标准见临床分期(表 15-1)。

②浸润癌:指癌灶浸润间质范围超出微小浸润癌,多呈网状或团块状浸润间质。

2. 腺癌　占子宫颈癌的 20%～25%。

3. 腺鳞癌　占子宫颈癌的 3%～5%。

【转移途径】

主要为直接蔓延和淋巴转移,极少数晚期可经血行转移。

【护理评估】

(一)健康史

评估病人有无 HPV 感染、多性伴侣、吸烟、性生活过早(<16 岁)、性传播疾病、经济状况低下和免疫抑制等子宫颈癌相关因素。

(二)身体评估

1. 症状

(1)阴道流血:早期子宫颈癌病人常无明显症状。主要症状为接触性出血(即性生活或妇科检查后出血）或月经不规则,或绝经后出现不规则阴道流血。若侵蚀大血管,可引起大出血。

（2）阴道排液:早期病人有白色或血性稀薄阴道排液,如水样或米泔样,有腥臭味。晚期病人因癌组织坏死伴感染,有大量脓性或米汤样恶臭白带。

（3）晚期症状:癌灶累及盆腔结缔组织、骨盆壁,压迫输尿管或直肠、坐骨神经时,病人常诉尿频尿急、肛门坠胀、大便秘结、里急后重、下肢肿痛等,严重时导致输尿管梗阻、肾盂积水及尿毒症,疾病末期,病人出现贫血、恶病质等全身衰竭症状。

2. 体征 妇科检查早期无明显病灶,子宫颈光滑或糜烂样改变。随病情发展可呈现不同体征,如外生菜花状赘生物、内生浸润型子宫颈膨大、晚期溃疡或空洞、质脆、易出血等。晚期病灶侵犯到子宫旁时,可扪及子宫旁两侧增厚、结节状,质硬或形成"冰冻骨盆"。

3. 子宫颈癌的临床分期 采用国际妇产科联盟（FIGO,2009 年）的临床分期标准（表15-1、图 15-3）。

表 15-1 子宫颈癌的临床分期（FIGO,2009 年）

分 期			标 准
Ⅰ 期			肿瘤局限在子宫颈（扩散至子宫体将被忽略）
	Ⅰ A		镜下浸润癌,间质浸润深度<5 mm,宽度≤7 mm
		Ⅰ A1	间质浸润深度≤3 mm,宽度≤7 mm
		Ⅰ A2	间质浸润深度>3 cm 且<5 mm,宽度≤7 mm
	Ⅰ B		临床癌灶局限于子宫颈,或镜下病灶>Ⅰ A
		Ⅰ B1	临床癌灶≤4 cm
		Ⅰ B2	临床癌灶>4 cm
Ⅱ 期			肿瘤超越子宫,但未达骨盆壁或阴道下 1/3
	Ⅱ A		肿瘤侵犯阴道上 2/3,无明显子宫旁浸润
		Ⅱ A1	临床可见癌灶≤4 cm
		Ⅱ A2	临床可见癌灶>4 cm
	Ⅱ B		有明显子宫旁浸润,但未达盆壁
Ⅲ 期			肿瘤扩展到盆壁。肿瘤累及阴道下 1/3,引起肾盂积水或肾无功能
	Ⅲ A		肿瘤累及阴道下 1/3,没有扩展到盆壁
	Ⅲ B		癌肿扩展到盆壁,或引起肾盂积水或肾无功能
Ⅳ 期			肿瘤超出真骨盆,或侵犯膀胱黏膜和(或)直肠黏膜
	Ⅳ A		肿瘤侵犯临近的盆腔器官
	Ⅳ B		远处转移

（三）心理-社会评估

因早期无症状或症状轻微,常在妇科普查中发现,所以病人常表现为疑诊,四处求医。评估病人是否感到恐惧,害怕痛苦、被遗弃和死亡等。确诊后,评估病人是否否认、愤怒、妥协、忧郁和接受期的心理反应。

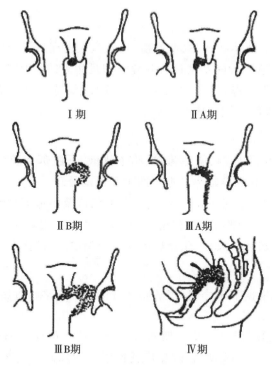

Ⅰ期　　　　　　ⅡA期

ⅡB期　　　　　　ⅢA期

ⅢB期　　　　　　Ⅳ期

图 15-3　子宫颈癌临床分期示意图

（四）辅助检查

（1）早期病例诊断：采用子宫颈细胞学检查和高危型 HPV-DNA 检测、阴道镜检查、子宫颈活组织检查的"三阶梯"程序，确诊依据为组织学诊断。子宫颈细胞学检查为早期子宫颈癌筛查的基本方法。子宫颈活组织检查为确诊子宫颈癌的最可靠方法。

（2）子宫颈锥切术：适用于子宫颈刮片检查多次阳性而子宫颈活检阴性或子宫颈活检为 CINⅡ 和 CINⅢ 需确诊者。有冷刀切除、环形电切除或冷凝电刀切除，切除组织做连续病理切片（24～36 张）检查。

（3）确诊后根据需要选择胸部 X 线摄片、B 超检查、MRI 等。

【护理诊断】

1. 疼痛　与晚期病变浸润或腹部手术伤口有关。

2. 营养失调　与摄入量低于需要量及肿瘤的慢性消耗有关。

3. 恐惧　与担心子宫颈癌危及生命有关。

4. 潜在并发症　排尿障碍、出血、感染等。

【治疗目标】

（1）病人疼痛得以缓解。

（2）病人能说出营养不良的原因，并且营养供给能满足机体需要。

（3）病人情绪稳定，积极配合检查和治疗。

（4）病人正常排尿功能恢复，未发生大出血和感染。

【护理措施】

(一) 基础护理

1. 饮食 根据病人的身体状况、饮食习惯,鼓励病人进高热量、高维生素及富含微量元素锌和硒的食品,必要时与营养师联系制订合理食谱满足病人的需要,提高机体免疫力。

2. 休息 给病人提供安静、舒适、卫生的休息环境,保持充足睡眠,指导卧床病人进行床上肢体活动,协助翻身,以防长期卧床并发症发生。

(二) 病情监测

1. 术前观察 观察病人体温、阴道流血、阴道排液、下腹部及腰骶部疼痛程度,有无感染征象,有无尿潴留及血尿,发现异常及时报告医生并协助处理。

2. 术后观察 密切观察生命体征、尿量、手术伤口及阴道流血情况,检查镇痛泵、输液管和各种留置管是否通畅,详细记录观察情况,发现异常及时报告医生并配合处理。

3. 化疗后观察 密切观察放疗、化疗后的疗效及副反应,按医嘱给予对症处理。

(三) 执行医嘱

1. 解释治疗原则 根据临床分期、年龄和全身情况确定治疗方案。采用以手术和放疗为主、化疗为辅的综合治疗方案。

(1) 手术治疗:主要用于ⅠA～ⅡA期病人。年轻病人可保留卵巢及阴道功能。①ⅠA1期:选用全子宫切除术。②ⅠA2期:行改良广泛性子宫切除术及盆腔淋巴结切除术。③ⅠB1和ⅡA1期:行广泛性子宫切除术及盆腔淋巴结切除术,必要时行腹主动脉旁淋巴结取样。④ⅠB2和ⅡA2期:行广泛性子宫切除术及盆腔淋巴结切除术和腹主动脉旁淋巴结取样,或同期放、化疗后行全子宫切除术。

(2) 放疗:适用于ⅡB～ⅣA期病人、全身情况不适宜手术的早期病人或手术治疗后病理检查发现有高危因素的辅助治疗。包括腔内照射及体外照射。腔内照射采用后装治疗机,放射源为^{137}铯(Cs)、^{192}铱(Ir)等。体外照射多用直线加速器、^{60}钴(Co)等。

(3) 化疗:主要用于晚期或复发转移的病人和同期放化疗,也用于术前静脉或动脉灌注化疗及放疗增敏。常采用以铂类为基础的联合化疗方案。

2. 遵医嘱用药,配合治疗 详见项目十七任务三"化疗病人的护理"。

(四) 放疗病人的护理

1. 腔内照射病人护理

(1) 放疗前准备:①查阅有关资料,如病理报告、血常规、肝肾功能等;②协助医生制订详细放疗计划;③生殖道炎症病人,控制感染后放疗,做好局部清洁护理。

(2) 放疗期间护理:①放置放射源后,嘱病人卧床休息,加强巡视,满足病人生理需求;②给予高热量少渣饮食,嘱多饮水;③密切观察病情,发现异常及时报告医生。

(3) 放疗并发症病人护理:①放射性直肠炎:出现腹泻、黏液便,遵医嘱先做大便检查,排除细菌性痢疾;遵医嘱用10%复方樟脑酊或碱式碳酸铋等保护直肠黏膜;遵医嘱用泼尼松、地塞米松等激素防止纤维组织增生;便血多时遵医嘱静脉注射对羟基苄胺止血。②放射性膀胱炎:嘱病人多饮水;遵医嘱服用抗生素、维生素C、维生素K、止血药等,预防尿路感染。

2. 体外照射病人护理 ①局部皮肤保持清洁干燥,勿用刺激性药物,不宜热敷或其他理疗；②出现放射性皮肤反应如皮肤瘙痒，不可搔抓摩擦，可涂鱼肝油软膏或冰片、滑石粉；③如有水疱，可刺破，涂以1%甲紫，切勿擦破水疱表面皮肤。

（五）急救护理

子宫颈癌阴道大出血病人急救护理：①协助医生抢救休克：快速建立静脉通道，补充血容量。②迅速止血：迅速阴道内填塞无菌纱条压迫止血，遵医嘱给予抗生素。③氧气吸入。④密切观察：观察阴道流血及生命体征变化，对症施救。

（六）手术病人护理

1. 术前护理　手术前3日选用消毒液消毒子宫颈及阴道，手术前日晚清洁灌肠，其余准备同一般腹部手术。

2. 术后护理　除按腹部手术病人的护理常规观察并记录外，特别注意保持导尿管、腹腔引流管的通畅，认真观察引流液的性状及流量。腹部引流管通常按医嘱于术后48～72 h拆除。术后7～14日拔除导尿管，拔除导尿管前3日开始夹管，每2～4 h开放1次，定时间断放尿，促进恢复排尿功能。督促病人拔管后1～2 h排尿1次，如不能自行排尿应及时处理。

（七）心理护理

关心、陪伴病人，鼓励其宣泄内心感受，用合适的方式与病人沟通，缓解其心理压力，减轻恐惧。向病人及家属介绍有关子宫颈癌的各种治疗方法、可能出现的不适和有效的应对措施，解除病人疑虑，增强信心，积极配合治疗。

（八）健康指导

1. 普及防癌知识　大力宣传与子宫颈癌有关的高危因素，提倡晚婚、少育，开展性卫生教育。宣传定期普查、早期发现、早期治疗的重要性，提倡屏障式避孕和应用HPV疫苗注射（一级预防）。

2. 定期妇科普查　婚后或有性生活史妇女，均应常规接受子宫颈刮片细胞学检查，一般要求妇女每1～2年普查一次，高危人群每半年接受一次妇科检查，有条件可行高危型HPV检测。有接触性出血或绝经前后有月经异常者，及时就诊，警惕子宫颈癌发生。

3. 随访　子宫颈癌治疗后复发50%在1年内，75%～80%在2年内。出院后1个月首次随访；治疗后2年内每3～4个月复查1次；3～5年内每6个月复查1次；第6年开始每年复查1次。如有不适及时就诊。

4. 生活指导　帮助病人进行自我调整，重新评价自我能力。根据病人具体情况指导逐渐增加活动量和强度，适当参加社交活动或恢复日常工作。性生活的恢复依据术后复查结果而定。

考点提示

1. 女性生殖系统最常见的恶性肿瘤为子宫颈癌，高发年龄50～55岁。

2. 子宫颈癌主要危险因素、转移途径、早期症状；早期子宫颈癌筛查的基本方法、确诊子宫颈癌的最可靠方法；定期妇科普查时间。

任务三 子宫肌瘤病人的护理

案例导入

案例 15-3 李某,女,43 岁,自诉月经量增多,经期延长 1 年。此次月经期持续 10 日,量多,感头晕、乏力、气短。生育史:1-0-3-1。查体:面色苍白,血压正常。妇检:子宫平位,如孕 3 个月大小,质硬,表面可触及数个结节状突起,无压痛,双附件未触及异常。血红蛋白 82 g/L。

问题:①请说出可能的临床诊断和主要的护理诊断。②如何为该病人制订护理计划?

子宫肌瘤是女性生殖器最常见的良性肿瘤,由平滑肌和结缔组织组成。常见于 30~50 岁妇女,20 岁以下少见。据统计,30 岁以上妇女约 20％有子宫肌瘤。因肌瘤多无或很少有症状,临床报告发病率远低于肌瘤真实发病率。

【分类】

按肌瘤的生长部位分为子宫体肌瘤(90％)和子宫颈肌瘤(10％)。按肌瘤与子宫肌壁的关系分 3 类(图 15-4)。

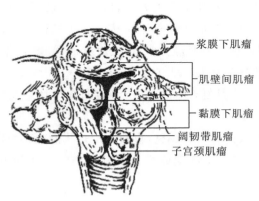

浆膜下肌瘤
肌壁间肌瘤
黏膜下肌瘤
阔韧带肌瘤
子宫颈肌瘤

图 15-4 子宫肌瘤分类示意图

1. 肌壁间肌瘤 最常见,占 60％～70％,肌瘤位于子宫肌壁内,周围均被肌层包围。

2. 浆膜下肌瘤 约占 20％,肌瘤向子宫浆膜面生长,突出于子宫表面,由浆膜层覆盖。当瘤体继续向浆膜面生长,仅有一蒂与子宫相连,称为带蒂浆膜下肌瘤。位于子宫体侧壁的肌瘤还可向阔韧带内生长,称为阔韧带肌瘤。

3. 黏膜下肌瘤　占 10%~15%，肌瘤向子宫腔方向生长、突出，表面仅有黏膜层覆盖。黏膜下肌瘤易形成蒂，在子宫腔内生长犹如异物，常引起宫缩，肌瘤可被挤出子宫颈外口而突入阴道。

各种类型的肌瘤可发生于同一子宫，称多发性子宫肌瘤。

【病理】

1. 巨检　肌瘤为实质性球形包块，表面光滑，质硬，压迫周围肌壁纤维形成假包膜。肌瘤与假包膜间有一层疏松网状间隙，易剥出。切面灰白色，可见漩涡状或编织状结构。

2. 镜检　主要由梭形平滑肌细胞和不等量纤维结缔组织构成。肌细胞大小均匀，排列成漩涡状或栅状，核为杆状。

【肌瘤变性】

肌瘤失去原有的典型结构。

1. 玻璃样变　又称透明变性，最常见。肌瘤剖面漩涡状结构消失，由均匀透明样物质取代。

2. 囊性变　玻璃样变继续发展，肌细胞坏死液化即发生囊性变。

3. 红色变性　多见于妊娠期或产褥期，为肌瘤一种特殊类型坏死。

4. 肉瘤样变　肌瘤恶变为肉瘤，仅 0.4%~0.8%，多见于绝经后伴疼痛及出血的病人。

5. 钙化　多见于蒂细小、血供不足的浆膜下肌瘤及绝经后妇女肌瘤。

【护理评估】

（一）健康史

因肌瘤好发于生育年龄，青春期前少见，绝经后萎缩或消退，提示其发生可能与女性性激素相关。询问病人月经史及婚育史，有无不孕或自然流产史，了解有无长期使用雌激素病史。同时询问月经变化情况及伴随症状、治疗经过。

（二）身体评估

多无明显症状，常于妇科检查或 B 超检查时偶尔发现。症状与肌瘤生长部位关系密切，与有无变性相关，而与肌瘤的大小和数目关系不大。

1. 症状

（1）经量增多、经期延长：最常见症状。多见于大的肌壁间肌瘤和黏膜下肌瘤，因肌瘤使子宫腔增大、子宫内膜面积增加并影响子宫收缩而致，此外肌瘤可能使附近静脉受挤压，子宫内膜静脉丛充血、扩张，引起经期延长、经量增多。黏膜下肌瘤伴有坏死感染时，可有不规则阴道流血或血样脓性排液。

（2）下腹包块：肌瘤增大使子宫超过 3 个月妊娠大时，可从腹部触及。

（3）白带增多：肌壁间肌瘤使子宫腔面积增大，内膜腺体分泌增多，伴盆腔充血致白带增多；黏膜下肌瘤表面一旦感染，可有大量脓样白带，若坏死、出血，可有血性或脓血性、恶臭阴道溢液。

（4）压迫症状：子宫前壁肌瘤和子宫颈肌瘤可压迫膀胱引起尿频、排尿障碍、尿潴留等；后壁肌瘤可压迫直肠，引起下腹坠胀不适、便秘等。

（5）其他症状：长期月经过多可致继发贫血；子宫肌瘤使子宫腔变形或压迫输卵管，影响精子运行和受精卵着床，导致不孕或流产；肌瘤红色变性或肌瘤蒂扭转时可出现急性腹痛。

2. 体征　大肌瘤可在下腹部扪及实质性不规则肿块。妇科检查扪及子宫不规则或均匀增大,表面可有结节状突起,质硬、无压痛。浆膜下肌瘤可扪及单个实质性球状肿块,与子宫有蒂相连。有时黏膜下肌瘤可脱出于子宫颈口或阴道内,窥器检查可看到子宫颈口有肿物。

（三）心理-社会评估

病人首先害怕患了恶性肿瘤,随之会为如何选择治疗方案而显得无助,或因需接受手术治疗而恐惧不安。因害怕手术影响身体健康和夫妻感情,迫切需要咨询指导。

（四）辅助检查

B超检查最常用,能区分子宫肌瘤与其他盆腔肿块。MRI可准确判断肌瘤大小、数目及部位。必要时选择子宫输卵管造影、宫腔镜、腹腔镜等检查。

【护理诊断】

1. 活动无耐力　与长期月经过多有关。

2. 焦虑　与担心肌瘤恶变、手术切除子宫产生后遗症有关。

3. 潜在并发症　贫血、感染。

【护理目标】

（1）病人月经异常得到纠正。

（2）病人情绪稳定,焦虑减轻,能主动配合治疗。

（3）病人贫血得到纠正,未发生感染或感染被及时控制。

【护理措施】

（一）基础护理

1. 饮食　加强营养,给予高热量、高蛋白、高维生素、富含铁的饮食,补充铁剂,必要时输血。

2. 活动及卫生　鼓励病人早期下床活动,术后2日在床边活动,术后3日下床活动。注意保持外阴清洁干燥,每日用0.1%苯扎溴铵液擦洗外阴2次。

（二）病情监测

1. 出血多需住院治疗病人　①严密观察并记录生命体征,协助医生完成血常规、凝血功能、血型、交叉配血等检查,及时收集检查结果,报告医生。②观察病人阴道流血的时间、量、色和性状,并记录,了解病人有无头昏、乏力、体温升高等征象,有异常及时协助医生处理。③告知病人定期妇科检查及B超检查,监测肿瘤的生长情况,根据情况调整治疗方案。

2. 手术后病人　密切观察病人体温、腹痛、手术伤口及血常规变化,发现感染征象及时报告医生,并遵医嘱使用抗生素及其他药物。

（三）执行医嘱

1. 解释治疗原则　根据病人年龄、症状、肌瘤大小、数目、生长部位及对生育的要求综合考虑。

（1）随访观察:肌瘤较小,无症状,尤其是近绝经者,不需要治疗,但应每3～6个月随访1次。

（2）药物治疗:适用于症状轻、近绝经年龄或全身情况不宜手术者。

（3）手术治疗:目前主要治疗方法。适应证:①月经过多致继发贫血,药物治疗无效;②严重腹痛、性交痛或慢性疼痛、有蒂肌瘤扭转引起急性腹痛；③体积大，膀胱、直肠压迫症状；④确定肌瘤是不孕或反复流产唯一原因者；⑤肌瘤生长较快，怀疑恶变。

术式：①肌瘤切除术：适用于希望保留生育功能者。②子宫切除术：用于不需保留生育功能或疑有恶变者。

2. 遵医嘱用药，配合治疗

（1）促性腺激素释放激素类似物（GnRH-a）：遵医嘱采用大剂量连续或长期非脉冲式给药。亮丙瑞林每次 3.75 mg 或戈舍瑞林每次 3.6 mg，每月皮下注射 1 次。应对病人讲明用药目的、剂量、方法及副作用。告知停药后又可逐渐增大，用药 6 个月以上可产生围绝经期综合征、骨质疏松等副作用。

（2）米非司酮：每日 12.5 mg 口服，作为术前用药或提前绝经使用。告知不宜长期使用，因其拮抗孕激素后，子宫内膜长期受雌激素刺激，增加子宫内膜增生的风险。

（3）雄激素：每月总量不超过 300 mg，以免男性化。

（4）纠正贫血：阴道出血量多的病人，要正确评估出血量；按照医嘱给予止血药、宫缩剂及抗生素以止血并预防感染。

（四）急救护理

1. 急腹症　如子宫肌瘤蒂扭转，需剖腹探查时，按腹部手术常规护理。

2. 巨大肌瘤　由于治疗压迫致大小便不畅时，按医嘱给予导尿或用缓泻剂软化粪便，以缓解尿潴留、便秘症状。

3. 黏膜下肌瘤脱出者　应注意观察阴道分泌物的量、质、色。每日外阴冲洗 1～2 次，并为经阴道行肌瘤摘除做好术前准备。

（五）手术病人护理

按腹部或阴道手术进行术前及术后护理。

（六）心理护理

通过连续性的护理活动与病人建立良好的医患关系，向病人及家属讲解疾病有关知识，纠正错误认识。使病人确信子宫肌瘤是良性肿瘤，手术治疗不切除卵巢，不会影响生活质量及性功能，消除顾虑，增强信心，配合治疗。

（七）健康指导

（1）宣传月经的有关知识，指导病人正确使用雌激素，增强保健意识。

（2）定期妇科检查，做到以预防为主，有病早治。

（3）嘱保守治疗者每 3～6 个月随访 1 次，若肌瘤继续增大或出现症状应手术治疗。

（4）告知全子宫切除病人，术后有少量暗红色阴道流血，逐渐减少。若术后 7～8 日出现阴道流血，多为阴道残端肠线吸收所致，出血量不多暂观察，出血多及时就诊。

（5）手术治疗者术后注意休息，1 个月后复诊。术后 3 个月内禁止性生活和重体力劳动。子宫肌瘤切除术病人，术后应避孕 2 年以上才能考虑妊娠。

考点提示

1. 子宫肌瘤是女性生殖器最常见的良性肿瘤，常见于 30～50 岁妇女。

2. 子宫肌瘤分类、最常见症状、辅助检查及治疗原则。

任务四　子宫内膜癌病人的护理

 案例导入

案例 15-4　病人,刘女士,59 岁。绝经 4 年,阴道浆液血性分泌物伴臭味 2 个月。病人自发病来食欲、睡眠尚可,大小便正常,无腹痛、腹胀等不适。全身检查未见异常。妇科检查:子宫颈光滑,见少量浆液性血液自子宫内流出,子宫体稍大,质软,双附件未触及异常。子宫分段诊断性刮宫报告:子宫内膜样腺癌。

问题:①结合所学知识说出该病例的临床特点。②如何对该病人实施整体护理?

子宫内膜癌是发生于子宫体内膜的一组上皮性恶性肿瘤,以腺癌最常见,为女性生殖道三大恶性肿瘤之一。平均发病年龄为 60 岁,其中 75% 发生于 50 岁以上妇女。近年发病率有上升趋势。

【病理】

1. 巨检　大体分为局灶型和弥散型。①局灶型:多见于子宫腔底部或子宫角部,呈菜花状或息肉状,癌灶小,易浸润肌层。②弥散型:广泛累及子宫内膜,并突向子宫腔,常伴出血、坏死,较少侵犯肌层。晚期可侵犯肌壁或子宫颈,若阻塞子宫颈管将导致子宫腔积脓。

2. 镜检及病理类型　①内膜样腺癌:占 80%～90%,内膜腺体高度异常增生。按腺癌分化程度分为 Ⅰ 级、Ⅱ 级、Ⅲ 级。②腺癌伴鳞状上皮分化:有棘腺癌、鳞腺癌及腺癌伴鳞状上皮不典型增生。③浆液性腺癌:又称子宫乳头状浆液性腺癌(UPSC),占 1%～9%,恶性程度高。④黏液性癌:约占 5%,预后较好。⑤透明细胞癌:不足 5%,恶性程度高,易早期转移。

【转移途径】

主要为直接蔓延、淋巴转移,晚期可有血行转移。

【护理评估】

(一) 健康史

收集病史,高度重视病人的高危因素,高度警惕育龄妇女曾用激素治疗效果不佳的月经失调史。

目前认为子宫内膜癌可能有两种发病类型。Ⅰ 型是雌激素依赖型,其发生可能是在无孕激素拮抗的长期雌激素作用下,发生子宫内膜增生症,继而癌变。病人常伴有肥胖、高血压、糖尿病、不孕或不育及绝经延迟。约 20% 内膜癌病人有家族史。这种类型占子宫内膜癌的大多数。Ⅱ 型是非雌激素依赖型,发病与雌激素无明确关系,多见于老年体瘦妇女,在癌灶周围可以是萎缩的子宫内膜,肿瘤恶性度高,分化差,雌孕激素受体多呈阴性,预后不良。

（二）身体评估

约 90％病人出现阴道流血或阴道排液症状。

1. 阴道流血　主要症状,多表现为绝经后阴道流血,量一般不多。尚未绝经者可表现为月经增多、经期延长或月经紊乱。

2. 阴道排液　多为血性液体或浆液性分泌物,合并感染则有脓血性排液、恶臭。因阴道排液异常就诊者约占 25％。

3. 下腹疼痛及其他　若子宫腔积脓,可出现下腹胀痛及痉挛样疼痛。晚期浸润周围组织,可引起下腹及腰骶部疼痛。继之可出现恶病质、全身衰竭等症状。

4. 妇科检查　早期无明显异常。晚期子宫明显增大,质地变软,绝经后子宫不萎缩。有时可见癌灶脱出子宫颈口,质脆,触之易出血。合并子宫颈积脓时子宫明显增大、有压痛。

（三）心理-社会评估

病人经历否认、震惊、焦虑、妥协、忧郁、接受的心理过程,需接受手术治疗和化疗又不知疗效而焦虑,担心生命安全而产生无助。

（四）辅助检查

1. 分段诊断性刮宫　常用而有价值的诊断方法。

2. B超检查　阴道 B 超用于鉴别诊断。

3. 宫腔镜检查　可直视病变并取活组织检查。

【护理诊断】

1. 恐惧　与担心患肿瘤或影响生命安全及需要接受的诊治手段有关。

2. 疼痛　与癌灶浸润或治疗创伤有关。

3. 知识缺乏　缺乏子宫内膜癌治疗、护理的相关知识。

【护理目标】

（1）病人情绪稳定,能接受各种诊断检查和治疗方案。

（2）病人疼痛减轻。

（3）病人了解子宫内膜癌的相关知识,能复述子宫内膜癌的治疗及术后注意事项。

【护理措施】

（一）基础护理

1. 饮食、休息　鼓励病人进高蛋白、高热量、高维生素、足够矿物质、易消化饮食,进食不足或营养状况极差者遵医嘱静脉补充营养。提供安静、舒适睡眠环境,教会病人应用放松等技巧促进睡眠,必要时遵医嘱使用镇静剂。

2. 体位与卫生　阴道排液多时取半卧位,病人感觉疼痛时协助其选择自感舒适的体位。保持会阴清洁,每日用消毒液冲洗外阴1～2次,做好便器床旁消毒隔离,防止交叉感染。

（二）病情监测

（1）观察病人体温、腹痛、手术伤口、血象的变化,发现异常及时报告医生,遵医嘱使用抗生素及其他药物。

（2）手术后 6～7 日,阴道残端缝合线吸收,若感染可致残端出血,需严密观察并记录,此期应减少活动。

（三）执行医嘱

1. 解释治疗原则　主要治疗方法为手术、放疗及药物治疗（化学药物和激素）。早期以手术治疗为主，晚期采用手术、放疗、药物等综合治疗。

（1）手术治疗：首选方法。Ⅰ期病人行筋膜外全子宫切除及双侧附件切除术。Ⅱ期行改良根治性子宫切除及双侧附件切除术，同时行盆腔淋巴结切除及腹主动脉旁淋巴结取样术。Ⅲ期和Ⅳ期的手术范围与卵巢癌相同，进行肿瘤细胞减灭手术。

（2）放疗：分腔内照射和体外照射2种。单纯放疗仅用于有手术禁忌证或无法手术切除的晚期病人。术后放疗是内膜癌最主要的术后辅助治疗。

（3）化疗：晚期或复发子宫内膜癌综合治疗措施之一。常用化疗药物有顺铂、多柔比星、紫杉醇、环磷酰胺、氟尿嘧啶、丝裂霉素、依托泊苷等。

（4）孕激素治疗：主要用于晚期或复发子宫内膜癌，也试用于极早期要求保留生育功能的年轻病人。

2. 遵医嘱用药，配合治疗

（1）遵医嘱使用孕激素：醋酸甲羟孕酮200～400 mg/d，口服；己酸羟孕酮500 mg，肌注，每周2次。其作用机制可能是直接作用于癌细胞并与孕激素受体结合形成复合物进入细胞核，延缓DNA和RNA的复制，从而抑制癌细胞的生长。告知至少用12周以上方可评定疗效。长期使用可引起水钠潴留、水肿、药物性肝炎等，停药后可恢复。

（2）化疗：顺铂、紫杉醇、环磷酰胺、氟尿嘧啶、丝裂霉素、依托泊苷等，可单独应用或联合应用，也可与孕激素合并应用。护理措施参考项目十七任务三"化疗病人的护理"。

（四）手术病人护理

对手术治疗病人术前及术后护理，执行腹部手术病人的护理措施。

（五）心理护理

关心病人，详细了解病人的疑虑和需求，耐心讲解有关子宫内膜癌的诊疗方法、可能出现的不适及应对措施，使病人相信肿瘤生长缓慢，预后较好，能积极配合治疗。鼓励家属关心体贴病人，协助病人选择舒适体位，缓解疼痛。

（六）健康指导

1. 普及防癌知识　大力宣传定期防癌检查的重要性，中年妇女每年接受一次妇科检查，尤其注意高危人群，特别是围绝经期月经紊乱及绝经后不规则流血者，需做诊断性刮宫。严格掌握雌激素的用药指征，加强用药期间的监护和随访。

2. 随访指导　75%～95%复发在术后2～3年内。告知术后2～3年内每3个月随访1次，3年后每6个月1次，5年后每年1次。随访内容包括病史询问、盆腔检查、阴道细胞学涂片、胸部X线摄片、血清CA125检测等，必要时做CT及MRI检查。

考点提示

1. 女性生殖道三大恶性肿瘤。

2. 子宫内膜癌主要症状、确诊方法及治疗方法。

任务五　卵巢肿瘤病人的护理

　　案例 15-5　林女士,47 岁,右下腹突发剧烈疼痛 1 h,急诊入院。病人 1 h 前因搬重物,突然发生右下腹剧烈疼痛,伴包块。检查:面色苍白,神志清楚。体温 37.1 ℃,脉搏 84 次/分,呼吸 19 次/分,血压 130/80 mmHg。心肺听诊无异常。腹部检查:腹肌紧张,下腹压痛、反跳痛,右侧更甚。触及右下腹包块,大小约 10 cm×8 cm ×7 cm。盆腔检查:子宫右侧可扪及一包块,压痛明显。B 超检查:子宫大小正常,右侧有一形态不规则低回声区,大小 10 cm×8 cm×7 cm,边界清楚。左侧附件正常。

　　问题:①该病人可能发生了什么情况？②治疗原则是什么？③请根据治疗方案制订护理计划。

　　卵巢肿瘤是女性生殖器的常见肿瘤,可发生于任何年龄。卵巢恶性肿瘤是女性生殖器三大恶性肿瘤之一。卵巢肿瘤可有不同的性质和形态:单一型或混合型,一侧性或双侧性,囊性或实质性,良性、交界性及恶性之分。由于缺乏有效的早期诊断手段,卵巢恶性肿瘤致死率居妇科恶性肿瘤首位。

【组织学分类及特点】

　　1. 卵巢上皮性肿瘤　最常见,占原发性卵巢肿瘤 50%～70%,有良性、交界性及恶性之分。

　　(1)浆液性囊腺瘤:常见于 30～40 岁病人,多为单侧,表面光滑,囊内充满淡黄色清亮液体。

　　(2)浆液性囊腺癌:最常见的卵巢恶性肿瘤,占卵巢上皮性癌的 75%,多为双侧。囊实性,结节状或有乳突状增生,切面为多房,腔内充满乳头,质脆、出血、坏死。

　　(3)黏液性囊腺瘤:占卵巢良性肿瘤的 20%。多发生于生育年龄,少数儿童也可发生,多为单侧,圆形或卵圆形,体积大,表面光滑。切面常为多房,囊腔内充满胶冻样黏液。

　　(4)黏液性囊腺癌:占卵巢上皮性癌的 20%,多为单侧。囊壁可见乳头或实质区,切面为囊实性,囊液混浊或血性。

　　2. 卵巢生殖细胞肿瘤　一组来源于原始生殖细胞的肿瘤,占卵巢肿瘤的 20%～40%。好发于年轻女性及幼女。生殖细胞肿瘤中仅成熟畸胎瘤为良性,其他类型均属恶性。

　　(1)畸胎瘤:①成熟畸胎瘤:又称皮样囊肿,占卵巢肿瘤的 10%～20%、畸胎瘤的 95% 以上,属良性肿瘤。可发生于任何年龄,以 20～40 岁居多。多为单侧、单房,腔内充满油脂和毛发,有时可见牙齿和骨质。②未成熟畸胎瘤:属恶性肿瘤,占畸胎瘤的 1%～3%。多发生于青少年,复发及转移率高。常为实性,可有囊性区域。含 2～3 胚层,由分化程度不同的未成熟胚胎组织构成,主要为原始神经组织。复发后再次手术,可见到未成熟肿瘤组织向成熟转化,即恶性程度逆转现象。

(2)无性细胞瘤:占卵巢恶性肿瘤的 5%,好发于青春期和生育期。属中度恶性肿瘤,多为单侧。中等大,实性,触之如橡皮样。表面光滑,切面淡棕色。对放疗敏感。

(3)内胚窦瘤:又名卵黄囊瘤,来源于胚外结构卵黄囊,占卵巢恶性肿瘤的 1%,常见于儿童及年轻女性。多为单侧,切面部分囊性,组织质脆,多有出血坏死区。产生甲胎蛋白(AFP)。恶性程度高,生长迅速,易早期转移,预后差,但对化疗十分敏感。

3. 卵巢性索间质肿瘤 来源于原始性腺中的性索及间质组织,约占 5%。此类肿瘤常有内分泌功能,故又称功能性卵巢肿瘤。

(1)颗粒细胞-间质细胞瘤:由性索的颗粒细胞和间质的衍生成分如成纤维细胞及卵泡膜细胞组成。

①颗粒细胞瘤:最常见功能性肿瘤,属低度恶性肿瘤。发生高峰年龄 45～55 岁。肿瘤能分泌雌激素。

②卵泡膜细胞瘤:属良性肿瘤,多为单侧,分泌雌激素,常与颗粒细胞瘤合并存在。

③纤维瘤:多见于中年妇女,占卵巢肿瘤的 2%～5%。单侧居多,表面光滑或结节状,切面灰白色,实性、坚硬。纤维瘤伴有腹水或胸水,称为梅格斯综合征,手术切除肿瘤后,胸水、腹水自行消失。

(2)支持细胞-间质细胞瘤:也称睾丸母细胞瘤,罕见,多为良性,单侧,肿瘤具有男性化作用。

4. 卵巢转移肿瘤 占 5%～10%,其原发部位常为胃肠道、乳腺及生殖道、泌尿道等,预后差。库肯勃瘤即印戒细胞癌,是一种特殊的卵巢转移性腺癌,原发部位在胃肠道。镜下见典型印戒细胞,能产生黏液。

【转移途径】

卵巢恶性肿瘤的转移途径主要是直接蔓延及腹腔种植,其次是淋巴转移,血行转移较少见。

【护理评估】

(一)健康史

评估有无卵巢肿瘤的危险因素,如遗传、高胆固醇饮食及内分泌因素。注意有无卵巢癌的危险因素,如未产、不孕、初潮早、绝经迟等。

(二)身体评估

1. 症状及体征

(1)卵巢良性肿瘤:肿瘤小,多无症状,常在妇科检查中偶然发现。肿瘤增大,可扪及包块或出现下腹不适,甚至压迫症状,如尿频、便秘、气急、心悸等,较少影响月经。当出现并发症时,将伴随相应的症状和体征。双合诊或三合诊可在子宫旁触及肿块。

(2)卵巢恶性肿瘤:早期常无症状,晚期出现腹胀、腹水、发热及消瘦等恶病质表现。三合诊可在直肠子宫陷凹处触及质硬结节或肿块。

2. 卵巢良、恶性肿瘤的鉴别　见表 15-2。

表 15-2　卵巢良性肿瘤和恶性肿瘤的鉴别

鉴别内容	良性肿瘤	恶性肿瘤
病史	病程长,逐渐增大	病程短,迅速增大
一般情况	良好	恶病质
体征	多为单侧、囊性、活动,表面光滑,常无腹水	多为双侧、实性或囊实性、固定,表面不平,常有血性腹水,可查到癌细胞
B超检查	液性暗区,可有间隔光带,边缘清晰	液性暗区内有杂乱光团、光点,肿块边界不清

3. 卵巢肿瘤并发症

（1）蒂扭转:最常见,是妇科常见急腹症。①多见于瘤蒂长、活动度好、中等大小、重心偏移的肿瘤,畸胎瘤最易发生(图 15-5)。②常发生于体位突然改变或妊娠、产褥期子宫位置改变时。③扭转的蒂由骨盆漏斗韧带、卵巢固有韧带和输卵管组成。④典型症状为体位改变后突然发生一侧下腹剧痛,伴恶心、呕吐甚至休克。⑤双合诊检查子宫旁扪及肿块,张力较高,压痛以蒂扭转部最明显并伴有肌紧张。

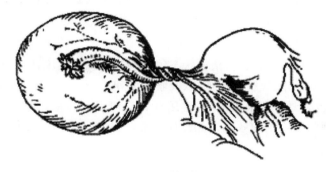

图 15-5　卵巢肿瘤蒂扭转

（2）破裂:有自发性和外伤性两种。外伤性破裂可由挤压、性交、穿刺、盆腔检查等引起。自发性破裂常因肿瘤发生恶性变,快速、浸润性生长穿破囊壁所致。可出现不同程度的腹痛及腹膜刺激征。

（3）感染:较少见,多继发于蒂扭转或破裂后,或邻近器官感染蔓延所致。主要表现为发热、腹痛、腹部压痛、反跳痛、腹肌紧张、白细胞升高等。

（4）恶变:若肿瘤短时间内迅速增大,尤其双侧性,应疑恶变。

（三）心理-社会评估

卵巢肿瘤的性质未定前,病人及家属多表现为恐惧、担忧,渴望尽早知道确切的诊断。如为恶性,病人往往表现为害怕、悲观、绝望,担心治疗会改变其生育状态、生活方式以及自我形象受到破坏,甚至可能死亡。病人有极大的心理压力,导致意志消沉,丧失与疾病做斗争的信心。

（四）辅助检查

B超检查最常用,可明确肿瘤的部位、大小、形状及性质,并与腹水及积液鉴别,但直径小于 2 cm 的实质肿瘤不易测出;根据病情可选择腹腔镜、腹水细胞学检查或肿瘤标志物检查如 AFP、CA125、性激素等测定。病理学检查是确诊良恶性卵巢肿瘤的主要依据。

【护理诊断】

（1）焦虑/恐惧　与担心恶性卵巢肿瘤有关。

（2）预感性悲哀　与切除子宫、卵巢有关。

（3）营养失调　与恶性肿瘤实施化疗及全身衰竭有关。

（4）有感染的危险　与手术、化疗、机体抵抗力下降有关。

【护理目标】

（1）病人焦虑缓解，情绪稳定，积极接受治疗。

（2）病人认识到手术的必要性，并积极面对现实。

（3）病人的营养失调得以纠正。

（4）病人未发生感染或感染得到有效控制。

【护理措施】

（一）基础护理

1．饮食　鼓励病人多进高蛋白、富含维生素 A 的饮食，避免高胆固醇饮食。不能进食者遵医嘱静脉补充营养，辅以全身支持疗法。

2．休息　提供安静、舒适、整洁的环境，避免各种不良刺激。对长期卧床病人做好生活护理，保持病人皮肤、衣物、床铺的清洁，勤翻身，防止压褥。

（二）病情监测

（1）密切观察病人的面色、饮食、精神状态等，监测体温、白细胞计数，观察有无感染病灶。

（2）观察病人有无腹痛、腹胀等表现，以及腹痛的程度、性质、部位，有无诱因及伴随症状。

（3）每周测体重，必要时记录出入量，遵医嘱补充纠正血容量。定期监测血清球蛋白、白蛋白、总蛋白值，以观察病人治疗效果。如发现异常，及时报告医生，积极配合处理。

（三）执行医嘱

1．解释治疗原则　卵巢肿瘤首选手术治疗。术中剖检肿瘤，必要时做冰冻切片组织学检查以明确诊断。卵巢良性肿瘤可在腹腔镜下手术。恶性卵巢肿瘤一般采用经腹手术，化疗是主要的辅助治疗。

并发症处理：①蒂扭转：一经确诊，尽快行剖腹手术。②破裂：立即手术，吸净囊液，涂片行细胞学检查。彻底清洗盆腔、腹腔。切除标本送病理检查。③感染：抗感染治疗后手术切除肿瘤。感染严重者应尽快手术去除感染灶。④恶变：诊断后应尽早手术。

2．遵医嘱用药，配合治疗

（1）化疗病人护理：化疗是治疗卵巢癌的重要辅助手段。包括腹腔化疗和全身化疗。按化疗护理措施进行护理。

（2）放疗病人护理：放疗作为卵巢癌的辅助治疗方法，可在术后加用体外照射。在治疗期间要做好心理护理，说明治疗中可能出现的不良反应，注意皮肤的护理，防止压褥。

（四）急救护理

（1）蒂扭转及肿瘤破裂者，应专人护理，详细记录生命体征，尽快做好腹部急诊手术术前准备。

（2）注意观察放腹水的速度和量（速度宜慢，一次放腹水 3000 mL 左右），以防腹压突然下降，引起休克。

（3）巨大肿瘤切除后，应于腹部放置沙袋压迫，以防腹压突降使腹腔内静脉扩张，回心血量骤减，引起血压下降、休克。

（五）心理护理

关心体贴病人，与病人多交谈，建立良好的医患关系，详细了解病人的疑虑和需求，对病人提出的疑问给予明确有效的答复。及时与家属取得联系，争取家庭及社会支持，让病人感受到来自各方面的爱及自身存在的价值，激发其对生活的信心。访问康复较好，目前工作、生活顺利的同类病人，进行现身说法，鼓励病人树立战胜疾病的信心，以积极的心态接受各种诊疗。

（六）健康指导

1. 预防指导　①认识卵巢癌的高危因素，提倡高蛋白、富含维生素的饮食，减少胆固醇饮食。②高危妇女口服避孕药预防卵巢癌发生。③正确处理附件包块，对实质性或囊实相间，或直径＞8 cm 的囊性附件包块，尤其绝经后或伴有消化道症状者，应通过肿瘤标志物和影像学等检查，必要时行腹腔镜检查明确诊断。有恶性征象及早手术。

2. 定期普查　30 岁以上妇女应每年行妇科检查 1 次，高危人群每半年检查 1 次，必要时进行 B 超检查和检测血清 CA125 等肿瘤标志物。盆腔肿块诊断不清，宜及时行腹腔镜检查或剖腹探查。

3. 术后随访　如经手术病理证实为恶性肿瘤者，术后应长期随访和监测。随访时间：术后第 1 年每 3 个月随访 1 次；第 2 年后每 4～6 个月 1 次；5 年后每年 1 次。随访内容包括临床症状、体征、全身及盆腔检查；B 超、CT、MRI 检查，肿瘤标志物测定等。

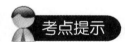

考点提示

1. 卵巢恶性肿瘤致死率居妇科恶性肿瘤首位。
2. 卵巢肿瘤并发症、卵巢恶性肿瘤的主要转移途径及预防指导。

（刘　珊）

直通护考

一、A1/A2 型题（以下每一道考题下面有 A、B、C、D、E 五个备选答案，请从中选择一个最佳答案。）

1. 下列哪项是子宫颈癌的早期症状？（　　）
A. 接触性出血　　　　　　B. 阴道大量排液　　　　　　C. 恶病质
D. 反复阴道出血　　　　　E. 疼痛

2. 子宫颈癌最常见的转移途径是（　　）。
A. 血行转移　　　　　　　B. 种植　　　　　　　　　　C. 直接蔓延
D. 淋巴转移　　　　　　　E. 以上均错误

3. 女性生殖器肿瘤病死率最高的是（　　）。
A. 子宫肌瘤　　　　　　　B. 子宫颈癌　　　　　　　　C. 子宫内膜癌

　　D. 卵巢恶性肿瘤　　　　　　　　　E. 成熟畸胎瘤

4. 确诊子宫内膜癌最可靠的方法是（　　　）。

　　A. B 超检查　　　　　　　　B. 分段诊断性刮宫　　　　　C. 宫腔镜

　　D. MRI 检查　　　　　　　　E. CA125 检查

5. 子宫内膜癌的主要症状为（　　　）。

　　A. 接触性出血　　　　　　　B. 阴道排液　　　　　　　　C. 绝经后阴道流血

　　D. 经期延长、经量增多　　　E. 下腹疼痛

6. 子宫黏膜下肌瘤病人，主要的早期症状是（　　　）。

　　A. 下腹包块　　　　　　　　B. 贫血　　　　　　　　　　C. 疼痛

　　D. 月经过多、经期延长　　　E. 不孕

7. 病人，44 岁，普查时发现子宫增大如孕 3 个月，自诉无不适感，考虑为子宫肌瘤，用下列哪一种方法诊断比较恰当？（　　　）

　　A. B 超检查　　　　　　　　B. 妇科检查　　　　　　　　C. X 线检查

　　D. 腹腔镜检查　　　　　　　E. 阴道涂片

二、A3/A4 型题（以下提供若干个案例，每个案例下设若干个考题。请根据各考题题干所提供的信息，在每道题下面的 A、B、C、D、E 五个备选答案中，选择一个最佳答案。）

（8、9 题共用题干）

刘女士，50 岁，不规则阴道流血，性生活时易出血，脓血性阴道排液半年，检查：子宫颈为菜花样组织，子宫增大、变软、活动差，考虑为子宫颈癌。

8. 为确诊子宫颈癌，应做哪项检查？（　　　）

　　A. 子宫颈和颈管活组织检查　　B. 阴道镜检查　　　　　　C. 分段诊断性刮宫

　　D. 子宫颈刮片细胞学检查　　　E. 碘试验

9. 若子宫颈癌已确诊，需行广泛子宫切除和盆腔淋巴结清除术。手术前 1 天的准备不包括（　　　）。

　　A. 阴道冲洗　　B. 皮肤准备　　C. 灌肠　　　　D. 镇静　　　　E. 导尿

（10、11 题共用题干）

某 40 岁妇女，右下腹肿块多年，为囊性，表面光滑，活动性大，B 超提示卵巢肿瘤。昨日憋尿后排便突然右下腹剧烈疼痛，伴恶心、呕吐，拒按腹部。

10. 该妇女可能是（　　　）。

　　A. 恶性变　　　　　　　　　B. 囊肿破裂　　　　　　　　C. 囊内感染

　　D. 蒂扭转　　　　　　　　　E. 急性阑尾炎破裂

11. 该妇女最适当的治疗是（　　　）。

　　A. 手术切除　　　　　　　　B. 化疗　　　　　　　　　　C. 手术＋化疗

　　D. 放疗　　　　　　　　　　E. 手术＋放疗

项目十六　女性生殖内分泌疾病病人的护理

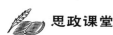 学习目标

1. 具有良好的职业道德,尊重、关爱护理对象。
2. 掌握功血的定义、分类,功血病人的护理评估、治疗要点、护理措施。
3. 熟悉功血病人的护理诊断,闭经、痛经、多囊卵巢综合征和绝经综合征病人的护理评估及护理措施,痛经、闭经的定义及分类。
4. 了解闭经、痛经、多囊卵巢综合征和绝经综合征病人的护理诊断。

思政课堂

青年强,则国家强。当代中国青年生逢其时,施展才干的舞台无比广阔,实现梦想的前景无比光明。

任务一　功能失调性子宫出血病人的护理

 案例导入

案例 16-1　黄女士,42 岁,因"月经紊乱 1 年,大量阴道流血 3 天"来院就诊。病人近 1 年来月经紊乱,经期长短不一,经量多少不定,不伴腹痛,未行系统诊治。此次停经 2 个月后突然出现大量阴道流血 3 天。月经史:14 岁初潮,周期 28～35 日,经期 4～7 日,经量时多时少。生育史:1-0-6-1。查体:全身及生殖器官检查未见异常。

问题:①该案例可初步诊断什么疾病? ②对黄女士应如何护理?

功能失调性子宫出血简称"功血",是由于生殖内分泌轴功能紊乱引起的异常子宫出血,分为无排卵性功血和排卵性月经失调两类。临床以无排卵性功血多见,多发生于青春期和绝经过渡期;排卵性月经失调多发生于生育期,有月经过多和月经周期间出血。功血的分类见图 16-1。

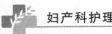

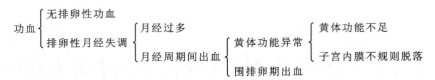

图 16-1 功能失调性子宫出血分类

【病因及病理生理】

当机体受到内部和外部各种因素,如精神紧张、营养不良、代谢紊乱、慢性疾病、饮食紊乱、过度运动、酗酒、药物等影响时,可以通过大脑皮层和中枢神经系统,引起下丘脑-垂体-卵巢轴功能调节或靶细胞效应异常而导致月经失调。

(一)无排卵性功血

无排卵性功血多发生于青春期和绝经过渡期,也可发生于生育年龄。青春期,下丘脑-垂体-卵巢轴间的反馈调节尚未成熟,大脑中枢对雌激素的正反馈作用存在缺陷,卵泡刺激素呈持续低水平,无促排卵性黄体生成素陡直高峰形成而不能排卵;绝经过渡期,卵巢功能不断衰退,卵巢对垂体促性腺激素反应性低下,卵泡发育受阻而不能排卵;生育年龄妇女有时因应激等因素干扰,也可发生无排卵。由于无排卵,子宫内膜受单一雌激素刺激且无孕激素对抗,引起雌激素突破性出血或撤退性出血。

(二)排卵性月经失调

排卵性月经失调多发生于生育年龄,子宫内膜纤溶酶活性过高或前列腺素血管舒缩因子分泌比例失调造成月经过多;黄体功能不足是因为排卵后黄体过早衰退,孕激素分泌不足,导致子宫内膜分泌反应不良和黄体期缩短;子宫内膜不规则脱落是因下丘脑-垂体-卵巢轴调节功能紊乱,黄体萎缩过程延长,导致子宫内膜不能如期完整脱落,表现为增生期与分泌期内膜共存;围排卵期出血与排卵前后孕激素水平波动有关。

【护理评估】

(一)健康史

了解病人的年龄、月经史、婚育史、避孕措施及发病诱因(如精神创伤、过度劳累及环境变化),评估有无营养不良、代谢紊乱、饮食紊乱、过度运动、慢性疾病及其他药物等影响,详细了解发病经过,如发病时间、流血前有无停经史、目前流血情况、有无贫血、有无感染征象等。

(二)身体评估

1. 无排卵性功血 ①最常见的症状是子宫不规则出血,表现为月经紊乱,经期长短不一,经量不定。有时先有数周或数月的停经,继之出现大量阴道流血,流血时间长,不易自止;也可表现为长时间少量出血,量少、淋漓不净。②出血期间一般无腹痛或其他不适。③出血时间长或出血多时可出现贫血甚至休克。

2. 排卵性月经失调

(1)月经过多:月经周期规则,经期正常,经量>80 mL。

(2)月经周期间出血:

①黄体功能异常:a. 黄体功能不足:表现为月经周期缩短,月经频发(月经周期<21 日)。有时月经周期虽正常,但卵泡期延长,黄体期缩短,不易受孕或孕早期流产。b. 子宫内膜不规则脱落:月经周期正常,但经期延长,长达 9~10 日,且出血量多。

②围排卵期出血:排卵期出现规律性阴道流血,出血期≤7 日,多为 1~3 日,量少,时有时无。

（三）心理-社会评估

青春期病人可因害羞不愿就医或者因对疾病的认识不够而忽视治疗,随着病程延长,病情加重,病人更易产生焦虑和恐慌,影响到日常生活。生育期病人因功血所致的不孕或流产而产生心理负担,而精神上的压力往往更加重下丘脑-垂体-卵巢轴功能的紊乱,从而使病程迁延不愈。绝经过渡期病人因治疗效果不佳或疑有肿瘤而产生焦虑、紧张、恐惧情绪。

（四）辅助检查

1. 血常规及凝血功能检查　了解有无贫血、感染及凝血功能障碍。

2. 妊娠试验　有性生活史者应行妊娠试验,排除妊娠及相关疾病。

3. 超声检查　经盆腔 B 超检查,了解子宫有无器质性病变。

4. 基础体温测定　单相型提示无排卵(图 16-2)。黄体功能不足呈双相型,但高温相≤11日(图 16-3)。子宫内膜不规则脱落呈双相型,但下降缓慢,伴经前期出血(图 16-4)。

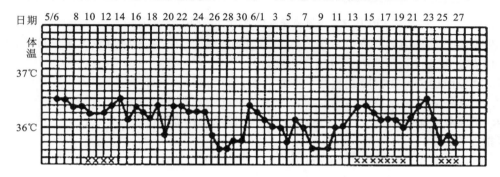

图 16-2　基础体温单相型(无排卵性功血)

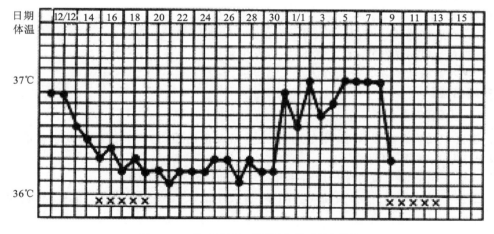

图 16-3　基础体温双相型(黄体功能不足)

5. 血清性激素测定　经前测定血孕酮值,若为卵泡期水平为无排卵。还可测定卵泡刺激素、黄体生成素、血睾酮、催乳激素及甲状腺素水平,排除其他内分泌疾病。

6. 诊断性刮宫(简称诊刮)　目的是止血和明确子宫内膜病理诊断。主要适用于已婚妇女、年龄＞35 岁、药物治疗无效或存在子宫内膜癌高危因素的异常子宫出血病人。①为确定卵巢排卵和黄体功能,于经前期或月经来潮 6 h 内诊刮,子宫内膜呈增生期改变提示无排卵,子宫内膜分泌不良提示黄体功能不足。②为诊断子宫内膜不规则脱落,于月经期第 5～6 日诊

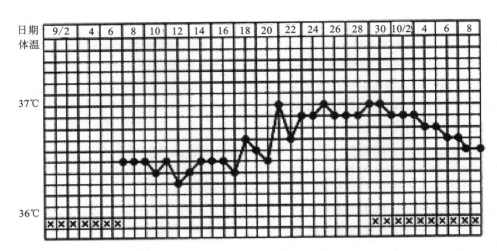

图 16-4　基础体温双相型（子宫内膜不规则脱落）

刮,增生期与分泌期内膜共存提示子宫内膜不规则脱落。③不规则出血或大量出血者,可随时刮宫,用以止血或排除子宫内膜器质性病变。

7. 宫腔镜检查　在宫腔镜直视下选择病变区进行活检,诊断子宫腔内病变。

8. 子宫颈黏液结晶检查　经前出现羊齿植物叶状结晶提示无排卵。

9. 阴道脱落细胞涂片　中、高度雌激素影响提示无排卵。

【护理诊断】

1. 焦虑　与担心生育、激素治疗的副作用及治疗效果有关。

2. 潜在并发症　贫血、休克、感染。

3. 知识缺乏　缺乏性激素治疗知识。

【护理目标】

（1）病人焦虑感减轻或消失,积极配合治疗。

（2）病人贫血得到纠正,未发生休克,未发生感染。

（3）病人了解性激素的使用方法及注意事项。

【护理措施】

（一）基础护理

1. 饮食　嘱病人加强营养,补充铁剂、维生素及蛋白质,向病人推荐含铁丰富的食物,如动物肝脏、瘦肉、蛋黄、葡萄干等。

2. 休息　出血期间应避免过度劳累和剧烈运动,保证充分休息。

3. 卫生　保持外阴清洁,嘱勤换会阴垫,每天用清水擦洗会阴 2 次。出血期间禁止盆浴和性生活。

（二）病情监测

1. 观察并记录出血量　嘱病人保留出血期间使用过的会阴垫及内裤,以便估计出血量。监测血细胞计数及血细胞比容,了解病人贫血程度。

2. 严密观察与感染有关征象　如体温、脉搏及阴道流血的颜色、气味以及子宫是否压痛,监测白细胞计数和分类。

（三）执行医嘱

1. 解释治疗原则　功血的一线治疗是药物治疗。采用性激素止血和调整月经周期。

（1）无排卵性功血：青春期和生育期病人以止血、调整周期、促排卵为原则；绝经过渡期病人以止血、调整周期、减少经量、防止子宫内膜病变为原则。

（2）排卵性月经失调：

①月经过多：止血、减少经量。

②月经周期间出血：

a. 黄体功能异常：黄体功能不足的治疗原则为促使卵泡发育和排卵，黄体功能刺激和补充。子宫内膜不规则脱落治疗原则为通过调节下丘脑-垂体-卵巢轴的反馈功能，使黄体及时萎缩，内膜按时完整脱落。

b. 围排卵期出血：抑制排卵，控制周期。

2. 遵医嘱用药，配合治疗

1）无排卵性功血

（1）止血：需根据出血量选择合适的制剂和使用方法。对少量出血者，使用最低有效量激素，减少药物副作用。对大量出血病人，要求性激素治疗 8 h 内见效，24～48 h 内出血基本停止。96 h 以上仍未止血，应考虑更改功血诊断。

①性激素：

a. 雌孕激素联合用药：性激素联合用药的止血效果优于单一用药。青春期和生育期病人口服避孕药有效。急性大出血，病情稳定，可用复方单相口服避孕药。目前使用第三代口服避孕药，如去氧孕烯炔雌醇片，每次 1～2 片，每 8～12 h 1 次，止血 3 日后逐渐减量至维持量（每日 1 片），维持至 21 日周期结束。

b. 单纯雌激素：大剂量雌激素促使子宫内膜生长，短期内修复创面而止血，适用于急性大量出血的青春期功血病人。目前多用结合雌激素（即妊马雌酮）25 mg 静脉注射，4～6 h 重复 1 次，一般用药 2～3 次，次日口服妊马雌酮 3.75～7.5 mg/d，按每 3 日递减 1/3 至维持量 1.25 mg，每日 1 次，持续至止血后第 21 日停药。也可用结合雌激素片剂，每次 1.25 mg 口服，4～6 h 1 次，止血 3 日后按每 3 日递减 1/3 至维持量。有血栓性疾病者禁忌大剂量雌激素止血。

对间断性少量长期出血者，多采用生理替代剂量，口服妊马雌酮 1.25 mg，每日 1 次，共 21 日，最后 7～10 日加用醋酸甲羟孕酮 10 mg，每日 1 次，一般 7 日内血止。

c. 单纯孕激素：采用单纯孕激素治疗的方法也称"药物刮宫"或"子宫内膜脱落法"，停药后短期即有撤药性出血。止血机制是使持续增生的子宫内膜转化为分泌期，达到止血效果。停药后子宫内膜脱落较完全，起到药物性刮宫作用。适用于体内有一定雌激素水平、血红蛋白＞80 g/L、生命体征稳定者。常用药物为炔诺酮或甲羟孕酮。如炔诺酮，首剂量 5 mg，每 8 h 1 次，2～3 日止血后每 3 日递减 1/3 至维持量 2.5～5 mg，每日 1 次，持续至止血后第 21 日停药。

②刮宫术：可迅速止血，并有诊断价值。绝经过渡期及病程长的生育年龄病人，首先考虑刮宫术。

③辅助治疗：

a. 一般止血药：氨甲环酸 1 g，2～3 次/日或酚磺乙胺、维生素 K 等。

b. 丙酸睾酮：雄激素拮抗雌激素，增强子宫平滑肌及子宫血管张力，减轻盆腔充血而减少

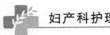

出血量。主要用于绝经过渡期功血病人的辅助治疗,可随时停用。

c. 矫正凝血功能:出血严重者可补充凝血因子,如纤维蛋白原、血小板、血浆或新鲜血液。

d. 纠正贫血:贫血病人给予铁剂和叶酸。

e. 抗感染:有感染征象者,及时应用抗生素。

（2）调整月经周期:

①雌、孕激素序贯法:模拟自然月经周期中卵巢的内分泌变化,序贯应用雌、孕激素,使子宫内膜发生相应变化,引起周期性脱落（人工周期）。适用于青春期及育龄期功血内源性雌激素水平较低者,可诱发卵巢自然排卵。从撤药性出血第 5 日开始,生理替代全量为妊马雌酮 1.25 mg,每晚 1 次,连服 21 日,于服雌激素 11 日起加用醋酸甲羟孕酮,每日 10 mg,连用 10 日。停药后 7 日内撤药性出血。于出血第 5 日重复用药,连续 3 个周期为一疗程。

②雌、孕激素联合法:此方法开始即用孕激素,限制雌激素促内膜生长的作用,使撤药性出血逐步减少。适用于生育期功血内源性雌激素水平较高者或绝经过渡期功血。常用口服短效避孕药,一般从撤药性出血第 5 日开始,每日 1 片,连服 21 日,1 周为撤药性出血间隔,连续 3 个周期为一疗程。

③孕激素法:适用于青春期或活组织检查为增生期内膜的功血。于月经周期后半期（撤药性出血的第 16～25 日）服用醋酸甲羟孕酮 10 mg,每日 1 次或肌注黄体酮 20 mg,每日 1 次,连用 10～14 日为一周期,酌情用 3～6 个周期。

（3）促排卵:功血病人经上述调整周期性药物治疗几个疗程后,部分病人可恢复自发排卵。青春期不提倡使用促排卵药,适用于生育期功血病人尤其不孕者。常用药物为氯米芬、人绒毛膜促性腺素（hCG）、尿促性素（hMG）等。

（4）手术治疗:对药物治疗疗效不佳或不宜用药、无生育要求的病人,尤其是不易随访的年龄较大病人,考虑手术治疗。酌情行子宫内膜切除术或子宫切除术。

2）排卵性月经失调

（1）月经过多:①止血药:遵医嘱用氨甲环酸或酚磺乙胺、维生素 K 等。②宫内孕激素缓释系统:子宫腔放置左炔诺孕酮。③孕激素内膜萎缩法。④复方短效口服避孕药。

（2）月经周期间出血:

①黄体功能异常:

黄体功能不足:a. 促进卵泡发育:妊马雌酮,月经第 5 日开始每日口服妊马雌酮 0.625 mg,连续 5～7 日;氯米芬,于月经第 3～5 日开始,每日口服氯米芬 50 mg,连服 5 日。b. 促进月经中期黄体生成素高峰形成:当卵泡发育成熟后,给予人绒毛膜促性腺素（hCG）5000～10000 U 1 次或分 2 次肌注。c. 黄体功能刺激疗法:于基础体温上升后开始,隔日肌注 hCG1000～2000 U,共 5 次,可延长黄体期。d. 黄体功能补充疗法:自排卵后开始每日肌注黄体酮 10 mg,共 10～14 日,以补充黄体孕酮分泌不足。e. 口服避孕药。

子宫内膜不规则脱落:a. 孕激素:于排卵后 1～2 日或下次月经前 10～14 日开始,每日口服甲羟孕酮 10 mg,连服 10 日。b. hCG:用法同黄体功能不足。c. 口服避孕药。

②围排卵期出血:遵医嘱用复方短效口服避孕药。

(四) 手术病人护理

1. 诊断性刮宫 用于止血及排除子宫内膜癌变,最常用。适用于年龄>35 岁,急性大出血或存在子宫内膜癌高危因素的功血病人。做好术前准备和手术护理。

2. 子宫内膜切除术 适用于经量多的围绝经期功血和经激素治疗无效且无生育要求的生育期功血病人。方法是激光、滚动球电凝或热疗。做好术前准备和手术护理。

3. 子宫切除 经上述治疗后效果不佳，可由病人和家属知情后选择接受子宫切除。

（五）心理护理

向病人解释病情并提供有关疾病的相关信息，纠正对疾病的错误认识，使病人解除思想顾虑，缓解焦虑，树立战胜疾病的信心，积极配合治疗。

（六）健康指导

1. 性激素治疗用药指导 ①严格遵医嘱正确使用性激素，不得随意停服和漏服，以免因性激素使用不当引起子宫出血。②性激素减量必须在止血后开始，每3日减量1次，每次减量不超过原剂量的1/3，直至维持量用至止血后21日停药。③如有不规则阴道流血，及时就诊。④大剂量雌激素口服可引起恶心、呕吐等胃肠道反应，指导病人饭后或睡前服用，反应重者遵医嘱服用甲氧氯普胺及维生素 B_6。⑤对有血栓性疾病史或血液高凝倾向者禁忌使用雌激素。⑥雄激素用量过大可能出现男性化等不良反应，注意观察有无声调改变、喉结增大等。

2. 经期保健知识宣教 保持心情舒畅，提倡规律生活，注意休息，加强营养，尤其在经期避免机体应激，如紧张、恐惧、气候骤变等。经期尤其当经量较多时应避免剧烈运动，保持会阴清洁以防感染。

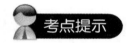 考点提示

1. 功血的概念、分类及各类功血病人的护理评估特点。
2. 各类功血病人诊断性刮宫时间选择、功血病人性激素治疗用药指导。

 任务二 闭经病人的护理

闭经为常见妇科症状，根据既往有无月经来潮，分为原发性闭经和继发性闭经两类。原发性闭经是指年龄超过13岁，第二性征未发育，或年龄超过15岁，第二性征已发育，月经未来潮。继发性闭经是指正常月经建立后月经停止6个月，或按自身原有月经周期计算停止3个周期以上者。青春期前、妊娠期、哺乳期和绝经后的月经不来潮属生理现象，本任务不讨论。

【护理评估】

（一）健康史

原发性闭经常由于遗传因素或先天性发育缺陷所致，评估时应注意生殖器和第二性征发育情况及家族史。继发性闭经病因复杂，评估时应详细询问月经史及发病经过，包括发病前有无诱因如精神应激、环境改变、体重增减、剧烈运动及用药情况等，已婚者注意有无产后出血、不孕及流产史。常见闭经病因见表16-1。

表 16-1　闭经的病因

类　型	常 见 病 因
下丘脑性闭经（最常见，以功能性原因为主）	①精神应激：突然或长期精神压抑、紧张、忧虑、环境改变、过度劳累、情感变化、寒冷等，均可引起神经内分泌障碍而发生闭经。②体重下降和神经性厌食：剧烈运动、强迫节食、体重下降（一年内体重下降10％左右）均可诱发闭经。③运动性闭经：长期剧烈运动或跳舞，使体内脂肪含量下降（因初潮发生和月经维持有赖于一定比例（17％～20％）的机体脂肪），可诱发闭经。④药物：长期应用甾体类避孕药、吩噻嗪衍生物（奋乃静、氯丙嗪）、利血平等可引起闭经和乳汁分泌，一般在停药后3～6个月月经自然恢复。⑤颅咽管瘤：压迫下丘脑和垂体柄引起闭经
垂体性闭经	腺垂体器质性病变或功能失调，均可影响促性腺激素分泌，继而影响卵巢功能引起闭经。①垂体梗死：希恩综合征。②垂体肿瘤：闭经溢乳综合征。③空蝶鞍综合征：先天发育不全、手术或放疗使垂体组织受到破坏等
卵巢性闭经	因性激素水平低落，子宫内膜不发生周期性变化而导致闭经。如卵巢功能早衰即40岁前绝经、卵巢功能性肿瘤、卵巢切除或组织破坏、多囊卵巢综合征等
子宫性闭经	子宫内膜受到破坏或对卵巢激素不能产生正常反应而引起闭经。如先天性子宫发育不良或子宫切除后、Asherman综合征、放疗破坏子宫内膜等
其他	甲状腺功能减退或亢进、肾上腺皮质功能亢进、肾上腺皮质肿瘤等，可引起闭经

（二）身体评估

闭经是病人的主要症状。了解病人的闭经时间、类型及伴随症状。检查全身发育状况及第二性征发育情况；妇科检查了解生殖器官有无发育异常和肿瘤等。

（三）心理-社会评估

病人担心闭经对自己的健康、生育能力有影响，病程过长及反复治疗效果不明显会加重病人及家属的心理压力，情绪低落、焦虑，反过来又加重闭经。

（四）辅助检查

可选择以下辅助检查。生育年龄妇女闭经首先需排除妊娠。

1．功能试验

（1）药物撤退试验：用于评估体内雌激素水平，以确定闭经程度。

①孕激素试验：黄体酮20 mg，每日肌注1次，连续5日；或口服甲羟孕酮，每日10 mg，连服8～10日。停药后3～7日出现撤药性出血为阳性反应，提示子宫内膜功能存在，已受一定水平雌激素影响，为Ⅰ度闭经。若无撤药性出血为阴性反应，需做雌孕激素序贯试验。

②雌孕激素序贯试验：适用于孕激素试验阴性的闭经病人。用法同人工周期疗法，停药后发生撤药性出血为阳性，提示子宫内膜功能正常，可排除子宫性闭经，引起闭经的原因是病人体内雌激素水平低落，为Ⅱ度闭经，病变多在卵巢部位以上，应进一步寻找原因。无撤药性出血者为阴性，应重复1次，若仍无出血，提示子宫内膜缺陷或破坏，可诊断为子宫性闭经。

（2）垂体兴奋试验：又称促性腺激素释放激素（GnRH）刺激试验，了解垂体对GnRH的反应性。典型方法：将促黄体素释放激素（LHRH）100 μg溶于0.9％氯化钠液5 mL中，30 s内静脉注射完。于注射前和注射后15、30、60、90 min分别取静脉血2 mL，测定黄体生成素（LH）含量。注射后15～30 min，LH高峰值较注射前升高2～3倍，提示垂体功能正常，病变在下丘脑;经反复试验 LH 值无升高或升高不显著,说明垂体功能减退,如希恩综合征。

2. 激素测定

(1)血甾体激素测定:测定雌二醇、孕酮、睾酮。血孕酮水平升高,提示排卵;雌激素水平低,提示卵巢功能不正常或衰竭;睾酮水平高,提示可能为多囊卵巢综合征或卵巢支持-间质细胞瘤等。

(2)催乳素(PRL)及垂体促性腺激素测定:PRL＞25 μg/L 称为高催乳激素血症。PRL升高者测定促甲状腺素(TSH),TSH 升高为甲状腺功能减退;TSH 正常而 PRL＜100 μg/L,应做头颅 MRI 或 CT 检查,排除垂体肿瘤。PRL 正常应测定垂体促性腺激素。月经周期中排卵期卵泡刺激素(FSH)正常值为 6～26 U/L,LH 为 16～104 U/L。若 2 次测定 FSH 为 26～40 U/L 及以上,提示卵巢功能衰竭;若 LH/FSH 值≥2,高度怀疑多囊卵巢综合征;若 FSH、LH 均小于 5 U/L,提示垂体功能减退,病变可能在垂体或下丘脑。

(3)肥胖、多毛、痤疮者,还需测定胰岛素、雄激素,以确定是否存在胰岛素对抗、高雄激素血症等。

3. 影像学检查

(1)盆腔 B 超检查:观察子宫形态、大小及内膜厚度,卵巢大小、形态,卵泡数目等。

(2)子宫输卵管造影:了解有无子宫腔病变及子宫腔粘连。

(3)CT、MRI:了解盆腔肿块和中枢神经系统病变性质,诊断卵巢肿瘤、下丘脑病变、空蝶鞍等。

4. 宫腔镜检查 精确诊断子宫腔粘连。

5. 腹腔镜检查 直视下观察卵巢形态、子宫大小,对诊断多囊卵巢综合征等有价值。

6. 染色体及其他检查 鉴别性腺发育不全病因及靶器官反应检查。

【护理诊断】

1. 焦虑 与担心闭经会影响生育及健康有关。

2. 功能障碍性悲哀 与长期闭经及治疗效果不明显,担心丧失女性形象有关。

【护理目标】

(1)病人能主动诉说与病情有关的担心,焦虑缓解,积极配合治疗。

(2)病人能接受闭经的事实,客观评价自己。

【护理措施】

(一)基础护理

(1)合理饮食,保持标准体重,适当锻炼,增强体质。

(2)合理安排工作和生活,注意劳逸结合,避免过度疲劳及精神应激。

(二)病情监测

(1)观察病人情绪变化,有无引起闭经的精神因素;注意病人体重增加或减少的数据和时间、与闭经前后的关系。

(2)对使用激素治疗的病人,指导其用药,注意观察药物副反应。

(三)执行医嘱

1. 解释治疗原则

(1)全身治疗:占重要地位,包括积极治疗急、慢性全身疾病,增强体质,加强营养,保持标准体重。运动性闭经者应适当减少运动量。对应激或精神因素所致闭经者,给予心理治疗。

（2）激素治疗:明确病变部位及病因后给予相应激素治疗。

①性激素治疗:明确病变部位及病因后给予相应激素治疗,常用:a. 雌激素补充疗法;b. 雌孕激素人工周期;c. 孕激素疗法;d. 促排卵（氯米酚、hCG 或 hMG 等）;e. 溴隐亭（抑制垂体 PRL 分泌,恢复排卵）。

②肾上腺皮质激素（泼尼松、地塞米松）及甲状腺素。

（3）病因治疗:找到引起闭经的器质性疾病给予恰当治疗。如结核性子宫内膜炎行抗结核治疗,子宫腔粘连行子宫颈、子宫腔粘连分离术,先天畸形、卵巢及垂体肿瘤行手术、放疗及化疗。

2. 遵医嘱用药,配合治疗　　合理使用性激素,说明性激素的作用、副反应、具体用药方法及注意事项。

（四）手术病人护理

对需要施行手术治疗者（患有先天畸形、Asherman 综合征及卵巢或垂体肿瘤等疾病）,做好术前准备及术后护理。

（五）心理护理

建立良好的护患关系,鼓励病人表达自己的情绪,向病人提供诊疗信息,说明闭经的原因并强调闭经与精神因素密切相关,给予心理疏导,减轻病人心理压力,使之积极配合检查和治疗。对原发性闭经,特别生殖器官畸形者进行心理疏导,使之正确对待疾病,提高对自我形象的认识。

（六）健康指导

加强月经生理知识教育,告知精神紧张、过度劳累、体重下降等均可使内分泌调节功能紊乱而诱发闭经。嘱注意营养,调节饮食,保持正常体重,避免过于肥胖或消瘦,避免精神刺激,稳定情绪,保持心情舒畅。

考点提示

1. 原发性闭经、继发性闭经定义;最常见的闭经类型。
2. 药物撤退试验结果提示的意义。

任务三　痛经病人的护理

痛经是指行经前后或月经期出现下腹部疼痛、坠胀,伴有腰酸或其他不适,症状严重影响生活质量者。痛经分为原发性和继发性两类。原发性痛经是指生殖器官无器质性病变的痛经,又称功能性痛经,占痛经 90％以上。继发性痛经是指盆腔器质性病变引起的痛经,如子宫内膜异位症。本任务仅叙述原发性痛经。

【护理评估】

（一）健康史

原发性痛经可能与月经期子宫内膜释放前列腺素（PGF_{2a} 和 PGE_2）增多有关，PGF_{2a} 含量升高是痛经的主要原因。此外还受精神神经因素的影响，疼痛的主观感受也与个体痛阈有关。多发生在有排卵的月经周期，精神紧张、恐惧、寒冷刺激及经期剧烈运动可加重疼痛。评估时需了解病人的年龄、月经史、痛经因素等。

（二）身体评估

原发性痛经常见于青少年，主要症状为月经期下腹痛。常在初潮后 1～2 年内发病，疼痛多自月经来潮后开始，最早出现在经前 12 h，月经第 1 日疼痛最剧烈，持续 2～3 日后缓解。疼痛呈痉挛性，可伴恶心、呕吐、腹泻、头昏、乏力等症状，严重时面色苍白、出冷汗。妇科检查生殖器官无器质性病变。

（三）心理-社会评估

病人缺乏痛经的相关知识，担心痛经可能影响健康及生育能力，表现情绪低落、烦躁、焦虑；伴随着月经的痛苦，病人常常抱怨自己是女性。

（四）辅助检查

为排除继发性痛经，可做超声检查，必要时行腹腔镜检查，腹腔镜是最有价值的辅助诊断方法。

【护理诊断】

1. 急性疼痛　与经期子宫收缩有关。

2. 焦虑　与反复疼痛造成的精神紧张及缺乏相关知识有关。

【护理目标】

（1）病人疼痛得以缓解。

（2）病人了解痛经的相关知识，焦虑减轻。

【护理措施】

（一）基础护理

1. 饮食　饮食增加蛋白质、铁剂、维生素，避免生冷、辛辣等刺激性食品。

2. 休息　经期注意休息，避免剧烈运动、过度劳累，防止受寒。

3. 卫生　注意经期卫生，每日用温开水清洗外阴，勤换卫生巾和内裤。

（二）执行医嘱

1. 解释治疗原则　以解痉、镇痛等对症治疗为主，重视心理精神治疗。

2. 症状护理　热敷或按摩下腹部。重视精神心理治疗，消除紧张和顾虑有缓解疼痛的效果。疼痛不能忍受时可辅以药物治疗。

3. 遵医嘱用药，配合治疗

（1）前列腺素合成酶抑制剂：遵医嘱应用布洛芬、酮洛芬、甲氯芬那酸、双氯芬酸、萘普生等，月经来潮即开始服药效佳，连服 2～3 日。如布洛芬 200～400 mg，每日 3～4 次。

（2）口服避孕药：通过抑制排卵减少月经血中前列腺素含量而减轻痛经。适用于要求避孕的痛经妇女，疗效达 90% 以上。

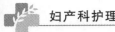

（三）心理护理

讲解有关痛经的知识,使病人了解月经期轻度不适为生理反应。原发性痛经属功能性痛经,不影响生育,生育后痛经可缓解或消失,消除其紧张焦虑情绪。

（四）健康指导

经期保持精神愉快,避免剧烈运动及过度劳累,防寒保暖,注意经期卫生。体质虚弱者注意加强营养,增强机体抵抗力。经期禁止性生活。

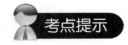

考点提示

痛经的定义、原发性痛经的主要原因。

任务四　多囊卵巢综合征病人的护理

多囊卵巢综合征(PCOS)是常见的妇科内分泌疾病之一。临床以雄激素过高、持续无排卵、卵巢多囊改变为特征,常伴有胰岛素抵抗和肥胖。病因至今尚未阐明。

【内分泌特征】

①雄激素过多;②雌酮过多;③黄体生成素/卵泡刺激素(LH/FSH)值增大;④胰岛素过多。

【病理】

1. 卵巢变化　大体检查见双侧卵巢均匀增大,为正常卵巢的2～5倍,呈灰白色,包膜增厚、坚硬。切面见卵巢白膜均匀性增厚,较正常厚2～4倍。白膜下可见大小不等的囊性卵泡,数量≥12个,直径在2～9 mm。镜下见白膜增厚、硬化,皮质表层纤维化,细胞少。白膜下见多个不成熟卵泡,无成熟卵泡及排卵迹象。

2. 子宫内膜变化　因无排卵,病人子宫内膜长期受雌激素刺激,呈现不同程度的增殖性改变,甚至呈不典型增生。

【护理评估】

（一）健康史

详细了解病人月经史及近1年内有无月经稀少或闭经现象,生育期妇女有无不孕病史。评估有无雄激素过高病史。

（二）身体评估

多起病于青春期,主要临床表现包括月经失调、雄激素过量和肥胖。

1. 月经失调　最主要的症状,多表现为月经稀发或继发性闭经。

2. 不孕　生育期妇女因排卵障碍导致不孕。

3. 多毛、痤疮　高雄激素血症最常见的表现。可出现不同程度多毛，以性毛为主，阴毛浓密且呈男性型倾向，延及肛门、腹股沟或腹中线，也有上唇细须或乳晕周围长毛出现。油脂性皮肤及痤疮常见。

4. 肥胖　50％以上的病人有肥胖（体重指数≥25 kg/m²）·且常呈腹部肥胖型。

5. 黑棘皮症　阴唇、颈背部、腋下、乳房下和腹股沟等处皮肤皱褶部位出现灰褐色色素沉着，呈对称性，皮肤增厚，质地柔软。

（三）心理-社会评估

病人因多毛、痤疮及肥胖而感到自我形象紊乱，会产生自卑心理，缺乏自信心，不愿参加社会活动；也会因闭经、月经紊乱或长期不孕而感到悲哀、绝望，甚至对治疗丧失信心。

（四）辅助检查

1. 基础体温测定　表现为单相型。

2. B超检查　见卵巢增大，包膜回声增强，轮廓较光滑，间质回声增强；一侧或双侧卵巢各有 12 个以上直径为 2～9 mm 无回声区，围绕卵巢边缘，呈车轮状排列，称"项链征"。连续监测未见主导卵泡发育及排卵迹象。

3. 诊断性刮宫　月经前数日或月经来潮 6 h 内进行，刮出的子宫内膜呈不同程度增殖改变，无分泌期变化。

4. 腹腔镜检查　见卵巢增大，包膜增厚，表面光滑，呈灰白色，有新生血管。包膜下显露多个卵泡，无排卵征象，无排卵孔、无血体、无黄体。镜下取卵巢活组织检查可确诊。

5. 内分泌测定

（1）血清雄激素：睾酮水平通常不超过正常范围上限 2 倍，雄烯二酮升高，脱氢表雄酮、硫酸脱氢表雄酮正常或轻度升高。

（2）血清 FSH、LH 测定：血清 FSH 值偏低，LH 值升高，但无排卵前 LH 峰值出现。LH/FSH≥2。

（3）血清雌激素：雌酮（E_1）升高，雌二醇（E_2）正常或轻度升高，并恒定于早卵泡期水平，$E_1/E_2>1$，高于正常周期。

（4）尿 17-酮类固醇：正常或轻度升高。正常时提示雄激素来源于卵巢，升高时提示肾上腺功能亢进。

（5）催乳素（PRL）：部分轻度升高。

（6）其他：空腹胰岛素水平高于正常值（正常<20 mU/L）。

【护理诊断】

1. 长期自尊低下　与激素过多引起的多毛、痤疮及肥胖有关。

2. 功能障碍性悲哀　与月经紊乱、闭经及长期不孕有关。

【护理目标】

（1）病人接受事实，客观评价自己。

（2）病人症状缓解，悲哀减轻。

【护理措施】

（一）基础护理

1. 饮食　合理饮食，多吃蔬菜、水果，少食肥甘厚味，不宜多饮，且勿过饱。对肥胖病人，应控制饮食、服用降代谢的减肥药等以减轻体重。

2. 活动　增加运动，嘱坚持长期锻炼，活动量逐渐增加。

（二）执行医嘱

1. 解释治疗原则

（1）一般治疗：肥胖型多囊卵巢综合征病人，应控制饮食和增加运动。

（2）药物治疗：①调整月经周期；②降低血雄激素水平；③改善胰岛素抵抗；④诱发排卵。

（3）手术治疗：①腹腔镜下卵巢打孔术；②卵巢楔形切除术。

2. 遵医嘱用药，配合治疗

（1）调整月经周期：①口服避孕药：雌孕激素联合周期疗法，能有效抑制毛发生长和治疗痤疮。孕激素通过负反馈抑制垂体 LH 异常高分泌，减少卵巢产生雄激素，同时直接作用于子宫内膜，抑制子宫内膜过度增生和调节月经周期。雌激素可致游离睾酮减少。常用短效口服避孕药，周期性服用，疗程一般 3～6 个月，可重复使用。②孕激素后半周期疗法：可调节月经并保护子宫内膜，对 LH 过高分泌同样有抑制作用，亦可达到恢复排卵作用。

（2）降低血雄激素水平：①糖皮质类固醇：适用于多囊卵巢综合征的雄激素过多为肾上腺或肾上腺和卵巢混合来源者。常用药物地塞米松，每晚 0.25 mg 口服，能有效抑制脱氢表雄酮硫酸盐浓度。剂量不宜超过每日 0.5 mg。②环丙孕酮：为 17-羟孕酮类衍生物，具有很强的抗雄激素作用，能抑制垂体促性腺激素的分泌，使睾酮水平降低。③螺内酯：能抑制卵巢和肾上腺合成雄激素，增强雄激素分解，并有在毛囊竞争雄激素受体的作用。每日剂量为 40～200 mg，治疗多毛时需用药 6～9 个月。

（3）改善胰岛素抵抗：二甲双胍可通过降低血胰岛素纠正病人的高雄激素状态，改善卵巢的排卵功能，提高促排卵的治疗效果。常用剂量为每次口服 500 mg，每日 2～3 次。

（4）诱发排卵：对有生育要求的病人在生活方式调整、抗雄激素和改善胰岛素抵抗等基础治疗后，进行促排卵治疗。氯米芬为一线促排卵药，氯米芬抵抗者给予二线促排卵药。诱发排卵时易发生卵巢过度刺激综合征，需严密监测，加强预防措施。

（三）手术治疗病人护理

对手术病人做好相应手术治疗的术前准备、术中配合及术后护理和监测。

1. 腹腔镜下卵巢打孔术　对 LH 和游离睾酮升高者效果较好。在腹腔镜下对多囊卵巢应用电针或激光打孔，每侧卵巢打孔以 4 个为宜，可获得 90% 排卵率和 70% 妊娠率。

2. 卵巢楔形切除术　将双侧卵巢楔形各切除 1/3 可降低雄激素水平，减轻多毛症状，提高妊娠率。临床已不常用。

（四）心理护理

多与病人沟通，对病人提出的有关疾病的相关问题及时给予解答，要让病人知道高雄激素及不排卵症状是可以通过治疗而解除的，鼓励病人树立战胜疾病的信心。

（五）健康指导

（1）介绍疾病的相关知识,增强病人治疗疾病的信心。

（2）指导合理安排工作和生活,注意劳逸结合,避免过度疲劳及精神应激。

（3）对肥胖型病人,告知控制饮食和增强运动降低体重和腰围,可增强胰岛素的敏感性,降低胰岛素、睾酮水平,从而恢复排卵及生育功能。

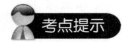 考点提示

多囊卵巢综合征的概念、B超检查特征、治疗原则。

 任务五　绝经综合征病人的护理

绝经过渡期是指妇女绝经前后的一段时期,包括从绝经前出现与绝经有关的内分泌、生物学和临床特征起,至最后1次月经后1年。

绝经综合征是指绝经前后妇女因性激素波动或减少所致的一系列躯体和精神心理症状。绝经分为自然绝经和人工绝经。自然绝经是指卵巢内卵泡生理性耗竭所致的绝经;人工绝经是指双侧卵巢经手术切除或受放射线照射所致的绝经,更易发生绝经综合征。

【护理评估】

（一）健康史

了解病人年龄、职业、性格特征、月经史及生育史。询问月经周期、经量有无改变,有无卵巢切除或盆腔肿瘤放疗,有无心血管疾病及其他内分泌病史。

（二）身体评估

1. 评估病人近期症状

（1）月经紊乱:绝经过渡期常见症状,因无排卵或稀发排卵,表现为月经周期不规则、经期持续时间长及经量增多或减少。

（2）血管舒缩症状:主要表现为潮热,为血管舒缩功能不稳定所致,是雌激素降低的特征性症状。其特点是反复出现短暂的面部、颈部及胸部阵阵发红,伴有烘热,继之出汗。一般持续1～3 min,每日发作数次,凌晨乍醒、夜间或应激状态易促发。该症状可持续1～2年,有的长达5年或更长。

（3）精神神经症状:常有脾气暴躁、焦虑不安、喜怒无常或抑郁、多疑;记忆力下降、注意力不集中;皮肤刺痒、麻木或蚁行感等。

（4）自主神经失调症状:常出现心悸、眩晕、头痛、耳鸣、失眠多梦等。

2. 评估病人远期症状

（1）泌尿生殖道症状:主要表现为泌尿生殖道萎缩,出现阴道干燥、性交困难及反复阴道

感染,尿频、尿急、尿痛、尿失禁等反复发生的尿路感染。

（2）心血管病变:绝经后妇女动脉硬化、冠心病等明显增加。

（3）骨质疏松:50岁以上妇女半数以上会发生绝经后骨质疏松,一般发生在绝经后5～10年内,最常发生在椎体。

（4）阿尔茨海默病:老年性痴呆的主要类型。绝经后妇女比老年男性患病风险高,可能与内源性雌激素水平降低有关。

3.体格检查　全身检查注意血压,精神状态,皮肤、毛发及乳房的改变及心功能;妇科检查注意生殖器官有无萎缩、炎症及压力性尿失禁。

（三）心理-社会评估

妇女进入围绝经期后,因家庭和社会环境的变化可加重身体与精神的负担,如子女离家独立、父母年老或去世、丈夫工作地位改变、自己健康与容颜的变化等,均会加重妇女由于雌激素水平下降引起的精神神经症状,常出现忧虑、多疑、孤独、心情不畅等。

（四）辅助检查

根据病人具体情况,选择激素测定、诊断性刮宫、骨质检查、血脂及心电图检查、B超检查等。

【护理诊断】

1.焦虑　与月经紊乱、潮热、精神神经症状有关。

2.知识缺乏　缺乏性激素治疗相关知识。

3.有感染的危险　与生殖系统的萎缩和抵抗力降低有关。

【护理目标】

（1）病人焦虑程度减轻或消失,积极自我调整并参与治疗。

（2）病人能叙述绝经综合征及激素补充疗法相关知识。

（3）病人未发生感染性疾病。

【护理措施】

（一）基础护理

1.饮食　给予低脂、低盐、高蛋白、高维生素、富含钙和铁的饮食。

2.休息　保证充足睡眠,参加力所能及的体力及脑力劳动,坚持适度的体育锻炼,多在阳光下活动,增加体内钙、磷的吸收,推迟骨骼老化。

3.卫生　嘱勤换内衣裤,经常清洗外阴,保持清洁,避免皮肤及泌尿生殖系统感染发生。

（二）执行医嘱

1.解释治疗原则

（1）一般治疗:加强心理疏导及体育锻炼。补充钙剂,增加日晒时间,必要时选用适量的镇静剂,如艾司唑仑2.5 mg睡前口服。调节自主神经功能,口服谷维素20 mg,每日3次。

（2）激素替代治疗(HRT):合理补充性激素,可控制和预防绝经过渡期各种症状及相关疾病。

2.遵医嘱用药,配合治疗　在有适应证无禁忌证时选用性激素治疗。

（1）适应证:主要用于缓解绝经症状(血管舒缩症状及泌尿生殖道萎缩症状),也是预防骨质疏松的有效方法。

（2）禁忌证:①绝对禁忌证:已有或可疑乳腺癌、子宫内膜癌,生殖道异常出血,6个月内活动性血栓病，重症肝肾功能障碍，耳硬化症等。②慎用情况：子宫肌瘤、子宫内膜异位症、子宫内膜增生史、未控制的糖尿病及高血压、心脏病、偏头痛、肝胆疾病史、血栓性疾病史、乳腺良性疾病和乳腺癌家族史等。

（3）药物选择及用法：在医生指导下使用，尽量选用天然性激素，剂量个体化，以最小有效量为佳。主要药物为雌激素，可辅以孕激素。

①雌激素制剂：原则上选用天然制剂。常用：①戊酸雌二醇：每日口服 0.5～2 mg。②结合雌激素：每日口服 0.3～0.625 mg。③尼尔雌醇：每 2 周服 1～2 mg。

②组织选择性雌激素活性调节剂：替勃龙每日口服 1.25～2.5 mg。

③孕激素制剂：常用醋酸甲羟孕酮，每日口服 2～6 mg。近年多选用天然孕激素制剂，如微粒化孕酮，每日口服 100～300 mg。

（4）注意事项：①激素替代治疗期间可发生不规则子宫出血，应做妇科检查并做诊断性刮宫以排除子宫内膜病变。②雌激素剂量过大可引起乳房胀痛、白带增多、头痛、水肿、色素沉着等，应酌情减量，或改用雌三醇。③单一雌激素长期应用，可使子宫内膜癌危险性增加，雌、孕激素联合用药能降低风险。④孕激素副反应包括抑郁、易怒、乳房痛及水肿。⑤较长时间口服用药可能影响肝功能，应定期复查肝功能。

（三）心理护理

及时提供绝经过渡期的有关生理知识，让病人及家属明白绝经期是女性一生必经的生理过程，内分泌的改变可导致精神神经症状，应保持乐观情绪，以平和的心态去面对。家庭和社会都应当关心体谅这一时期的妇女。帮助介绍减压的方法，学会转移矛盾，鼓励病人参与社会活动及体育锻炼，从而改变病人的认知、情绪和行为，使其正确评价自己，以便顺利度过这一特殊时期。

（四）健康指导

（1）帮助妇女了解绝经过渡期是正常生理过程，应以平和的心态去面对，多参加社会活动，坚持体育锻炼。

（2）嘱定期进行妇女普查，及时发现绝经过渡期的常见病、多发病，及早治疗。

（3）宣传雌激素替代治疗的相关知识。

考点提示

绝经综合征的概念、身体评估特点（近期症状、远期症状）、治疗原则。

（祝　娇）

直通护考

一、A1/A2 型题（以下每一道考题下面有 A、B、C、D、E 五个备选答案，请从中选择一个最佳答案。）

1. 青春期与绝经过渡期功血病人的治疗原则，不同点是（　　）。

　A. 止血　　　　　　　　　B. 调整周期　　　　　　　　　C. 改善全身情况

D. 恢复卵巢排卵功能　　　　E. 以上均错误

2. 无排卵性功血常见于（　　）。

A. 不孕病人　　　　　　　B. 青春期及绝经过渡期　　　C. 育龄期

D. 产后　　　　　　　　　E. 流产后

3. 疑为子宫内膜不规则脱落，诊刮时间应选在（　　）。

A. 月经来潮前 1～2 天　　　B. 月经来潮之初　　　　　　C. 月经第 5 天

D. 月经干净后 5 天　　　　　E. 月经来潮 6 h

4. 下列不属于绝经综合征表现的是（　　）。

A. 阴道分泌物增多　　　　　B. 生殖器官逐渐萎缩　　　　C. 尿频、尿失禁

D. 潮红、潮热、出汗　　　　E. 阵发性心动过速

5. 功血病人的一线治疗是（　　）。

A. 刮宫　　　　　　　　　B. 子宫切除　　　　　　　　C. 药物治疗

D. 输新鲜血　　　　　　　E. 预防感染

6. 病人，女，34 岁，G_2P_1，流产后月经周期缩短，经期正常，血量不多 6 个月。检查基础体温呈双向型，余无异常。最佳的诊断是（　　）。

A. 无排卵性功血　　　　　　B. 绝经综合征　　　　　　　C. 子宫内膜不规则脱落

D. 黄体功能不足　　　　　　E. 正常月经

7. 病人，女，28 岁，婚后 3 年，2 次自然流产，近 1 年来月经不调，表现为经期延长，经量多，基础体温双向型，但高温相持续到下次月经来潮前不降，月经来潮第 5 日行刮宫，病理报告见到分泌期内膜，其最可能的诊断是（　　）。

A. 无排卵性功血　　　　　　B. 子宫内膜炎　　　　　　　C. 子宫内膜不规则脱落

D. 黄体功能不足　　　　　　E. 子宫黏膜下肌瘤

8. 病人，女，29 岁，结婚 3 年不孕，月经周期（3～5）/（20～21）天，盆腔检查正常，连测 3 个周期 BBT 双相，高温相持续 9～10 天，诊断为（　　）。

A. 正常月经　　　　　　　　B. 无排卵性功血　　　　　　C. 子宫内膜炎

D. 子宫内膜不规则脱落　　　E. 黄体功能不足

9. 病人，女，23 岁，临床诊断为多囊卵巢综合征，下列哪项不属于本病的护理评估特点？（　　）

A. 月经稀发　　　　　　　　B. 消瘦　　　　　　　　　　C. 多毛、痤疮

D. 黑棘皮症　　　　　　　　E. B超检查一侧卵巢见"项链征"

10. 临床最常见的闭经是（　　）。

A. 垂体性闭经　　　　　　　B. 卵巢性闭经　　　　　　　C. 子宫性闭经

D. 下丘脑性闭经　　　　　　E. 下生殖道发育异常导致的闭经

二、A3/A4 型题(以下提供若干个案例，每个案例下设若干个考题。请根据各考题题干所提供的信息，在每道题下面的 A、B、C、D、E 五个备选答案中，选择一个最佳答案。)

(11～15 题共用题干)

黄女士，49 岁，近几年来月经周期不规律。曾有过 3 个月的停经史，然后阴道出血，量较多，持续 3 周左右。偶有心悸、眩晕，无腹痛。妇科检查未发现器质性病变。

11. 该病人最可能的疾病是（　　）。

A. 黄体功能不足　　　　　　B. 无排卵性功血　　　　　　C. 妊娠

D. 神经衰弱　　　　　　　　E. 子宫内膜不规则脱落

12. 为了尽快止血和明确诊断,首选(　　　)。

A. 诊断性刮宫　　　　　　B. 止血药　　　　　　　　C. 子宫全切除

D. 使用大剂量的雌激素　　E. 宫腔镜检查

13. 确诊为无排卵性功血,诊断性刮宫的结果应该是(　　　)。

A. 子宫内膜呈增生期和分泌期改变　　　　B. 子宫内膜分泌期改变

C. 子宫内膜分泌反应不良　　　　　　　　D. 炎性子宫内膜

E. 子宫内膜呈增生期改变

14. 近日病人自感阵发性潮热、出汗、失眠、脾气暴躁,护士应向其提供以下哪种疾病的相关知识?(　　　)

A. 黄体功能不足　　　　　　B. 妊娠　　　　　　　　C. 神经衰弱

D. 绝经综合征　　　　　　　E. 子宫内膜不规则脱落

15. 针对该病人的情况,下列护理措施哪项应除外?(　　　)

A. 加强营养,保持良好心态　　　　　　　B. 使用氯米芬促进卵巢排卵

C. 严格遵医嘱正确用药　　　　　　　　　D. 保持会阴清洁

E. 提供有关疾病和治疗的信息

项目十七　妊娠滋养细胞疾病病人的护理

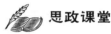 **学习目标**

1. 尊重、关爱护理对象，保护护理对象隐私。
2. 掌握葡萄胎、妊娠滋养细胞肿瘤和化疗病人的护理评估和护理措施。
3. 熟悉葡萄胎、妊娠滋养细胞肿瘤和化疗病人的护理诊断。
4. 熟悉葡萄胎、侵蚀性葡萄胎、绒毛膜癌的定义。

 思政课堂

坚持精准治污、科学治污、依法治污，持续深入打好蓝天、碧水、净土保卫战。

妊娠滋养细胞疾病(GTD)是一组来源于胎盘绒毛滋养细胞的疾病。根据组织学特征分为葡萄胎、侵蚀性葡萄胎、绒毛膜癌(简称绒癌)及胎盘部位滋养细胞肿瘤。其中侵蚀性葡萄胎、绒毛膜癌及胎盘部位滋养细胞肿瘤统称为妊娠滋养细胞肿瘤。

任务一　葡萄胎病人的护理

 案例导入

案例 17-1　病人，女，20 岁。已婚未育，停经 10 周，阴道不规则出血 1 周。检查：腹部囊状感，子宫底脐下 1 横指，未触及胎体，胎心未闻及。尿妊娠试验阳性，血 hCG 高于正常妊娠月份，B 超检查提示子宫大于正常妊娠月份，子宫腔内呈"落雪状"图像，双侧卵巢有黄素化囊肿。

问题：①作为责任护士评估该病人出现了什么情况。②应配合医生采取何种治疗方法？③请为该病人提供整体护理。

妊娠后胎盘绒毛滋养细胞增生、间质水肿，形成大小不一的水泡，水泡间借细蒂相连成串，形如葡萄,称为葡萄胎,也称水泡状胎块(图17-1)。葡萄胎分为完全性葡萄胎和部分性葡萄胎两类,多数为前者。

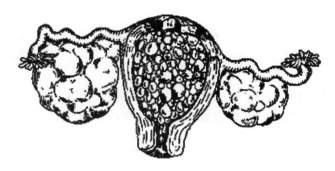

图 17-1　葡萄胎

知识链接

　　细胞遗传学研究表明,完全性葡萄胎的染色体核型为二倍体,均来自父系,其中90%为46,XX,系由1个细胞核基因物质缺如或失活的空卵与1个单倍体精子(23,X)受精,经自身复制为二倍体(46,XX)。另有10%核型为(46,XY),是由1个空卵和2个单倍体精子(23,X和23,Y)同时受精而成,但其线粒体DNA仍为母系来源。

　　部分性葡萄胎的染色体核型90%以上为三倍体。最常见的核型为69,XXY,其余为69,XXX或69,XYY,是由1个看似正常的单倍体卵子和2个正常单倍体精子受精,或由1个看似正常的单倍体卵子(精子)和1个减数分裂缺陷的双倍体精子(卵子)受精而成,一套多余的染色体也来自父系。

【病理】

　　完全性葡萄胎病变局限于子宫腔内,子宫腔充满水泡,无胎儿及附属物痕迹。镜下为弥漫性滋养细胞增生,绒毛间质水肿,间质内胎源性血管消失。部分性葡萄胎仅部分绒毛变为水泡,常合并胚胎或胎儿,多已死亡。葡萄胎属于良性滋养细胞疾病,恶变率为10%～25%。

【护理评估】

(一)健康史

　　评估病人有无葡萄胎发生相关因素:①年龄:＞40岁或＜20岁。②营养缺乏:缺乏维生素A及其前体胡萝卜素和动物脂肪。③前次妊娠有葡萄胎史。④社会经济因素较差。⑤遗传、流产史等。

(二)身体评估

　　评估病人有无以下临床表现。

1. 停经后阴道流血　最常见症状。常为停经8～12周出现不规则阴道流血,可反复发作,导致贫血。若大血管破裂,可造成大出血,引起休克。

2. 子宫异常增大、变软　半数葡萄胎病人子宫大于停经月份,质地软,为葡萄胎迅速增长及子宫腔积血所致。也有葡萄胎病人子宫小于停经月份,可能与水泡退行性变、停止发展有关。

3. 妊娠呕吐严重　见于hCG水平异常升高者,出现时间较正常妊娠早,症状严重,持续时间长。

4. 子痫前期征象 见于子宫异常增大、hCG 水平异常升高者,妊娠早期出现高血压、蛋白尿、水肿,症状严重。

5. 卵巢黄素化囊肿 大量 hCG 刺激卵巢,卵泡内膜细胞发生黄素化而形成囊肿,称为卵巢黄素化囊肿。常为双侧性,大小不等,最大直径达 20 cm 以上。黄素化囊肿常在葡萄胎清除后 2～4 个月自行消退。

6. 腹痛 葡萄胎增长迅速、子宫过度快速扩张所致,为阵发性下腹痛,不剧烈,常发生于阴道流血前。若卵巢黄素化囊肿扭转或破裂,可发生急性腹痛。

7. 甲状腺功能亢进征象 约 7% 病人出现轻度甲状腺功能亢进表现。

(三) 心理-社会评估

评估病人及家属对葡萄胎知识的了解程度,对诊断后的情绪反应,有无过度紧张、焦虑或恐惧。了解病人对清宫术及术后生育情况的担心程度。评估家属的支持情况。

(四) 辅助检查

1. 超声检查 B 超检查是诊断葡萄胎的可靠和敏感的辅助检查方法,通常采用经阴道彩色多普勒超声检查。完全性葡萄胎的典型超声图像为子宫明显大于孕周,无妊娠囊或胎心搏动,子宫腔内充满不均质密集或短条状回声,呈"落雪状",水泡较大时则呈"蜂窝状"。常可测到双侧或一侧卵巢囊肿。

2. 人绒毛膜促性腺素 (hCG) 测定 常用血 β-hCG 放射免疫测定和尿 hCG 酶联免疫吸附试验。葡萄胎时,停经 8～10 周以后继续持续上升。45% 葡萄胎病人血 hCG 多在 100 000 U/L 以上,最高可达 240 万 U/L。大于 8 万 U/L 支持诊断。

3. 流式细胞仪测定 完全性葡萄胎的染色体核型为二倍体,部分性葡萄胎为三倍体。

4. 其他检查 包括胸部 X 线摄片、血常规、出凝血时间、血型、肝肾功能等检查。组织学诊断是葡萄胎的确诊方法。

【护理诊断】

1. 焦虑、恐惧 与担心疾病预后有关。

2. 有感染的危险 与阴道流血及清宫术有关。

3. 知识缺乏 缺乏葡萄胎疾病信息及随访知识。

4. 潜在并发症 阴道大出血、葡萄胎恶变。

【护理目标】

(1) 病人情绪稳定,配合治疗、手术。

(2) 病人体温正常,未发生感染。

(3) 病人能陈述葡萄胎随访的重要性及内容。

(4) 病人未发生阴道大出血,术后按要求随访,未发生恶变。

【护理措施】

(一) 基础护理

1. 饮食 鼓励病人进高热量、高蛋白、高维生素、易消化饮食,对进食不足或不能进食者,遵医嘱静脉补充营养。

2. 休息 嘱卧床休息,保持环境安静、清洁。

3. 卫生 保持会阴清洁,每日用温开水擦洗外阴 2 次,使用消毒会阴垫。

（二）病情监测

1. 严密观察阴道流血　嘱病人保留会阴垫,准确评估出血量,观察排出物有无水泡样组织。

2. 监测生命体征　对阴道大量出血或清宫术中大出血的病人,应立即报告医生,并严密观察面色、血压、脉搏、呼吸等征象。

（三）执行医嘱

1. 解释治疗原则　①清宫:葡萄胎一经确诊,应及时清宫。②预防性化疗:不常规推荐,适用于有高危因素的葡萄胎病人。③子宫切除术:适用于年龄较大、无生育要求的病人,不作为常规处理。④卵巢黄素化囊肿处理:一般不需处理。若发生急性扭转,可在 B 超或腹腔镜下穿刺吸液。如扭转时间长发生坏死,需做患侧附件切除术。

2. 预防性化疗病人护理

（1）指导有恶变高危因素病人进行预防性化疗:①年龄＞40 岁;②清宫前 hCG 异常升高或清宫后 hCG 下降缓慢或始终处于高值;③伴有咯血;④无条件随访者。

（2）遵医嘱应用化疗药:①一般用甲氨蝶呤、氟尿嘧啶或放线菌素-D（或更生霉素）单药多疗程化疗,至 hCG 阴性。②做好化疗病人护理。

3. 随访指导　葡萄胎排出后,较长时间内有恶变的可能,应告知病人应定期随访,以早期发现滋养细胞肿瘤,及时处理。

（1）随访时间:葡萄胎清宫后每周测定 hCG 1 次,直至连续 3 次阴性,然后每月 1 次共 6 个月,再以后每 2 个月 1 次共 6 个月,自第一次阴性后共计 1 年。

（2）随访内容:①定期测定 hCG;②询问健康史如月经状况,有无异常阴道流血;③有无咳嗽、咯血及其转移灶症状;④妇科检查;⑤必要时做 B 超、胸部 X 线摄片或 CT 检查;⑥指导严格避孕,避孕方法最好选择避孕套或口服避孕药。不选用宫内节育器,以免穿孔或混淆子宫出血原因。

（四）手术病人护理

1. 清宫术病人护理

（1）术前准备:①告知病人吸宫术的目的和注意事项,争取配合。②做好输血、输液准备,遵医嘱建立静脉通道。③备好清宫术器械（准备大号吸管）、物品、抢救药品。

（2）术中配合:①严格无菌操作,指导病人配合手术。②充分扩张子宫颈后,用大号吸管吸宫。③开始吸宫后,遵医嘱用缩宫素静脉滴注,以减少出血和防止子宫穿孔。开始吸宫后应用缩宫素可避免滋养细胞压入子宫壁血窦导致肺栓塞和转移。④葡萄胎组织大部分吸出、子宫明显缩小后,改用刮匙轻柔刮宫。⑤术中密切监测病人生命体征,注意腹痛及出血,做好术中配合。

（3）术后护理:①子宫大于妊娠 12 周或吸宫一次刮净有困难者,可于 1 周后行第二次刮宫。②每次刮宫刮出物送组织学检查。取材应选择近宫壁种植部位新鲜无坏死的组织送检。③术后观察体温、腹痛、阴道出血等。④保持外阴清洁,遵医嘱用抗生素。

2. 子宫切除术病人护理　做好术前准备、术中配合及术后护理。

（五）心理护理

（1）引导病人说出担忧和顾虑,评估病人对疾病的心理承受力及对清宫术的心理准备。

（2）主动与病人沟通,耐心倾听并解答疑问,纠正错误认识,解除顾虑。

（3）向家属讲解葡萄胎相关知识，为病人争取良好的支持系统。

（六）健康指导

（1）强调正规治疗和随访。

（2）饮食指导：告知病人进高热量、高蛋白、高维生素、易消化饮食，充足睡眠，适当活动，改善机体免疫功能。

（3）卫生指导：清宫术后禁止盆浴和性生活1个月，保持外阴清洁，以防感染。

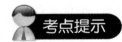

1. 葡萄胎定义、主要临床表现、辅助检查、治疗首选方法。

2. 葡萄胎病人清宫术护理要点及随访指导。

任务二　妊娠滋养细胞肿瘤病人的护理

案例导入

案例17-2　病人，女，42岁，葡萄胎刮宫术后5个月，不规则阴道流血7日，咳嗽、咯血2日。查血hCG明显升高，影像学检查提示双肺片状阴影。

问题：①病人最可能的诊断是什么？②应采取哪些护理措施？

妊娠滋养细胞肿瘤60％继发于葡萄胎，30％继发于流产，10％继发于足月妊娠或异位妊娠。侵蚀性葡萄胎全部继发于葡萄胎，而绒毛膜癌可继发于葡萄胎、流产、足月妊娠或异位妊娠。

继发于葡萄胎排空后半年内的妊娠滋养细胞肿瘤组织学诊断多为侵蚀性葡萄胎，1年以上多为绒毛膜癌，半年至一年者二者均有，间隔时间越长，绒毛膜癌可能性越大。

侵蚀性葡萄胎是恶性程度不高的妊娠滋养细胞肿瘤，多数只造成局部侵犯，仅4％并发远处转移，预后较好。绒毛膜癌是恶性程度极高的妊娠滋养细胞肿瘤。在化疗药物问世前，绒毛膜癌死亡率达90％以上，随着诊断技术的提高和化疗的发展，绒毛膜癌病人的预后已得到极大改善。

【病理】

1. **侵蚀性葡萄胎**　大体检查见子宫肌壁内有大小不等的水泡状组织，子宫腔内有原发灶，也可没有。当侵蚀灶接近子宫浆膜层时，子宫表面见紫蓝色结节。侵蚀较深时可穿透子宫浆膜层或侵入阔韧带内。镜下见水泡状组织侵入子宫肌层，有绒毛结构及滋养细胞增生和异型性。绒毛结构也可退化,仅见绒毛阴影。

2. 绒毛膜癌　大体观肿瘤常侵入子宫肌层内,可突向子宫腔或穿破浆膜,单个或多个,0.5～5 cm,无固定形态,与周围组织分界清,质地软而脆,暗红色,伴出血坏死。镜下特点为滋养细胞成片高度增生,明显异型,不形成绒毛或水泡状结构,广泛侵入子宫肌层并破坏血管,造成出血坏死。肿瘤中无间质和自身血管,瘤细胞靠侵蚀母体血管获取营养。

【护理评估】

（一）健康史

询问有无葡萄胎病史、葡萄胎刮宫时间、次数及刮宫后阴道流血情况;了解是否进行过预防性化疗、化疗记录;收集葡萄胎随访资料和记录。

（二）身体评估

评估病人有无下列临床表现。

1. 无转移性妊娠滋养细胞肿瘤

（1）不规则阴道流血:葡萄胎排空、流产或足月产后,有不规则阴道流血,量多少不定。时间长可继发贫血。

（2）子宫复旧不全或不均匀增大:多于葡萄胎排空后 4～6 周子宫未恢复正常大小,质地软。也可因病灶影响,表现子宫不均匀增大。

（3）卵巢黄素化囊肿:hCG 持续刺激,在葡萄胎排空、流产或足月产后,卵巢黄素化囊肿持续存在。

（4）腹痛:一般无腹痛。若子宫病灶穿破浆膜层,可引起急性腹痛及腹腔内出血症状。若子宫病灶坏死继发感染,可引起腹痛及脓性白带。卵巢黄素化囊肿扭转或破裂,可出现急性腹痛。

（5）假孕症状:因肿瘤分泌 hCG 和雌、孕激素,病人表现乳房增大、色素沉着等假孕症状。

2. 转移性妊娠滋养细胞肿瘤　大多为绒毛膜癌,尤其是继发于非葡萄胎后绒毛膜癌。肿瘤主要经血行播散,转移发生早而广泛。最常见转移部位是肺(80%),其次为阴道(30%)、盆腔(20%)、肝(10%)和脑(10%)。因滋养细胞的生长特点是破坏血管,各转移部位症状的共同特点是局部出血。

（1）肺转移:有的无症状,仅通过胸部 X 线摄片或 CT 诊断。典型表现为胸痛、咳嗽、咯血、呼吸困难。少数出现肺动脉高压和急性肺功能衰竭和右心衰竭。

（2）阴道转移:转移灶常位于阴道前壁及穹隆,呈紫蓝色结节,破溃可引起不规则阴道流血,甚至大出血。

（3）脑转移:主要致死原因,预后凶险。一般同时伴有肺转移或阴道转移。脑转移分三期:①瘤栓期:表现为一过性脑缺血症状,如猝然跌倒、暂时性失语或失明。②脑瘤期:瘤组织增生侵入脑组织形成脑瘤,出现头痛、喷射状呕吐、偏瘫、抽搐、昏迷。③脑疝期:脑瘤增大和周围组织出血、水肿,使颅内压升高,形成脑疝,压迫生命中枢,最终死亡。

（4）肝转移:预后不良,表现为右上腹或肝区疼痛、黄疸等,病灶穿破肝包膜可致腹腔内出血,导致死亡。

（5）其他转移:包括肾、膀胱、消化道、脾、骨髓等的转移。

（三）心理-社会评估

评估病人及家属对疾病的情绪反应,有无恐惧、焦虑及悲观绝望。评估病人的社会支持系统。

（四）辅助检查

1. 血清 β-hCG 测定 β-hCG 水平是妊娠滋养细胞肿瘤的主要诊断依据。

（1）葡萄胎后滋养细胞肿瘤：凡符合下列标准任何一项，且排除妊娠或妊娠物残留，即可诊断为妊娠滋养细胞肿瘤。①血 β-hCG 测定 4 次高水平呈平台状态（±10%），并持续 3 周或更长时间。②血 β-hCG 测定 3 次升高（>10%），并持续 2 周或更长时间。

（2）非葡萄胎后滋养细胞肿瘤诊断标准：足月产、流产、异位妊娠后，若超过 4 周血清 β-hCG 仍持续高水平，或一度下降后又上升，排除妊娠或妊娠物残留，即可诊断为妊娠滋养细胞肿瘤。

2. 超声检查 诊断子宫原发病灶最常用方法。声像图上，子宫正常大小或不同程度增大，肌层内见高回声团块，边界清无包膜；或肌层内有回声不均区域，边界不清，无包膜；也可表现为整个子宫呈弥漫性增高回声，内部伴不规则低回声或无回声。

3. X 线胸片 常规检查。肺转移最初 X 线征象为肺纹理增粗，以后典型表现为棉球状或团块状阴影。右侧肺及中下部较多见。

4. CT 和磁共振成像 胸部 CT 对发现肺部较小病灶和脑、肝等部位转移灶，有较高诊断价值。磁共振成像主要用于脑、腹腔和盆腔病灶诊断。

5. 组织学检查 在子宫肌层内或子宫外转移灶中，见到绒毛结构或退化的绒毛阴影，诊断为侵蚀性葡萄胎；仅见成片滋养细胞浸润及坏死出血，未见绒毛结构，诊断为绒毛膜癌。原发灶和转移灶诊断不一致，只要在任一组织切片中见有绒毛结构，均诊断为侵蚀性葡萄胎。

【护理诊断】

1. 活动无耐力 与转移病灶及化疗副作用有关。

2. 焦虑、恐惧 与担心疾病预后及接受化疗有关。

3. 有感染的危险 与反复阴道流血及化疗机体抵抗力下降有关。

4. 潜在并发症 肺转移、脑转移等。

【护理目标】

（1）病人住院期间得到较好的生活护理。

（2）病人焦虑、恐惧减轻，正确面对疾病，积极配合治疗。

（3）住院期间病人未发生感染。

（4）并发症得以预防或及早发现并处理。

【护理措施】

（一）基础护理

1. 饮食 提供营养食谱，鼓励病人进高热量、高蛋白、高维生素、易消化饮食，对进食不足或不能进食者，遵医嘱静脉补充营养。

2. 休息 嘱卧床休息，减少体力消耗，保持环境安静、清洁。

3. 卫生 保持会阴清洁，每日用温开水擦洗外阴 2 次，使用消毒会阴垫。

（二）病情监测

1. 严密观察阴道流血 嘱病人保留会阴垫，观察并记录阴道出血量，发现大出血立即报告医生并配合处理。

2. 观察腹痛 发现腹痛剧烈并伴有腹腔内出血征象，提示肿瘤穿破子宫，应立即报告医生并做好手术各项准备。

3. 监测生命体征　严密观察面色、血压、脉搏、呼吸等征象。

4. 观察转移灶症状　认真观察有无咳嗽、咯血或阴道紫蓝色结节等,发现转移灶症状,及时通知医生并配合处理。

（三）执行医嘱

1. 解释治疗原则　采用以化疗为主、手术和放疗为辅的综合治疗。

2. 化疗病人护理　妊娠滋养细胞肿瘤对化疗敏感,目前常用的一线化疗药物有甲氨蝶呤(MTX)、氟尿嘧啶(5-Fu)、放线菌素-D(Act-D)或国产更生霉素(KSM)、环磷酰胺(CTX)、长春新碱(VCR)、依托泊苷(VP-16)等。遵医嘱低危病人首选单一药物化疗,高危病人首选联合化疗。做好化疗护理,详见本项目任务三"化疗病人的护理"。

3. 放疗病人护理　主要用于肝、脑转移和肺部耐药病灶的治疗。做好放疗护理。

（四）转移灶病人护理

1. 肺转移病人护理　①卧床休息,呼吸困难者吸氧、取半卧位。②遵医嘱给予镇静剂和化疗药物。③对咯血病人,应立即报告医生,严密观察有无窒息及休克,给予头低侧卧位,轻拍背部,排出积血,保持呼吸道通畅,协助医生进一步处理。

2. 阴道转移病人护理　①卧床休息,注意观察有无阴道转移结节破溃出血。②禁做不必要的阴道检查或冲洗,禁止性生活。③做好输血输液准备,备血。④发现转移结节破溃大出血,立即报告医生并配合抢救。配合医生用长纱条填塞阴道压迫止血,同时遵医嘱输液输血。纱条于24~48 h内取出。⑤严密观察生命体征。⑥保持外阴清洁,遵医嘱应用抗生素。

3. 脑转移病人护理　①密切观察脑转移前驱症状如头痛、呕吐、视力障碍、神志不清等。②尽量卧床休息,起床时应有人陪伴,防止一过性脑缺血突然跌倒。③抽搐及昏迷病人,专人护理,预防发生坠地摔伤、口舌咬伤、吸入性肺炎及压疮等。④预防颅内压增高,记录24 h出入水量,严格控制补液总量和速度。⑤遵医嘱给予止血剂、脱水剂等。⑥配合检查:留血、尿标本测 hCG,配合医生做 CT、MRI、腰穿及脑脊液 hCG 测定等项目的检查。

（五）手术病人护理

手术是辅助治疗手段,在特定情况下应用。

1. 子宫切除　告知无生育要求的低危无转移病人在首次治疗时首选全子宫切除术,术中开始单药单疗程化疗,直至血 β-hCG 水平正常。有生育要求的年轻妇女,血 β-hCG 水平不高,可考虑子宫病灶剜除术。做好术前准备及手术护理。

2. 肺叶切除　化疗无效的肺转移耐药病灶,可行肺叶切除。做好术前准备及手术护理。

（六）心理护理

主动与病人沟通,鼓励病人宣泄痛苦。耐心答疑,并讲解妊娠滋养细胞肿瘤相关知识,列举治疗成功病例,帮助病人树立战胜疾病的信心。鼓励家属陪伴、关心、爱护病人,提供心理支持。

（七）健康指导

指导病人出院后严密随访。随访时间:出院后 3 个月第 1 次随访,以后每 6 个月 1 次,直至 3 年。此后每年 1 次直至 5 年,再以后可每 2 年 1 次。随访内容同葡萄胎。随访期间严格避孕。

考点提示

1. 妊娠滋养细胞肿瘤继发情况、病理特征及辅助检查方法。
2. 妊娠滋养细胞肿瘤转移部位及治疗原则。

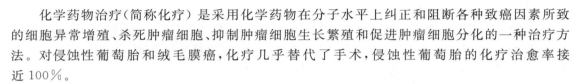

任务三　化疗病人的护理

化学药物治疗(简称化疗)是采用化学药物在分子水平上纠正和阻断各种致癌因素所致的细胞异常增殖、杀死肿瘤细胞、抑制肿瘤细胞生长繁殖和促进肿瘤细胞分化的一种治疗方法。对侵蚀性葡萄胎和绒毛膜癌,化疗几乎替代了手术,侵蚀性葡萄胎的化疗治愈率接近 100%。

1. 化学药物的种类　临床目前使用的化疗药物有 6 类:烷化剂、抗代谢药物、抗肿瘤抗生素、抗肿瘤生物碱类、抗肿瘤激素类和其他抗肿瘤药。目前国内常用的一线化疗药物有甲氨蝶呤(MTX)、氟尿嘧啶(5-Fu)、放线菌素-D(Act-D)或国产更生霉素(KSM)、环磷酰胺(CTX)、长春新碱(VCR)、依托泊苷(VP-16)等。

2. 用药方法　有单一用药和联合用药两类。低危病人首选单一药物化疗,高危病人首选联合化疗。

3. 给药途径

(1) 全身用药:①静脉滴注(静滴):最常用的给药途径。有些药物必须静脉滴注,如 5-Fu 静脉滴注比静脉推注毒性低。②静脉推注:较常用,需稀释后立即推入,如速效药物。为防止药物漏出血管,引起组织坏死或疼痛,应先用生理盐水或 5% 葡萄糖液试推,证实确在血管内再注入药物。③肌内注射(肌注):因多数化疗药有局部刺激作用,仅少数如甲氨蝶呤等可肌注。④口服:反应重,应用少。

(2) 局部用药:可提高化疗药在局部组织的浓度,减轻毒性反应。①瘤体注射:用于瘤体表浅又不易切除者,如恶性滋养细胞肿瘤阴道转移结节。②鞘内注射:适用于脑、脊髓转移。③腔内注射:适用于胸、腹腔内的癌灶。④区域性动脉注入:可提高疗效,减少全身毒性反应。

4. 常见药物毒、副作用

(1) 造血功能抑制:主要表现为外周血白细胞和血小板计数减少,但尚在正常界限内。停药后 14 日多可自然恢复。

(2) 消化道反应:最常见的为恶心、呕吐,多在用药后 2~3 日开始,5~6 日后达高峰,停药后逐步好转。消化性溃疡以口腔溃疡明显,多在用药后 7~8 日出现,停药后自然消失。

(3) 脱发、皮疹:脱发最常见于更生霉素应用者,1 个疗程即可全脱,停药后可生长。皮疹最常见于甲氨蝶呤应用者,严重时可引起剥脱性皮炎。

(4) 药物中毒性肝炎:主要表现为用药后血转氨酶值升高,偶见黄疸。停药后一定时期恢复,未恢复时不能继续化疗。

（5）肾功能损害：某些药物对肾脏有一定毒性，肾功能正常者才能应用。

【护理评估】

（一）健康史

询问病人肿瘤病史，如发病时间、治疗经过、疗效、目前身体状况等。了解病人既往用药史，尤其化疗药用药史，如化疗用药经过、过敏反应、药物毒副作用、应对情况等。了解病人造血系统、肝脏、肾脏、消化系统等病史和治疗情况。

（二）身体评估

（1）观察病人一般情况，如意识、发育、营养、面容、表情等；测量生命体征；检查皮肤黏膜、淋巴结；检查心肺、肝脾状况；了解原发肿瘤症状、体征，有无转移征象。

（2）了解病人日常生活情况，如饮食、睡眠、大小便及自理程度等。

（3）准确测量体重并记录，以便用药和调整。

（三）心理-社会评估

了解病人和家属对化疗的认知情况、接受程度，有无恐惧、焦虑等情绪反应。了解家庭经济状况、家庭成员对病人的支持程度。

（四）辅助检查

收集并记录血常规、尿常规、肝肾功能、血小板计数等检查结果。

【护理诊断】

1. 营养失调　低于机体需要量与化疗引起消化道反应有关。

2. 体液不足　与化疗所致恶心、呕吐、腹泻有关。

3. 有感染危险　与化疗引起白细胞减少有关。

【护理目标】

（1）病人营养需要得到满足，体重无明显下降。

（2）病人化疗期间未出现严重水、电解质紊乱。

（3）病人住院期间体温正常，未发生感染。

【护理措施】

（一）基础护理

1. 饮食　制订化疗病人营养食谱，指导病人合理进食。

2. 休息　提供清洁、安静休息环境，定期消毒，保证病人充足睡眠。

3. 口腔护理

（1）嘱病人保持良好口腔卫生，饭后、睡前、晨起清洁口腔。每次进餐前后用生理盐水漱口，进食后刷牙。

（2）指导病人使用软毛牙刷，防止牙龈及口腔黏膜损伤。

（3）忌食辛辣、过冷、过热、过硬或粗糙食物，防止损伤口腔黏膜。

（4）口腔疼痛影响进食者，可在饭前 15 min 给予 1％～2％丁卡因局部涂敷或 0.5％普鲁卡因局部喷洒，减轻疼痛。

（5）口腔黏膜破溃感染者，遵医嘱应用漱口液或局部及全身用药。

4. 预防感染

（1）保持环境和床单位清洁，定期消毒。

（2）保持皮肤和外阴清洁，勤洗澡、更衣，每日用温开水擦洗外阴 1～2 次，使用消毒会阴垫。

（3）加强营养，提高机体抵抗力。

（4）限制探陪人员，嘱病人不去公共场所，以防感染。

（5）监测生命体征、白细胞计数，对全血细胞减少或白细胞减少病人，遵医嘱少量多次输新鲜血或成分输血，并进行保护性隔离。

（6）遵医嘱应用抗生素。

（二）病情监测

（1）监测生命体征、白细胞计数及分类，及早发现感染征象。

（2）观察有无牙龈出血、鼻出血、皮下淤血或阴道出血等，每日或隔日查血小板计数，及早发现出血倾向。

（3）注意有无恶心、呕吐、上腹疼痛、黄疸、尿频、尿急、血尿等，及早发现肝肾功能损害现象。

（4）监测病人有无肢体麻木、肌肉软弱等神经系统副作用。

（5）注意有无消化道黏膜损害或脱发等现象。

（三）执行医嘱

1. 用药护理

（1）精确计量、准确输入：①准确测量体重，在每一疗程用药前及半疗程时各测体重 1 次，以便计算和调整药量。方法：清晨空腹、排空大小便后测体重，再减去衣服重量。②遵医嘱准确输入所需剂量，在配药、输液、拔针过程中，防药液浪费，保证疗效。

（2）三查七对、正确用药：①认真执行"三查七对"，特别核对化疗方案和用药顺序。②药物现配现用，一般常温不超过 1 h。③注意药物半衰期，严格按医嘱控制输液速度。④避光药物（如更生霉素、顺铂等），应用避光输液管及避光套。

（3）保护静脉、处理药液外渗：①注意保护静脉血管，从远端开始，有计划穿刺，并尽可能减少穿刺次数。②用药前先注入少量生理盐水，确认针头在静脉中再注入化疗药物。发现药物外渗立即停止滴入，局部冷敷并用生理盐水或 1‰普鲁卡因局部封闭，以减轻疼痛，防止局部坏死。化疗结束前用生理盐水冲管。

（4）动脉化疗的病人应绝对卧床，拔管后用沙袋压迫包扎 24～48 h 防止出血，并注意防止穿刺部位出血及感染。

（5）腹腔化疗的病人应经常变换体位以保证疗效。

2. 出现药物毒副反应病人护理

（1）造血功能抑制：①遵医嘱定期测定白细胞计数，对于白细胞数低于 $3.0 \times 10^9/L$ 者，应报告医生，遵医嘱停药并给予升白细胞药物。②如白细胞计数小于 $1.0 \times 10^9/L$，应采取保护性隔离措施，减少探视，净化空气，遵医嘱使用抗生素，输新鲜血或白细胞浓缩液。③如血小板减少到 $50 \times 10^9/L$，应立即停药。

（2）消化道反应：①合理安排用药时间，创造良好的进餐环境。②提供清淡、易消化、可口的饮食，少食多餐，遵医嘱给镇静止吐剂。③对呕吐严重不能进食者，遵医嘱静脉补充营养、液体和电解质。

（3）脱发：①解释脱发原因，说明停药后头发能自然再生。②指导病人不要用力梳理头发。③为病人提供卫生帽或假发。

（4）内脏损伤：①遵医嘱定期检查肝、肾等功能。②严密监护内脏功能受损的症状、体征，发现异常及时报告医生并配合处理。

（5）动脉化疗并发症护理：①动脉灌注化疗可因穿刺损伤或病人凝血机制异常而出现穿刺部位血肿或大出血，应用沙袋压迫穿刺部位。②穿刺肢体制动 8 h，卧床休息 24 h。③若有渗血应及时更换敷料，出现血肿或大血肿应立即报告医生并配合处理。

（四）心理护理

主动与病人沟通，鼓励病人说出担心和焦虑。耐心解答病人的提问，讲解化疗相关知识，如所用药物、可能出现的毒副作用、可采取的应对措施。解决病人生活所遇困难，帮助病人树立战胜疾病的信心。鼓励家属陪伴、关心、爱护病人，提供心理支持。

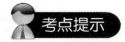

化疗病人用药的注意事项、副作用及护理措施。

（谭　红）

🏥 直 通 护 考

一、A1/A2 型题（以下每一道考题下面有 A、B、C、D、E 五个备选答案，请从中选择一个最佳答案。）

1. 诊断葡萄胎可靠和敏感的辅助检查方法是（　　）。

A. hCG 测定　　　　　　　　B. MRI 检查　　　　　　　　C. B 超检查

D. X 线检查　　　　　　　　E. CT 检查

2. 病人咨询妊娠滋养细胞肿瘤的概况，护士的回答不包含（　　）。

A. 妊娠滋养细胞肿瘤 60% 继发于葡萄胎

B. 30% 继发于流产

C. 10% 继发于足月妊娠或异位妊娠

D. 继发于葡萄胎排空后半年内的多为侵蚀性葡萄胎

E. 绒毛膜癌全部继发于葡萄胎

3. 病人，女，19 岁，临床诊断为葡萄胎。护士与之沟通，告知葡萄胎最常见的症状是（　　）。

A. 妊娠呕吐　　　　　　　　B. 子宫异常增大　　　　　　C. 卵巢黄素囊肿

D. 停经后不规则阴道流血　　E. 妊娠期高血压疾病征象

4. 葡萄胎病人刮宫后 4 个月，血 hCG 明显高于正常，胸部 X 线片显示片状阴影，护士告知所患疾病最可能是（　　）。

A. 葡萄胎　　　　　　　　　B. 侵蚀性葡萄胎　　　　　　C. 绒毛膜癌

D. 输卵管妊娠　　　　　　　E. 肺结核

5. 病人咨询侵蚀性葡萄胎与绒毛膜癌的主要鉴别点，护士回答正确的是（　　）。

A. 症状轻重　　　　　　　　B. 体内 hCG 浓度高低　　　　C. 有无黄素化囊肿

D. 继发葡萄胎后的时间　　　　E. 病理切片中有无绒毛结构

6. 病人,女,临床诊断为绒毛膜癌,出现剧烈头痛、喷射性呕吐、偏瘫。家属询问护士可能的原因,护士正确的回答是(　　　)。

A. 脑转移　　　　　　　　B. 肺转移　　　　　　　　C. 阴道转移

D. 肝转移　　　　　　　　E. 肾转移

7. 葡萄胎重要的病理特征是(　　　)。

A. 黄素化囊肿　　　　　　B. 绒毛间质水肿　　　　　C. 滋养细胞增生

D. 胎源性血管消失　　　　E. 绒毛结构完好

8. 护士应清楚,葡萄胎确诊后首选的处理方法是(　　　)。

A. 化疗　　　　　　　　　B. 清宫　　　　　　　　　C. 止血

D. 放疗　　　　　　　　　E. 抗生素控制感染

9. 葡萄胎病人清宫术的护理措施,不包括(　　　)。

A. 术前静滴缩宫素　　　　B. 选大号吸管吸宫　　　　C. 吸出物送病理检查

D. 子宫口扩张后静滴缩宫素　E. 第 1 次吸宫后 1 周行第 2 次清宫

10. 葡萄胎随访的主要目的是(　　　)。

A. 了解盆腔恢复情况　　　B. 了解腹痛情况　　　　　C. 及早发现妊娠

D. 及早发现恶变　　　　　E. 指导避孕

二、A3/A4 型题(以下提供若干个案例,每个案例下设若干个考题。请根据各考题题干所提供的信息,在每道题下面的 A、B、C、D、E 五个备选答案中,选择一个最佳答案。)

(11～14 题共用题干)

病人,女,42 岁,G_1P_0,停经 11 周,阴道不规则流血 5 天,无腹痛,查体:轻度贫血貌,子宫底脐上 1 横指,未触及胎体,未闻及胎心。

11. 护士告知病人所患疾病最可能的是(　　　)。

A. 先兆流产　　　　　　　B. 羊水过多　　　　　　　C. 双胎

D. 葡萄胎　　　　　　　　E. 前置胎盘

12. 如需要进一步确诊,首选哪项辅助检查?(　　　)

A. B 超检查　　　　　　　B. X 线检查　　　　　　　C. 尿妊娠试验

D. 磁共振成像　　　　　　E. 羊膜腔穿刺抽羊水检测

13. 如确诊,首选的治疗方案是(　　　)。

A. 保胎治疗　　　　　　　B. 及时清宫　　　　　　　C. 联合化疗

D. 子宫切除　　　　　　　E. 子宫根治术＋盆腔淋巴结清扫术

14. 病人葡萄胎清宫术后出院,复述随访内容错误的是(　　　)。

A. 定期测 hCG　　　　　　B. 定期妇科检查　　　　　C. 采用宫内节育器避孕

D. 定期 X 线胸片检查　　　E. 注意有无咳嗽、咯血及阴道流血

项目十八　妇科其他疾病病人的护理

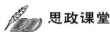

学习目标

1. 关心病人，同情病人的痛苦，保护病人的隐私。
2. 掌握不孕症、子宫内膜异位症、子宫腺肌病及女性盆底功能障碍性疾病病人的护理评估及护理措施。
3. 掌握妇科手术病人围术期护理的护理评估及护理措施。
4. 熟悉不孕症、原发不孕、继发不孕、子宫内膜异位症、子宫腺肌病的概念。

思政课堂

贯彻新发展理念，着力推进高质量发展，推动构建新发展格局，实施供给侧结构性改革。

任务一　不孕症病人的护理

女性无避孕性生活至少 12 个月而未孕，称为不孕症，男性则称为不育症。既往从无妊娠史，无避孕而从未妊娠者称为原发不孕；既往有过妊娠史，而后无避孕连续 12 个月未孕者，称为继发不孕。我国不孕症发病率为 7%～10%。

【护理评估】

（一）健康史

详细询问夫妇双方结婚年龄、婚育史、性生活情况及是否采取过避孕措施。评估双方有无导致不孕的原因。

1. 女性不孕因素

（1）盆腔因素：占不孕不育病因的 35%。①输卵管异常：不孕症最常见因素，如慢性输卵管炎、输卵管发育不全等。②盆腔粘连：盆腔炎性疾病后遗症、子宫内膜异位症均可导致不孕。③子宫内膜病变：子宫内膜炎、子宫内膜结核、子宫内膜息肉、子宫腔粘连。④子宫肌瘤：子宫黏膜下肌瘤。⑤生殖器肿瘤。⑥生殖道发育畸形等，引起流产或不孕。

（2）排卵障碍：占 25%～35%。导致卵巢排卵障碍的主要原因：①下丘脑-垂体-卵巢轴功能紊乱；②卵巢病变，如先天性卵巢发育不良、多囊卵巢综合征、卵巢早衰、卵巢功能性肿瘤等；

③肾上腺或甲状腺功能异常等。

2. 男性不育因素 占 30%～40%。主要是生精障碍和输精障碍。

（1）精液异常：无精、弱精、少精、精子发育停滞、畸精症或精液液化不全等。

（2）性功能异常：外生殖器发育不良或勃起障碍、早泄、不射精等，造成男性不育。

（3）免疫因素：精子、精浆在体内产生抗精子抗体，射出的精子凝集不能穿过子宫颈黏液。

3. 男女双方因素 占 10%～20%。

（1）性生活不能或不正常。

（2）免疫因素：①同种免疫：精子、精浆或受精卵抗原物质经破坏的天然屏障进入循环，产生抗体，使精子与卵子不能结合或受精卵不能着床。②自身免疫：某些妇女血液中存在多种自身抗体，阻止精子与卵子结合，影响受孕。

（3）不明原因不孕症。

（二）身体评估

1. 男方诊断 ①健康史采集：不育时间、性生活史、性交频率和时间，有无性功能异常；近期不育检查及治疗经过；既往发育史、疾病史及相关治疗经过，手术史；个人职业和环境暴露史，吸烟、酗酒、吸毒史，药物治疗史及家族史。②体格检查：全身检查和男方生殖器检查。③精液常规。

2. 女性检查

（1）健康史采集：详细询问与不孕有关的病史。评估第二性征发育情况，有无多毛、肥胖、闭经、泌乳等。

（2）体格检查：①体格发育及营养状况。②注意有无雄激素过多体征。③妇科检查：外阴、阴道、子宫颈、子宫、附件。④盆腔：注意有无盆腔炎性疾病后遗症，如下腹部隐痛、腰骶部酸痛、白带增多及异味等；评估有无子宫内膜异位症，如继发性痛经进行性加重，盆腔检查发现子宫后位、活动差、附件增厚压痛、后穹隆触痛性结节等。

（三）心理-社会评估

从生理、心理、社会和经济等方面评估夫妇双方的心理反应。了解有无自卑、焦虑，是否影响夫妻感情。

（四）辅助检查

需男女双方全面检查。

1. 男方检查 ①询问既往有无慢性病史，如结核病、腮腺炎等。②了解性生活情况。③检查外生殖器有无畸形、病变或感染。④初诊第一步检查为精液常规。正常精液量为 2～6 mL；pH 值 7.0～7.8；在室温中放置 5～30 min 完全液化；精子密度 $(20～200)×10^9/L$；精子活率＞50%；正常形态精子占 66%～88%。

2. 女方检查 女性不孕特殊检查。

（1）卵巢功能检查：包括排卵监测及黄体功能检查。常用方法：①B 超检查：监测卵泡发育及排卵。②基础体温测定。③阴道脱落细胞检查。④子宫颈黏液检查。⑤黄体期子宫内膜活组织检查。⑥基础激素水平测定：卵泡刺激素（FSH）、黄体生成素（LH）、雌二醇（E_2）、孕酮（P）、催乳素（PRL）和睾酮（T）等。

（2）输卵管通畅试验：常用输卵管通液术、子宫输卵管造影及子宫输卵管超声造影。子宫输卵管造影能明确输卵管异常部位，临床资料证明，子宫输卵管碘油造影对输卵管诊断更准确，并有一定治疗作用。

（3）宫腔镜检查：了解子宫腔内病变,如子宫腔粘连、黏膜下肌瘤、内膜息肉、子宫畸形等。

（4）腹腔镜检查：直接观察子宫、输卵管、卵巢有无病变或粘连,发现子宫内膜异位症病灶,必要时取病变组织活检。可行输卵管通亚甲蓝液,直视下确定输卵管是否通畅。

（5）其他：①性交后试验：不明原因不孕夫妇选择在预测的排卵期前进行。在性交后 2～8 h 内取阴道后穹隆液检查有无活动精子,查证性交是否成功。再取子宫颈黏液观察,每高倍视野有 20 个活动精子为正常。②磁共振成像：检查女性生殖道形态和畸形。

【护理诊断】

1. 焦虑、悲观 与不孕、来自家庭和社会的压力有关。

2. 自尊紊乱 与社交孤立、治疗无效、被歧视有关。

3. 知识缺乏 缺乏不孕症的相关知识。

【护理目标】

（1）病人心态乐观,积极接受检查和治疗。

（2）病人自尊恢复,正确评价自我。

（3）夫妇能陈述不孕的原因及相关检查。

【护理措施】

（一）基础护理

1. 饮食 指导夫妇双方加强营养,合理饮食,戒烟酒。

2. 休息 嘱生活规律,适量运动,增强体质,保证睡眠。

（二）病情监测

监测基础体温,加强输卵管通畅试验后观察,注意男方治疗后观察。

（三）执行医嘱

1. 解释治疗原则 尽量采取自然、安全、合理的方案进行治疗。①首先应改善生活方式,增进健康：超重者减重 5%～10%；纠正营养不良和贫血；摒弃不良生活方式；掌握性知识。②积极治疗生殖道器质性病变。③诱发排卵。④免疫治疗。⑤辅助生殖技术。

2. 遵医嘱应用诱发排卵药物

（1）氯米芬：诱发排卵首选药物。适用于体内有一定水平雌激素者和下丘脑-垂体轴反馈机制健全的病人。月经周期第 3～5 日起,每日口服 50 mg,连服 5 日,3 个周期为一疗程。用药后行超声监测,卵泡成熟后用 hCG 5000 U 一次肌注。排卵后加用孕酮 20～40 mg 肌注,每日 1 次,或微粒化孕酮 200 mg 口服,每日 2 次,或 hCG 2000 U 隔 3 日 1 次肌注,共 12～14 日进行黄体功能支持。

（2）人绒毛膜促性腺素（hCG）：常在促排卵周期卵泡成熟后一次注射 5000～10000 U。

（3）尿促性素（hMG）：月经周期第 2～3 日起,每日或隔日肌注 50～150 U,直至卵泡成熟。用药期间行 B 超监测,卵泡发育成熟后给予 hCG 5000～10000 U 一次肌注。

（4）黄体生成素释放激素（LHRH）：采用微泵脉冲式静脉注射,脉冲间隔 90 min,连续脉冲用药 17～20 日。适用于下丘脑性无排卵。

（5）溴隐亭：适用于高泌乳素血症导致排卵障碍者。从每日 1.25 mg 开始,酌情加至 2.5 mg,分 2 次口服。

3. 遵医嘱进行免疫治疗 抗磷脂抗体综合征阳性的自身免疫性不育病人,应在明确诊断后采用泼尼松 10 mg,每日 3 次,加阿司匹林 80 mg,每日 1 次,孕前和孕中期长期口服,防止反复流产和死胎发生。

（四）手术病人护理

1. 对生殖道器质性病变病人的护理 ①输卵管成形术。②卵巢肿瘤切除术。③子宫腔分离术及矫正手术。④子宫内膜异位症：首诊应行腹腔镜诊断和治疗。⑤生殖系统结核：活动期抗结核治疗，辅助生殖技术，配合医生手术，做好手术护理。

2. 输卵管内注药病人的护理 对输卵管慢性炎症及阻塞病人，于月经干净 2～3 日后，遵医嘱用地塞米松磷酸钠注射液 5 mg，庆大霉素 4 万 U，加入 0.9%氯化钠注射液 20 mL 中，在 20 kPa 压力下经子宫腔缓慢注入。能减轻输卵管局部充血、水肿，溶解或软化粘连。注意无菌操作。

（五）辅助生殖技术病人护理

辅助生殖技术（ART）是指在体外对配子和胚胎采用显微操作技术，帮助不孕夫妇受孕，也称医学助孕，包括人工授精、体外受精和胚胎移植（"试管婴儿"）、卵细胞浆内单精子注射及其他衍生技术等。

（1）人工授精病人护理：人工授精（AI）是将精子通过非性交方式注入女性生殖道内，使其受孕的一种技术。包括丈夫精液人工授精和供精者精液人工授精。按国家法规，供精者精子来源一律由国家卫计委认定的人类精子库提供和管理。

目前临床常用子宫腔内人工授精：将精液洗涤处理后，去除精浆，取精子悬浮液 0.3～0.5 mL，在女方排卵期间通过导管经子宫颈管注入子宫腔内授精。

（2）体外受精-胚胎移植病人护理：体外受精和胚胎移植（IVF-ET）技术是从妇女卵巢内取出卵子，在体外与精子受精并培养 3～5 日，再将发育到卵裂期或囊胚期的胚胎移植到子宫腔内，使其着床发育成胎儿的全过程，通常称"试管婴儿"。

①IVF-ET 适应证：a. 输卵管性不孕症；b. 子宫内膜异位症；c. 男性因素不育症；d. 排卵异常；e. 原因不明不孕症；f. 子宫颈因素等。

②IVF-ET 主要步骤：a. 药物刺激卵巢。b. 监测卵泡至发育成熟。c. 阴道超声介导下取卵。d. 配子（卵母细胞和精子）在模拟输卵管环境的培养液中受精，受精卵在体外培养 2～5 日，形成卵裂期或囊胚期的胚胎。e. 胚胎移植。f. 黄体支持：使用孕酮。

③胚胎移植后护理：a. 卧床休息 24 h，限制活动 3～4 日。b. 遵医嘱肌注孕酮或 hCG。c. 移植后 14 日，留取晨尿或血标本检测 hCG，明显升高可确定妊娠。d. 移植 4～5 周后阴道 B 超检查确定为子宫内妊娠，按高危妊娠监护。e. B 超检查确诊为多胎妊娠者，告知减胎术的意义。

（3）卵细胞质内单精子注射病人护理：主要用于治疗重度少、弱、畸形精子症的男性不育病人，也可用于 IVF-ET 周期受精失败者。

（六）心理护理

（1）指导不孕夫妇调节情绪，适度锻炼，避免精神高度紧张。

（2）指导不孕夫妇与家人沟通并相互交流，缓解焦虑和自卑。

（3）为不孕夫妇提供不孕症的相关信息，指导按程序检查、规范治疗。

（七）健康指导

（1）宣传性生活基本知识。

（2）指导保持健康状态，及时治疗影响妊娠的疾病。

（3）提示不孕症治疗结局：①治疗成功，发生妊娠；②治疗失败，妊娠丧失；③治疗失败，停止治疗。

（4）帮助病人分析和选择辅助生殖技术。

考点提示

1. 不孕症、原发不孕、继发不孕定义。
2. 女性不孕最常见的因素、卵巢功能检查方法、不孕症治疗原则。

任务二　子宫内膜异位症和子宫腺肌病病人的护理

案例导入

　　病例 18-1　病人，女，34 岁，剖宫产后继发性痛经 7 年，进行性加重 3 年，经期剧烈疼痛 3 月。月经史：12 岁初潮，月经周期 29～32 日，经期 6～7 日，无痛经。病人 7 年前剖宫产分娩 1 男婴，术后 4 个月出现痛经，进行性加重 3 年，近 3 月经期剧烈疼痛，口服布洛芬不能缓解，严重影响日常生活和工作。

　　问题：①作为妇科门诊接诊护士，你评估该病人最可能出现了什么情况？②该病人最佳的辅助检查方法是什么？③该病人的治疗方法有哪些？④如何对该类病人进行健康指导？

一、子宫内膜异位症

　　子宫内膜组织（腺体和间质）出现在子宫体以外的部位，称子宫内膜异位症（EMT），简称内异症。异位内膜可侵犯全身任何部位，但绝大多数位于盆腔脏器和壁腹膜，以卵巢、子宫底韧带最常见，其次为子宫及其他脏腹膜、直肠阴道隔等，故有盆腔子宫内膜异位症之称。

　　内异症高发年龄为育龄期，76% 在 25～45 岁。

　　【病理】

　　1. 大体病理　卵巢最易被异位内膜侵犯。卵巢异位病灶分微小病灶型和典型病灶型。微小病灶型属早期，位于卵巢浅表皮层，为红色、紫蓝色或褐色斑点或数毫米大的小囊。随着病变发展，异位内膜侵犯卵巢皮质并在内生长、反复周期性出血，形成单个或多个囊肿型典型病灶，称卵巢子宫内膜异位囊肿，囊肿大小不一，内含暗褐色巧克力样糊状陈旧血性液体，又称卵巢巧克力囊肿。

　　2. 镜下检查　典型的异位内膜组织在镜下见子宫内膜上皮、腺体、内膜间质、纤维素及出血等成分。

　　【护理评估】

　　（一）健康史

　　询问病人年龄、月经史、生育史，了解有无人工流产、剖宫产和输卵管通液手术史。内异症病因尚未阐明,目前主要学说有:①子宫内膜异位种植学说:经血逆流、先天性阴道闭锁或子宫颈狭窄、医源性内膜种植、子宫内膜经淋巴及静脉向远处播散等。②体腔上皮化生学说。③诱导学说。④遗传学说。⑤免疫及炎症学说等。

(二)身体评估

通过询问和检查,评估病人有无以下临床表现。

1. 症状

(1)下腹痛和痛经:疼痛是内异症的主要症状,典型症状为继发性痛经、进行性加重。疼痛多位于下腹、腰骶及盆腔中部,有时放射至会阴部、肛门及大腿,月经来潮时出现,持续至整个经期。少数病人可表现为持续性下腹痛,经期加剧。

(2)不孕:内异症病人不孕率达 40%。

(3)月经异常:15%～30%病人有经量增多、经期延长或月经淋漓不净。

(4)性交不适:多见于直肠子宫陷凹有异位病灶或因局部粘连使子宫后倾固定者。一般表现为深部性交痛。

(5)其他特殊症状:①手术瘢痕异位症病人,在剖宫产或会阴切开术后数月至数年,出现周期性瘢痕处疼痛,在瘢痕深部扪及剧痛包块。②卵巢子宫内膜异位囊肿破裂者,囊内容物流入盆腹腔引起突发性剧烈腹痛,伴恶心、呕吐及肛门坠胀。

2. 体征 ①妇科检查,较大的卵巢子宫内膜异位囊肿可扪及与子宫粘连的肿块。②囊肿破裂时,腹膜刺激征阳性。③典型盆腔内异症,双合诊检查子宫后倾固定;子宫一侧或两侧可触及与子宫相连的囊性包块,活动度差,有轻压痛;直肠子宫陷凹或子宫骶韧带等部位可扪及触痛性结节。④阴道窥器检查可发现局部隆起的结节或紫蓝色斑点。

(三)心理-社会评估

病人常表现为焦虑、烦躁,对疾病治疗缺乏信心。未生育的病人还会担心能否妊娠或治疗后是否影响生理功能。

(四)辅助检查

1. 腹腔镜检查 目前国际公认的内异症诊断的最佳方法,腹腔镜检查是确诊盆腔内异症的标准方法。在腹腔镜下见到典型病灶或对可疑病变进行活组织检查即可确诊。

2. 影像学检查 阴道或腹部 B 超检查是鉴别卵巢子宫内膜异位囊肿和直肠阴道隔内异症的重要方法,可确定异位囊肿位置、大小和形状。盆腔 CT 和 MRI 对盆腔内异症有诊断价值。

3. 血清 CA125 测定 血清 CA125 水平可能增高。

【护理诊断】

1. 疼痛 与内异症引起局部病变有关。

2. 焦虑或恐惧 与担心内异症的预后有关。

3. 知识缺乏 缺乏内异症知识和性激素治疗相关知识。

【护理目标】

(1)病人疼痛减轻或消失。

(2)病人情绪稳定,配合治疗及护理。

(3)病人了解内异症和性激素治疗相关知识。

【护理措施】

（一）基础护理

指导病人月经期注意休息、保暖、保持心情愉快,疼痛时用热水袋敷下腹部。

（二）病情监测

①监测疼痛及月经情况;②观察药物疗效及副作用;③手术病人,观察伤口愈合情况。

（三）执行医嘱

1. 解释治疗原则　①轻度内异症病人采用期待治疗。②有生育要求的轻度病人先行药物治疗,重者行保留生育功能手术。③年轻无生育要求的重度病人,可行保留卵巢功能手术,并辅以性激素治疗。④症状病变均严重而无生育要求的病人,可考虑行根治性手术。

2. 期待治疗病人护理　①嘱定期随访。②对痛经病人,遵医嘱给予前列腺素合成酶抑制剂(吲哚美辛、萘普生、布洛芬等)。③对希望生育者,配合医生行不孕各项检查,手术处理病灶,促使尽早受孕。

3. 药物治疗病人护理　包括抑制疼痛的对症治疗、抑制雌激素合成使异位内膜萎缩、阻断下丘脑-垂体-卵巢轴的刺激和出血周期为目的的性激素治疗。采用假孕或假绝经性激素疗法为临床治疗内异症常用方法。

（1）口服避孕药:长期连续服用避孕药造成类似妊娠的人工闭经,称假孕疗法。目前临床常用低剂量高效孕激素和炔雌醇复合制剂,每日 1 片,连续服用 6～9 个月。适用于轻度内异症病人。

（2）孕激素:单用人工合成高效孕激素,通过抑制垂体促性腺激素分泌,造成无周期性的低雌激素状态,并与内源性雌激素共同作用,造成高孕激素性闭经和内膜蜕膜化,形成假孕。如甲羟孕酮 30 mg,每日 1 次,连服 6 个月。观察药物副反应。

（3）孕激素受体拮抗剂:遵医嘱用米非司酮,25～100 mg 口服每日 1 次,造成闭经使病灶萎缩。

（4）孕三烯酮:也是一种假绝经疗法。每周仅需用药 2 次,每次 2.5 mg,月经第 1 日开始服药,6 个月为一疗程。

（5）达那唑:假绝经疗法,适用于轻度及中度内异症疼痛明显的病人。它能抑制 FSH、LH峰,抑制卵巢甾体激素生成并增加雌、孕激素代谢,直接与子宫内膜雌、孕激素受体结合抑制内膜细胞增生,最终导致子宫内膜萎缩,出现闭经。用法:月经第 1 日开始口服 200 mg,每日 2～3 次,持续 6 个月。

（6）促性腺激素释放激素激动剂（GnRH-agonist）:又称药物性卵巢切除。促进垂体FSH、LH 释放,但其对 GnRH 受体的亲和力较天然 GnRH 高百倍,且半衰期长、稳定性好,抑制垂体分泌促性腺激素,导致卵巢激素水平明显下降,出现暂时性闭经。我国目前常用亮丙瑞林 3.75 mg,月经第 1 日皮下注射后,每隔 28 日注射 1 次,共 3～6 次;戈舍瑞林 3.6 mg,用法同前。

（四）手术治疗病人护理

手术治疗适用于药物治疗后症状不缓解或加剧,或生育功能未恢复者。腹腔镜手术是本病首选手术方法,目前认为以腹腔镜确诊、手术＋药物治疗为内异症的金标准诊断和治疗方法。手术方式有保留生育功能手术、保留卵巢功能手术和根治性手术,应做好手术前后的护理。

（五）心理护理

①告知病人本病为良性疾病,鼓励病人树立战胜疾病的信心,缓解焦虑、恐惧,保持愉悦心情。②为病人提供内异症的相关信息,允许病人参与治疗方案的讨论,强调坚持规范治疗的重要性,保证治疗效果。

（六）健康指导

1. 防止经血逆流 ①告知先天性生殖道畸形（无孔处女膜、阴道横隔、子宫颈闭锁等）病人及早住院手术治疗,以免经血逆流入腹腔。②月经期禁止性生活。③经期一般不做阴道检查,如若需要,避免重力挤压子宫。

2. 指导妊娠和避孕 有痛经症状的生育期女性,指导适龄结婚或口服避孕药避孕,减少内异症发生风险。

3. 防止医源性异位内膜种植 ①告知病人尽量避免多次子宫腔手术操作。人工流产负压吸引术时,医护人员应避免子宫腔负压过高,以免突然拔出吸管使血液和子宫内膜碎片被吸入腹腔。②月经前禁做子宫颈及阴道手术,如激光、微波、冷冻等治疗,防止经血中子宫内膜碎片种植于手术创面。③经前期和月经期禁止做输卵管通畅试验,以免内膜碎片被推入腹腔。④剖宫产术或剖宫取胎术时,医护人员应用纱布垫保护好子宫切口周围术野,以防子宫腔内容物溢入腹腔或腹壁切口;缝合子宫壁时避免缝线穿过子宫内膜层;关腹后冲洗腹壁切口,防止内膜碎片腹腔或腹壁种植。

二、子宫腺肌病

子宫内膜腺体和间质侵入子宫肌层,称为子宫腺肌病（图 18-1）。多见于 30～50 岁经产妇,约半数合并子宫肌瘤,15％同时合并内异症。

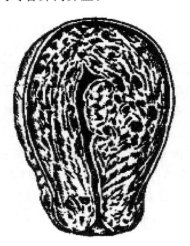

图 18-1　子宫腺肌病

【病理】

异位子宫内膜在子宫肌层生长方式呈弥漫性和局限性两种。

1. 弥漫性　多见。累及后壁居多,子宫呈均匀性增大,前后径增大明显,呈球形,一般不超过 12 周妊娠子宫大小。剖面见子宫肌壁显著增厚且硬,无旋涡状结构,肌壁中见粗厚肌纤维带和微囊腔,腔内偶有陈旧血液。

2. 局限性　少数腺肌病病灶呈局限性生长,形成结节或团块,似肌壁间肌瘤,称为子宫腺肌瘤。子宫腺肌瘤与周围肌层无明显界限,手术时难以剥出。

镜检特征为肌层内有呈岛状分布的异位内膜腺体和间质。对孕激素无反应或不敏感。

【护理评估】

（一）健康史

询问病人年龄、生育史。评估有无与子宫腺肌病密切相关的因素:①多次妊娠和分娩;②人工流产;③慢性子宫内膜炎。

（二）身体评估

评估有无下列临床表现。

1. 症状　主要症状为经量过多、经期延长和逐渐加重的进行性痛经,疼痛位于下腹正中,常于经前 1 周开始,至月经结束。

2. 体征　妇科检查子宫均匀增大或有局限性结节隆起,质硬、有压痛,经期压痛更甚。

（三）心理-社会评估

病人常有恐惧、焦虑和担忧。

（四）辅助检查

影像学检查有一定帮助,可酌情选择。确诊取决于病理学检查。

【护理要点】

（一）执行医嘱

1. 解释治疗原则　治疗视症状、年龄和生育要求而定。①症状轻、有生育要求或近绝经期,可试用达那唑、孕三烯酮或 GnRH-agonist 治疗,缓解症状。②年轻或希望生育的子宫腺肌病病人,可试行病灶挖除术。③症状严重、无生育要求或药物治疗无效者,行全子宫切除术。④经腹腔镜骶前或骶骨神经切除术亦可治疗痛经。

2. 遵医嘱用药,配合治疗　对服用达那唑、孕三烯酮或 GnRH-agonist 病人,严格遵医嘱用药,向病人说明用药目的、方法,观察药物疗效和副反应。采用 GnRH-agonist 治疗的病人,注意骨丢失风险,遵医嘱给予反添加治疗和补充钙剂。发现异常及时报告医生。

（二）手术病人护理

做好术前准备、术中配合及术后护理。

考点提示

1. 子宫内膜异位症的概念、最常见部位、典型症状及治疗原则。

2. 子宫腺肌病、子宫腺肌瘤的概念及治疗原则。

任务三　女性盆底功能障碍性疾病病人的护理

女性盆底功能障碍性疾病是一组因盆底支持组织退化、创伤等因素导致其支持薄弱,从而发生盆底功能障碍的疾病。常见的有盆腔器官脱垂、女性压力性尿失禁和生殖道损伤。

女性生殖道损伤与其相邻的泌尿道或肠道相通,即形成尿瘘或粪瘘。本任务仅阐述子宫脱垂。

子宫从正常位置沿阴道下降,子宫颈外口达坐骨棘水平以下,甚至子宫全部脱出于阴道口外,称子宫脱垂。子宫脱垂常伴有阴道前壁和后壁膨出。

【护理评估】

(一) 健康史

询问生育史、分娩经过,了解有无引起子宫脱垂的病因:①分娩损伤:为子宫脱垂最主要病因。②长期腹压增加:如慢性咳嗽、习惯性便秘、腹水、频繁举重物、盆腹腔巨大肿瘤等。③盆底组织发育不良或绝经后支持结构萎缩等。

(二) 身体评估

1. 症状

(1) 腰骶部酸痛或下坠感:轻者多无自觉症状。重者因子宫下垂对子宫韧带的牵拉及盆腔充血,病人有不同程度的腰骶部酸痛或下坠感,劳累或站立过久时症状明显,卧床休息后症状减轻。

(2) 压迫症状:重度病人常伴有排尿、排便困难。部分病人出现尿潴留或压力性尿失禁,随膨出加重,出现排尿困难、尿路感染。

(3) 肿物自阴道脱出:在腹压增加时有肿物自阴道口脱出,有的能自行回纳,有的经手不能回纳。长期摩擦可出现子宫颈溃疡,甚至出血、感染。

2. 体征　不能回纳的子宫脱垂病人常伴有阴道前后壁膨出、阴道黏膜增厚角化、子宫颈肥大并延长。

子宫脱垂的临床分度:检查时以病人平卧用力向下屏气时子宫下降的程度,将子宫脱垂分为三度(图 18-2)。

Ⅰ度:①轻型:子宫颈外口距处女膜缘<4 cm,未达处女膜缘。②重型:子宫颈已达处女膜缘,阴道口可见子宫颈。

Ⅱ度:①轻型:子宫颈脱出阴道口,子宫体仍在阴道内。②重型:子宫颈和部分子宫体脱出阴道口。

Ⅲ度:子宫颈和子宫体全部脱出阴道口外。

(三) 心理-社会状况

病人常有情绪低落、焦虑、烦躁,甚至悲观失望。评估病人的感受及其社会家庭对诊疗的支持程度。

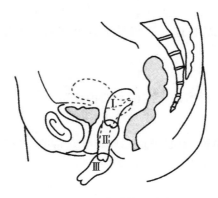

图 18-2　子宫脱垂及分度

【护理诊断】

1. 焦虑　与子宫脱垂影响正常生活及担心手术效果有关。

2. 慢性疼痛　与子宫脱垂牵拉韧带,子宫颈和阴道溃疡有关。

【护理目标】

(1)病人情绪稳定,配合治疗。

(2)病人自诉疼痛减轻或消失。

【护理措施】

(一)基础护理

1. 饮食　指导病人加强营养,进高蛋白、高维生素饮食,增强体质。

2. 卫生　保持外阴清洁,保护脱出组织,每日用 1:5000 高锰酸钾溶液坐浴,擦干后在溃疡面上涂己烯雌酚或鱼肝油软膏。

(二)病情监测

观察子宫脱垂程度,注意阴道分泌物颜色、性状、气味等。

(三)执行医嘱

1. 解释治疗原则　①无症状者不需治疗。②有症状者采用保守治疗或手术治疗。治疗以安全、简单和有效为原则。③治疗方法:支持疗法、非手术治疗(子宫托或其他)及手术治疗(阴道前后壁修补术,阴道前后壁修补、主韧带缩短及子宫颈部分切除术,经阴道子宫全切除及阴道前后壁修补术等)。

2. 支持疗法病人的护理　①指导加强营养。②适当安排休息和工作,避免重体力劳动,保持大便通畅。③嘱长期治疗可增加腹压疾病,如慢性咳嗽、便秘等。

3. 应用子宫托病人的护理

(1)放置子宫托:放置前嘱病人排尽大小便,洗净双手,取半卧位或蹲位,分开两腿。一手持托柄,使托盘呈倾斜位进入阴道,向阴道顶端旋转推进,直至托盘达子宫颈,然后屏气使子宫下降,同时手向上推托柄,使托盘牢牢地吸附在子宫颈上,再转动托柄使其弯度朝前正对耻骨弓即可。

(2)取出子宫托:取托姿势同放托。洗净双手,手指捏住子宫托柄,上下左右轻轻摇动,等负压消失后向后外牵拉,即可使子宫托滑出阴道。温水洗净、擦干,放进消毒杯内备用。

(3)注意事项:①放托前体内应有一定雌激素水平。绝经后妇女定时应用阴道雌激素霜剂。②子宫托大小以放置后不脱出,且无不适感为理想。③清晨放入,睡前取出,洗净备用。

④Ⅲ度子宫脱垂、生殖道炎症者不宜使用,经期、妊娠期停用。⑤放托后 3～6 个月复查 1 次。

4. 其他非手术疗法病人的护理 ①指导加强盆底肌肉锻炼。②绝经后妇女适当补充雌激素。

（四）手术病人护理

详见本项目任务四"妇科手术病人的围术期护理"。

（五）心理护理

关心病人,理解病人的痛苦,耐心进行心理疏导。讲解子宫脱垂相关知识,解答病人提问,鼓励积极治疗。与家属沟通,争取家属最大支持。

（六）健康指导

1. 预防指导 指导产妇积极进行产后锻炼,但避免重体力劳动。积极治疗慢性咳嗽、便秘等疾病。提倡晚婚晚育,防止生育过多、过密。

2. 出院指导 手术病人术后休息 3 个月,禁止性生活及盆浴。半年内避免重体力劳动。术后 2 个月复查伤口愈合情况。3 个月后再复查,医生确认治愈后方可恢复性生活,注意避孕。

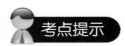

子宫脱垂的定义及临床分度。

任务四　妇科手术病人的围术期护理

案例导入

病例 18-2　林女士,47 岁,自诉月经量增多,经期延长 7 个月。此次月经期持续 12 日,量多,感头晕、乏力、气短。生育史:1-0-2-1。查体:面色苍白,血压正常。妇检:子宫平位,如孕 3 个月大小,质硬,表面可触及数个结节状突起,无压痛,双附件未触及异常。B 超检查报告:多发性子宫肌瘤伴黏膜下息肉。血红蛋白 60 g/L。

问题:请为该病人制订护理计划。

妇科手术根据急缓程度,分为择期手术、限期手术、急诊手术三种。按手术途径分为腹部手术和外阴、阴道手术。腹部手术有剖腹探查术、附件切除术、次全子宫切除术、全子宫切除术、全子宫及附件切除术、子宫根治术、肿瘤减灭术等。外阴手术包括外阴癌根治术、处女膜切开术、前庭大腺脓肿切开引流术等。阴道手术包括阴道成形术、会阴裂伤修补术、尿瘘修补术、子宫黏膜下肌瘤摘除术、阴式子宫切除术等。

一、腹部手术病人的术前护理

【护理评估】

（一）健康史

了解病人一般情况、月经史、婚育史、药物过敏史、既往病史、手术史（手术原因、名称、种类、效果等）；了解拟实施手术方法；询问病人饮食、睡眠、大小便，有无烟酒嗜好等不良习惯。

（二）身体评估

1. 评估生命体征　测量体温、脉搏、呼吸、血压，如有异常及时报告医生。

2. 评估病情　了解病人主要症状、体征，判断疾病对病人的影响及程度，评估生活自理能力。

3. 全身评估　测量身高、体重；评估皮肤、黏膜颜色，手术部位皮肤是否完好；营养状况；月经是否来潮、阴道流血情况等；确定病人能否耐受手术。

（三）心理-社会评估

1. 病人对疾病和治疗的认知　了解病人对所患疾病、手术及预后的了解程度，特别是对手术的态度、心理准备及手术方案的认可情况，有无焦虑、悲观、恐惧及手术合作程度。

2. 社会支持程度　了解家属对病人病情和手术的态度、对病人的关心程度，家庭经济状况及医疗费用承受能力等。

（四）辅助检查

及时收集血、尿、粪三大常规检查结果；血型、血小板计数、出凝血时间、肝肾功能检查；空腹血糖或糖化血红蛋白；B超、心电图、胸部X线摄片检查结果等。

【护理诊断】

1. 疼痛　与手术创伤有关。

2. 恐惧　与担心手术能否顺利、手术的效果及预后有关。

3. 知识缺乏　缺乏有关疾病治疗、术前准备、麻醉及自我护理等知识。

4. 有感染危险　与手术、呼吸道分泌物积聚、留置导管等有关。

【护理目标】

（1）病人切口疼痛缓解，休息睡眠良好。

（2）病人能运用减轻恐惧的调节方法，保持情绪稳定。

（3）病人能叙述有关疾病治疗、术前准备及自我护理等知识。

（4）病人未发生感染，切口愈合良好。

【护理措施】

（一）基础护理

1. 饮食　指导病人进高热量、高蛋白、高维生素饮食。贫血或营养不良者遵医嘱静脉补充营养或输新鲜血。

2. 休息　提供安静、舒适的休养环境，保证充足睡眠。

（二）术前指导

1. 提供相关知识和信息　①向病人介绍病情及相关知识，让病人了解手术的必要性、重要性和术前准备的目的。②解释术前准备的内容及各项准备工作所需的时间、必要的检查程序等,包括将如何接受检查、可能出现的不适感觉及应对措施等。

2. 指导适应性功能锻炼　①训练和教会病人胸式呼吸和有效咳嗽、咳痰的方法;②指导病人在他人协助下床上翻身、肢体运动及上下床的方法;③教会病人在床上使用便器;④要求病人在指导、练习后独立重复完成,直至确定病人完全掌握为止;⑤同时对家属进行预防术后并发症的宣教指导。

(三) 术前准备

1. 监测生命体征　①术前 3 日,每 8 h 测量体温、脉搏、呼吸 1 次,每日测血压 1 次,如有异常应及时查明原因并报告医生,处理后再行手术。②若病人感冒、发热、月经来潮,应及时报告医生,以便推迟手术时间。

2. 纠正术前合并症　积极治疗和纠正相关内科合并症,如贫血、营养不良、糖尿病、高血压等,争取病人身心状态调整至最佳。

3. 完善术前检查　确认术前检查项目的完整性,如血尿粪常规、心电图、肝肾功能、出凝血时间、交叉配血试验报告和结果,确认无手术禁忌证。

4. 签署手术同意书　告知病人及家属手术名称、范围及术中、术后可能发生的问题。让病人及家属签署手术同意书并妥善保管。

5. 术前 3 日准备　涉及肠道的手术,如卵巢癌所做的肿瘤减灭术,术前 3 日做肠道准备。①饮食:进无渣半流质饮食 2 日,流质饮食 1 日。②抑制肠道内细菌生长:遵医嘱给予肠道抗生素,口服庆大霉素 8 万 U,每日 4 次,甲硝唑 0.4 g,每日 3 次。

6. 术前 1 日准备

(1) 饮食:晚餐进流质饮食,午夜后禁食。术前 8 h 禁食,术前 4 h 禁水。

(2) 皮试:了解药物过敏史,做青霉素、普鲁卡因皮试。

(3) 输血准备:医生完整准确填写用血预约申请单,护士采集病人血样,核准信息后装入专用备血试管,贴上与用血预约单联号一致的标签,由专人将标本、用血预约申请单、手术预约通知单一并送血库,并保证术中血源供应。

(4) 阴道准备:适合有性生活、经腹全子宫切除术病人。阴道清洁:用肥皂液清洁阴道、子宫颈、穹隆部。阴道消毒:术前用 0.05% 聚维酮碘液或 1∶1000 苯扎溴铵溶液冲洗阴道,擦干后用无痛碘原液(聚维酮碘消毒液)消毒子宫颈和穹隆部。手术日晨再次行阴道消毒。无性生活史的女性和拟行附件手术病人,无须做阴道准备。

(5) 肠道准备:目的是使肠道空虚,暴露术野,减少或防止术后肠胀气;防止手术时麻药使肛门括约肌松弛大便污染。一般术前 1 日灌肠 1~2 次,可口服缓泻剂如番泻叶或蓖麻油代替。

(6) 皮肤准备:①清洁:淋浴、更衣、剪指甲、去除化妆品。②手术区域备皮:以顺毛、短刮方式剃毛。备皮范围:上自剑突下,两侧至腋中线,下达阴阜和大腿上 1/3 处,包括外阴部皮肤及脐部处理。备皮完毕用温水洗净、拭干,以消毒治疗巾包裹手术野。

(7) 促进睡眠:遵医嘱术前日晚给予镇静剂,保证病人充分休息。

7. 手术日准备

(1) 核查生命体征。

(2) 取下活动义齿、发卡、首饰等物品交给家属保管。

(3) 留置导尿管:术前 30 min 留置导尿管并用无菌纱布包扎紧,术中持续开放。

(4) 基础麻醉:术前 30 min 给予基础麻醉药,常用苯巴比妥和阿托品,缓解病人的紧张情绪并减少腺体分泌(剖宫产术除外)。

（5）与手术室护士交接病人：核对病人姓名、年龄、床号、住院号、疾病诊断、手术名称；核对病人腕带信息。将病人的病历、携带的术中用药随同病人送至手术室,病房护士直接向手术室巡回护士介绍病人,当面点交,核对无误后签字。

8. 急诊手术准备　妇产科常见急诊手术有异位妊娠破裂、卵巢囊肿蒂扭转或破裂、急诊剖宫产等。①配合医生在最短的时间内完成术前准备,同时提供解释、安慰,让病人及家属获得心理安全感。②休克病人在纠正休克的同时,尽快做好术前准备。

（四）心理护理

①缓解焦虑：耐心解答病人的担忧和疑问,为其提供相关的信息、资料。介绍手术成功的病例,使病人相信在医院现有条件下,自己能得到最好的治疗和照顾,顺利度过手术全过程。②心理支持：对精神紧张的病人给予安慰和鼓励。安排病人所期盼的人前来探望、陪护。部分受术者会因为丧失生育功能产生失落感,护士应协助病人度过哀伤过程。

二、腹部手术病人的术后护理

【护理评估】

（一）健康史

与手术室护士和麻醉医师进行床边交班,查阅手术记录单,了解麻醉方式、手术经过、手术方式、术中出血及用药情况、输液量、尿量等。

（二）身体评估

1. 生命体征　测量脉搏、血压、体温、呼吸,观察血压变化,注意呼吸频率和深度。

2. 皮肤　评估皮肤颜色、温度、完整度,手术切口处皮肤情况。

3. 疼痛　评估病人术后疼痛部位、性质、程度。

4. 引流管　观察各种引流管通畅情况、引流液情况。观察阴道出血及分泌物等。

（三）心理-社会评估

评估病人对手术及术后不适的耐受情况,观察其心理反应,了解病人及家属对康复有无担忧。

（四）辅助检查

遵医嘱进行相应检查,及时领取检查结果等。

【护理诊断】

1. 疼痛　与手术创伤有关。

2. 舒适度减弱　与手术创伤、术后留置引流管有关。

3. 有感染危险　与手术创伤、留置引流管、机体抵抗力下降有关。

【护理目标】

（1）病人切口疼痛缓解,休息睡眠良好。

（2）病人自诉舒适度增加。

（3）病人未发生感染,切口愈合良好。

【护理措施】

（一）基础护理

1. 环境和物品准备　为术后病人提供安静舒适、空气新鲜的休养环境,备好麻醉床及抢救物品,如氧气等,备好术后用物,如心电监护设备、输液架、各种引流装置等。

2. 交接病人　病房责任护士向手术室护士和麻醉医师询问手术过程、麻醉及用药情况。及时测生命体征,检查输液管、伤口、引流、阴道流血等情况,详细记录,做好床边交接班。

3. 安置体位

(1)搬移:①病人手术完毕送回病室,将病人平稳搬移至病床上。②固定引流管、输液管,避免牵拉脱落。③检查静脉通路及引流管是否通畅,评估皮肤颜色、温度、完整度,手术切口处皮肤情况。

(2)卧位:①全麻病人清醒前,应专人守护,去枕平卧,头偏向一侧,保持呼吸道通畅,防止呕吐物、分泌物呛入气管,引起吸入性肺炎或窒息。清醒后可根据病人需要,选择舒适卧位。②硬膜外麻醉病人,去枕平卧 6～8 h。③蛛网膜下腔麻醉病人,去枕平卧 12 h。④腰麻病人术后宜多平卧一段时间,局麻病人不强调体位。⑤术后第 2 日改为半卧位或斜坡卧位。

4. 活动与休息　①术后保证病人良好休息和充足睡眠,保暖,限制陪伴。②病人卧床时,每 2 h 协助翻身 1 次,注意下肢的活动。③生命体征平稳后,鼓励病人早日下床活动,防止下肢静脉血栓形成。④注意老人因体位变化引起的血压不稳定,防止起床或站立时跌倒。

5. 饮食管理　①腹部手术当日禁食,术后 1～2 日进流质饮食,避免牛奶、豆浆、糖等产气食物,以免肠胀气。②观察病人排气情况。③涉及肠道的手术病人,肛门排气后进流质饮食,逐步过渡到半流质和普通饮食。④肠道功能恢复后,进高营养、高蛋白、高维生素饮食。必要时静脉补液。

6. 卫生　保持会阴清洁,每日擦洗会阴 2 次,用消毒会阴垫。

(二)病情监测

1. 观察生命体征　①术后每 15～30 min 监测 1 次血压、脉搏、呼吸,直至平稳后,改为每 4 h 1 次,24 h 后每日测 4 次,直至正常后 3 日。②术后 1～2 日体温略升高,但一般不超过 38 ℃。有异常及时报告医生。

2. 麻醉恢复护理　①麻醉病人苏醒后,出现意识模糊、躁动,遵医嘱给予对症治疗及氧气吸入。②腰麻和硬膜外麻醉病人应观察下肢感觉的恢复。③全麻病人观察意识恢复情况。一般停药 6 h 后麻醉作用消失。

3. 切口护理　①术后 24 h 内观察切口有无渗血、渗液或敷料脱落,及时更换敷料。②协助医生无菌换药,预防切口感染。③遵医嘱应用抗生素。④观察阴道出血及分泌物的量、色、质,判断阴道切口愈合情况。⑤若阴道出血量多,遵医嘱给予宫缩剂。

(三)缓解疼痛

①为病人提供安静、舒适的休息环境,减少外界不良刺激,促进睡眠。②协助病人取舒适卧位,减轻切口疼痛和不适。③评估病人切口疼痛的性质及程度,给予相应的处理,如遵医嘱应用镇静、止痛剂或镇痛泵,观察病人疼痛缓解情况,及时给予帮助和指导,减轻不适。④剖宫产产妇在腹部系腹带减轻切口张力,缓解疼痛。

(四)留置管的护理

1. 留置导尿管的护理　①一般术后 24～48 h 拔除导尿管。②广泛性子宫切除术＋盆腔淋巴结清除术,留置导尿管 10～14 日。③留置导尿管期间保持导尿管通畅,注意观察尿量、质、色,以判断有无输尿管及膀胱损伤。④置管期间每日碘伏溶液擦洗外阴 2 次,鼓励多饮水,预防泌尿系统感染。⑤集尿袋及接管每周更换 2 次,保持引流通畅。⑥拔除导尿管前 3 日开始夹闭导尿管,每 2～3 h 开放 1 次,促进排尿功能恢复。⑦拔导尿管后多饮水,督促病人 1～2 h 排尿 1 次,必要时再次保留导尿管,定时开放。

2. 腹腔引流管护理 ①一般留置 2～3 日。②保持引流管固定,引流通畅,引流管周围皮肤清洁干燥,观察引流物量、色、性质,并记录。③一般 24 h 负压引流液不超过 200 mL,若量多应了解是否术中有腹腔内用药;量多颜色鲜红,应警惕内出血。

（五）术后常见症状护理

1. 尿潴留 ①诱导排尿:鼓励病人定期坐位排尿,听流水声,冲洗外阴,下腹部采用热敷、按摩等方法诱导排尿。②导尿:以上措施无效时,予以导尿,导尿 1 次不要超过 1000 mL。③训练膀胱功能:拔除导尿管前夹管并定时开放。

2. 腹胀 一般术后 12～24 h 胃肠蠕动开始恢复,术后 48 h 排气,标志肠蠕动恢复。术后 48 h 未排气,观察有无腹胀,查找原因处理。排除肠梗阻后,热敷腹部、肛管排气、针灸、遵医嘱皮下注射新斯的明等措施刺激肠蠕动。鼓励病人早下床活动,预防或减轻腹胀。

3. 便秘 鼓励病人早下床活动,多饮水,多吃蔬菜、水果,促进肠蠕动,必要时酌情遵医嘱给予液体石蜡、番泻叶等缓泻剂或开塞露。

（六）心理护理

①关心体贴病人,给病人以心理安慰和支持。②耐心向病人解释疼痛的原因、持续时间和缓解方法。③指导病人运用有节律的深呼吸、放松、听音乐、与人交谈等方法分散注意力,降低机体对疼痛的感受性。④对子宫切除的病人表示理解与同情,耐心疏导。

（七）出院指导

①出院前提供详尽的出院计划,出院时提供详细的出院指导。②具体内容包括出院后的休息、活动、用药、饮食、性生活、门诊复查时间,可能出现的异常症状及应对等。③嘱病人术后加强营养,注意卫生和休息,适当活动。术后禁止性生活 6 周,6 周后到医院复查。④需再生育者,术后至少避孕 2 年。

考点提示

1. 腹部手术术前 3 日准备、术前 1 日准备及手术日准备。
2. 腹部手术病人麻醉后体位及留置管的护理。

三、外阴、阴道手术病人的术前护理

【护理评估】
同腹部手术病人的术前护理。

【护理诊断】
1. 情景性低自尊 与外阴、阴道疾病,手术暴露或手术切除外阴有关。
2. 焦虑 与担心手术可能导致的不适和危险性有关。

【护理目标】
（1）病人能表述和讨论心理担忧和顾虑,维持良好自尊。
（2）病人焦虑缓解,主动配合治疗护理。

【护理措施】
与腹部手术病人术前护理基本相同,需加强以下几个方面的护理。

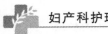

1. 皮肤准备 ①尿瘘、粪瘘及Ⅲ度子宫脱垂等病人,术前3～5日用1∶5000高锰酸钾溶液坐浴。②有外阴湿疹者,在坐浴后局部涂擦氧化锌油膏,痊愈后再手术。③术前1日行皮肤准备,备皮范围:上至耻骨联合上10 cm,下至外阴部、肛门周围、臀部及大腿内上1/3。剃去阴毛及汗毛,用肥皂水及清水清洗、擦干。

2. 肠道准备 ①会阴Ⅲ度裂伤修补术、直肠阴道瘘修补术等,手术前3日进少渣半流质饮食2日、流质饮食1日。②遵医嘱给予肠道抗生素,如庆大霉素、甲硝唑等。③手术前1日晚上或手术当日晨清洁灌肠。

3. 阴道准备 术前3日开始行阴道准备,每日用1∶5000高锰酸钾溶液或0.05％聚维酮碘液或1∶1000苯扎溴铵溶液冲洗阴道,每日2次;手术日晨行子宫颈阴道消毒。

4. 膀胱准备 送病人去手术室前排空膀胱,带导尿包于手术室备用,根据手术需要,术中、术后留置导尿管。

5. 特殊用物准备 根据不同的手术做好各种用物准备,包括消毒的棉垫、支托、阴道模型、丁字带、绷带等。

6. 心理护理 ①关心、体贴病人,最大限度保护病人隐私。②进行各项术前检查,操作时用屏风遮挡,尽量减少暴露部位。③与病人和家属共同探讨疾病治疗的相关问题,做好家属特别是丈夫的工作,让其理解、配合治疗及护理。

四、外阴、阴道手术病人的术后护理

【护理评估】
同腹部手术病人术后护理,但身体状况评估时需注意观察局部切口早期感染征象。

【护理诊断】
1. 慢性疼痛 与外阴、阴道疾病及手术创伤有关。
2. 情景性低自尊 与外阴、阴道疾病,手术暴露或手术切除外阴有关。
3. 有感染的危险 与疾病及手术部位接近阴道口、尿道口和肛门有关。

【护理目标】
(1)病人自诉疼痛减轻。
(2)病人能表述和讨论心理担忧和顾虑,维持良好自尊。
(3)病人体温正常,未发生感染。

【护理措施】
1. 安置体位 根据手术术式选择体位。①膀胱阴道瘘病人术后取健侧卧位,减少尿液对修补瘘口处浸泡,以利于愈合。②子宫脱垂阴式子宫切除术术后早期避免半卧位,以免引起阴道和会阴水肿。③处女膜闭锁及先天性无阴道病人,术后取半卧位。④外阴癌及外阴根治术病人术后取平卧双腿外展屈膝位,膝下垫软垫,以减少腹股沟及外阴部张力,以利于伤口愈合。⑤阴道前后壁修补或盆底修补术病人取平卧位,禁止半卧位,以免引起阴道和会阴水肿。

2. 减轻疼痛 保证病人安静休息,更换体位减轻伤口张力。遵医嘱给予止痛剂或自控镇痛泵,同时观察止痛效果。

3. 切口护理 ①密切观察切口有无红肿、热、痛,有无出血、渗液等感染征象,观察局部皮肤颜色、温度,有无皮肤或皮下组织坏死等。②外阴加压包扎或阴道内留置纱条,一般在术后12～24 h内取出,取出时注意核对纱条数目,观察阴道分泌物的量、颜色、性质、有无异味。③术后3日外阴局部理疗,促进血液循环,以利于伤口愈合。

4. 会阴护理 保持外阴清洁干燥,勤换会阴垫、内裤及床垫,每天擦洗外阴2次。排便后清洁外阴。

5. 留置导尿管的护理　①根据手术范围和病情留置导尿管 2～10 日,一般 5～7 日。②生殖器官瘘手术后保留导尿管 7～14 日。③保持导尿管通畅。④及时倒尿,更换尿袋。

6. 肠道护理　①会阴Ⅲ度裂伤修补术病人,术后 3 日进无渣流质或半流质饮食,如牛奶、鸡蛋、面汤等,术后 5 日进少渣饮食,如馄饨、挂面等。②术后遵医嘱给予抗生素。③为防止排便对切口的牵拉,一般从术后第 3 日开始口服缓泻剂,常用液体石蜡 30 mL,每晚 1 次,软化大便,避免排便困难。

7. 避免增加腹压的动作　如用力大便、下蹲等。

8. 出院指导　告知术后 3 个月内避免重体力劳动,避免增加腹压的动作。定期随访,检查确定伤口完全愈合后方可恢复性生活。

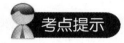

考点提示

外阴阴道手术术前皮肤准备、术前阴道准备、术后体位及留置导尿管时间。

(李森立)

直通护考

一、A1/A2 型题(以下每一道考题下面有 A、B、C、D、E 五个备选答案,请从中选择一个最佳答案。)

1. 关于子宫内膜异位症病人的护理评估,最典型的症状是(　　)。

A. 不孕　　　　　　　　　　B. 性交痛　　　　　　　　　　C. 月经失调

D. 继发性痛经　　　　　　　E. 腹痛、腹泻或便秘

2. 病人,女,63 岁,盆腔检查见子宫颈已脱出阴道口外,子宫体仍在阴道内。护士告知病人的应是(　　)。

A. 子宫脱垂Ⅰ度轻型　　　B. 子宫脱垂Ⅰ度重型　　　C. 子宫脱垂Ⅱ度轻型

D. 子宫脱垂Ⅱ度重型　　　E. 子宫脱垂Ⅲ度

3. 病人咨询子宫内膜异位症最易发生的部位,护士回答正确的是(　　)。

A. 输卵管　　　　　　　　　B. 卵巢　　　　　　　　　　C. 子宫颈

D. 阔韧带　　　　　　　　　E. 子宫骶韧带

4. 育龄夫妇咨询不孕症的概念,护士告知正确的是(　　)。

A. 有正常性生活,未避孕 1 年未妊娠　　　B. 有正常性生活,未避孕 2 年未妊娠

C. 有正常性生活,未避孕 3 年未妊娠　　　D. 有正常性生活,未避孕 4 年未妊娠

E. 有正常性生活,未避孕 5 年未妊娠

5. 病人咨询不孕症最常见的原因,护士回答正确的是(　　)。

A. 排卵障碍　　　　　　　　B. 子宫黏膜下肌瘤　　　　　C. 子宫腔粘连

D. 输卵管因素　　　　　　　E. 精液异常

6. 病人咨询子宫脱垂的最主要病因,护士最佳答案是(　　)。

A. 营养不良　　　　　　　　B. 长期腹压过高　　　　　　C. 产后过早参加体力劳动

D. 盆底组织先天发育不良　　E. 分娩损伤

7. 会阴湿热敷最常用的药液是(　　)。

A. 1%乳酸　　　　　　　B. 75%乙醇　　　　　　　C. 50%硫酸镁

D. 0.9%盐水　　　　　　E. 4%碳酸氢钠

8. 病人,女,34岁,因卵巢肿瘤蒂扭转行肿瘤切除术,备皮范围正确的是(　　)。

A. 上自剑突下,两侧至锁骨中线,下至阴阜

B. 上自脐平,两侧至腹股沟,下至阴阜

C. 上自剑突下,两侧至腋中线,下至阴阜及大腿上 1/3

D. 上自乳头连线,两侧至锁骨中线,下至脐平

E. 上自耻骨联合上 10 cm,两侧至髋部,下至阴阜及大腿上 1/3

9. 护士对硬膜外麻醉下经腹全子宫切术后病人的护理,不包括(　　)。

A. 去枕平卧 6 h　　　　　　　　　B. 24 h 内观察切口有无渗血

C. 术后 1~2 日进流食　　　　　　D. 术后每小时测生命体征 1 次

E. 集尿袋和接管每周更换 2 次

10. 广泛性子宫切除术及盆腔淋巴结清除术病人,咨询留置导尿管的时间,护士正确的回答是(　　)。

A. 2~4 日　　B. 3~5 日　　C. 6~8 日　　D. 8~10 日　　E. 10~14 日

11. 护士为阴道手术病人备皮的范围是(　　)。

A. 上至耻骨联合上 10 cm,下至外阴部、肛门周围、臀部及大腿内上 1/3

B. 上至剑突,下至外阴部、肛门周围、臀部及大腿内上 1/3

C. 上自耻骨联合上 10 cm,下至两侧髋部及大腿内上 1/3

D. 上至脐部,下至会阴、肛门及大腿内上 1/3

E. 上至阴阜,下至外阴部、肛门周围、臀部及大腿内上 1/3

二、A3/A4 型题(以下提供若干个案例,每个案例下设若干个考题。请根据各考题题干所提供的信息,在每道题下面的 A、B、C、D、E 五个备选答案中,选择一个最佳答案。)

(12~15 题共用题干)

病人,女,36岁,继发性痛经 2 年,加重半年。生育史:1-0-5-1,2 年前曾人工流产 5 次。妇检:子宫后位,大小正常,无压痛。直肠子宫陷凹处有触痛性结节。子宫旁压痛明显。

12. 护士告知病人所患疾病最可能是(　　)。

A. 盆腔炎　　　　　　　B. 子宫内膜异位症　　　　C. Asherman 综合征

D. 子宫肌瘤　　　　　　E. 卵巢肿瘤并发感染

13. 病人询问明确诊断的最佳方法,护士回答正确的是(　　)。

A. B 超检查　　　　　　B. hCG 试验　　　　　　　C. 盆腔检查

D. 阴道后穹隆穿刺　　　E. 腹腔镜检查

14. 病人询问治疗方法,护士回答不应包括(　　)。

A. 大剂量抗生素治疗　　B. 假孕疗法　　　　　　　C. 应用米非司酮

D. 假绝经疗法　　　　　E. 保留卵巢功能手术

15. 护士对该病人进行健康教育,正确的是(　　)。

A. 经期可做阴道检查　　　　　　　B. 经前不做子宫颈及阴道手术

C. 子宫腔手术无影响　　　　　　　D. 经前和月经期做输卵管通畅试验

E. 痛经女性,推迟结婚、禁口服避孕药

项目十九　优生优育妇女的护理

学习目标

1. 尊重、关爱护理对象,为计划生育妇女提供优质计生服务。
2. 掌握避孕、绝育及人工终止妊娠妇女的护理评估及护理措施。
3. 熟悉避孕、绝育及人工终止妊娠妇女的护理诊断。
4. 熟悉输卵管绝育术、人工流产、负压吸引术、药物流产的定义。

计划生育是妇女生殖健康的重要内容。科学地控制人口数量,提高人口素质,是我国实行计划生育的一项基本国策。做好避孕方法知情选择,是实现计划生育优质服务的根本。计划生育的具体内容包括:晚婚(按国家法定年龄推迟 3 年以上结婚)、晚育(按国家法定年龄推迟 3 年以上生育)、节育(避孕和绝育)、提高人口素质。人工终止妊娠是避孕或绝育失败的补救措施。本项目主要介绍女性计划生育措施。

思政课堂

优化人口发展战略,建立生育支持政策体系,降低生育、养育、教育成本。实施积极应对人口老龄化国家战略,发展养老事业和养老产业,优化孤寡老人服务,推动实现全体老年人享有基本养老服务。

任务一　避孕妇女的护理

案例导入

案例 19-1　廖女士,28 岁,足月妊娠分娩后 2 年,一直采用避孕套避孕,意外怀孕 2 次。经历 2 次痛苦的人工流产术。现来医院咨询,想选择适合自己的更安全可靠的避孕方法。

问题:①根据该女性的情况,你觉得哪种避孕方法最适合她? ②有什么禁忌证和注意事项? ③如何对她进行整体护理?

　　避孕是采用科学手段使妇女暂时不受孕。避孕主要控制生殖过程中的三个环节:①抑制精子与卵子产生;②阻止精子与卵子结合;③使子宫环境不利于精子获能、生存或不适宜受精卵着床和发育。目前常用的女性避孕方法有宫内节育器避孕、药物避孕及外用避孕等。

一、宫内节育器避孕

　　宫内节育器(IUD)是一种安全、有效、经济、简便、可逆的避孕工具。IUD 避孕,是我国育龄妇女最主要的避孕措施。

　　1. IUD 种类　大致分为两大类(图 19-1)。

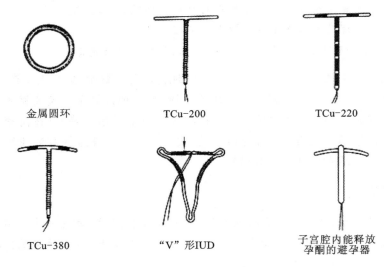

金属圆环　　　　　　TCu-200　　　　　　TCu-220

TCu-380　　　　　　"V"形IUD　　　　　子宫腔内能释放
　　　　　　　　　　　　　　　　　　　　　　孕酮的避孕器

图 19-1　常用宫内节育器

　　(1) 惰性 IUD(第一代 IUD):由惰性材料如金属、硅胶、塑料等制成。不锈钢单环脱落率和带器妊娠率高,已于 1993 年停止生产使用。

　　(2) 活性 IUD(第二代 IUD):内含活性物质如铜离子(Cu^{2+})、激素、药物及磁性物质等,能提高避孕效果,减少副作用。分为含铜 IUD 及含药 IUD 两类。

　　①含铜 IUD:我国目前应用最广泛的 IUD。可在子宫内持续释放具有生物活性、有较强抗生育能力的铜离子。a. 带铜"T"形 IUD(TCu-IUD):目前临床常用的 IUD。放置时间可达 10～15 年。b. 带铜"V"形宫内节育器(VCu-IUD):我国常用的宫内节育器之一。放置时间 5～7 年。其带器妊娠、脱落率较低,但出血发生率较高,故因症取出率较高。c. 母体乐(MLCu375):可放置 5～8 年。d. 宫铜 IUD:可放置 20 年左右。e. 含铜无支架 IUD:又称吉妮 IUD,可放置 10 年。

　　②含药 IUD:将药物储存于节育器内,通过每日微量释放提高避孕效果,降低副反应。目前我国临床主要应用有含孕激素 IUD 和含吲哚美辛 IUD。a. 左炔诺孕酮 IUD:又称曼月乐。主要副反应为点滴出血及闭经。b. 含吲哚美辛 IUD:可减少放置 IUD 引起的月经过多等副反应。

2. 作用机制

（1）对精子和胚胎的毒性作用：①IUD压迫局部产生炎症反应,分泌的炎性细胞对胚胎有毒性作用。同时产生大量巨噬细胞覆盖子宫内膜,妨碍受精卵着床,并吞噬精子、影响胚胎发育。②铜离子可使精子头尾分离,无法获能。

（2）干扰着床：①异物刺激引起子宫内膜损伤及慢性炎症反应,产生前列腺素,改变输卵管蠕动,使受精卵运行与子宫内膜发育不同步,阻止受精卵着床。②子宫内膜受压缺血及吞噬细胞作用,激活纤溶酶原,局部纤溶酶活性增强,使囊胚溶解吸收。③铜离子进入细胞,影响锌酶系统,同时影响糖原代谢、雌激素摄入和DNA合成,干扰内膜细胞代谢,阻碍受精卵着床及囊胚发育。

（3）左炔诺孕酮IUD避孕作用：①部分抑制排卵。②使腺体萎缩,间质蜕膜化,间质炎症细胞浸润,不利于受精卵着床。③改变子宫颈黏液性状,使之稠厚,不利于精子穿透。

【护理评估】

（一）健康史

IUD放置者,了解其月经史、生育史、既往采用何种避孕方法。取出者,应了解节育器的类型及放置时间、取器原因。

（二）身体评估

通过全身体格检查及妇科检查,评估妇女放置或取出IUD的适应证和禁忌证。

1. IUD放置术

（1）适应证：凡育龄妇女要求放置IUD、无禁忌证者。

（2）禁忌证：①生殖道急性炎症。②可疑妊娠或妊娠。③严重全身性疾病。④人流、引产、剖宫产后有组织残留或感染。⑤生殖器官肿瘤。⑥生殖器官畸形,如子宫纵隔、双子宫。⑦子宫颈内口松弛、重度陈旧性子宫颈裂伤或子宫脱垂。⑧子宫腔<5.5 cm或>9.0 cm(除外足月分娩、大月份引产)。⑨近3个月内有不规则阴道流血。⑩铜过敏史。

（3）放置时间：①月经干净3~7日无性交。②人流后子宫腔<10 cm,立即放置。③产后42日,恶露净,子宫恢复正常。④剖宫产后半年。⑤哺乳期先排除早孕。⑥含孕激素IUD在月经第3日放置。⑦自然流产转经后、药物流产2次正常月经后。

2. IUD取出术

（1）适应证：①计划再生育或不需避孕(离异、丧偶)。②绝经过渡期停经1年内。③放置期限已满需更换。④拟改用其他避孕措施或绝育。⑤有并发症或副反应,治疗无效。⑥带器妊娠,无论子宫内、子宫外。

（2）禁忌证：①并发生殖道炎症。②全身情况不良或疾病急性期。

（3）取出时间：①月经干净后3~7日。②带器早期妊娠,人流同时。③带器异位妊娠,术前诊刮时或术后出院前。④子宫不规则出血,随时。

（三）心理-社会评估

了解受术者对手术的认知情况,是否因怀疑节育器的避孕效果或担心节育器对健康的影响而产生焦虑、紧张。了解家属的支持程度。

（四）辅助检查

收集血尿常规、白带常规检查结果,了解B超和X线检查报告。

【护理诊断】

1. 焦虑、紧张　与手术或担心副反应和并发症有关。

2. 知识缺乏 缺乏 IUD 避孕的有关知识。

3. 潜在并发症 子宫穿孔、感染、节育器嵌顿或异位等。

【护理目标】

（1）受术者情绪平稳，积极配合手术。

（2）受术者能说出 IUD 避孕的有关知识。

（3）未发生腹痛、出血、子宫穿孔等并发症。

【护理措施】

（一）术前准备

1. 用物准备 ①手术用物：放环包（双层包布内置弯盘 1 个、阴道窥器 1 个、子宫颈钳 1 把、子宫探针 1 个、卵圆钳 1 把、消毒钳 2 把、放环器 1 个、取环器 1 个、剪刀 1 把、洞巾 1 块、纱布若干）、无影灯、消毒手套、消毒棉签、棉球、消毒液等。②备好节育器（检查消毒节育器包装有无破损）、手术床、污物桶等。

2. 受术者准备 ①核对受术者姓名、手术名称，测量体温。②督促受术者术前排尿。

（二）术中护理配合

1. IUD 放置术（图 19-2）

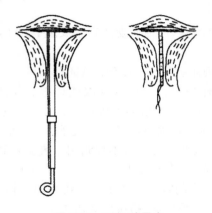

图 19-2 IUD 放置术

（1）消毒外阴：嘱受术者排尿，取膀胱截石位，用 0.5% 聚维酮碘液消毒外阴。

（2）打开放环包：检查器械包的消毒有效期，铺开，取消毒棉球（2.5% 碘酊和 75% 乙醇棉球）放于弯盘或药杯内。

（3）铺巾、检查：洗手、穿无菌衣、戴消毒手套，铺无菌巾于外阴部。常规双合诊检查，了解子宫大小、位置、形态及附件情况。排列器械。

（4）暴露子宫颈：用阴道窥器暴露子宫颈，消毒子宫颈、子宫颈管、阴道穹隆部。

（5）探测子宫腔：用子宫颈钳夹持子宫颈前唇，用子宫探针顺子宫方向探测子宫腔深度。

（6）选择节育器：根据探测的子宫腔深度，选择合适的节育器。"T"形 IUD：子宫腔深度 <7 cm 者用 26 号，>7 cm 者用 28 号。"V"形 IUD：子宫腔深度 <6.5 cm 者用小号，>6.6 cm 者用大号。

（7）放置节育器：用放置器将节育器推送入子宫腔，上缘抵达子宫底部。带尾丝者在离子宫口 2 cm 处剪断尾丝。观察无出血，可取出子宫颈钳和阴道窥器。

（8）术中观察：术中重视受术者主诉，观察受术者有无急性腹痛，发现异常，及时报告医生并配合处理。

2. IUD 取出术　术前行 B 超或 X 线检查,确定节育器类型及在子宫腔的位置。

(1)消毒外阴:嘱受术者排尿,取膀胱截石位,用 0.5％聚维酮碘液消毒外阴。

(2)打开放环包:检查器械包的消毒有效期,铺开,取消毒棉球(2.5％碘酊和 75％乙醇棉球)放于弯盘或药杯内。

(3)铺巾、检查:洗手、穿无菌衣、戴消毒手套,铺无菌巾于外阴部。常规双合诊检查,了解子宫大小、位置、形态及附件情况。排列器械。

(4)暴露子宫颈:用阴道窥器暴露子宫颈,消毒子宫颈、子宫颈管、阴道穹隆部。

(5)探测子宫腔:用子宫颈钳夹持子宫颈前唇,用子宫探针顺子宫方向探测子宫腔深度。

(6)取出节育器:有尾丝者,用血管钳夹住尾丝轻轻牵引取出。无尾丝者,用取环钩或取环钳将节育器取出。节育器取出后,让受术者辨认。

（三）术后护理

留受术者在观察室休息片刻,无异常嘱回家休息。

（四）IUD 副作用及并发症受术者护理

1. 不规则阴道流血　放置 IUD 常见的副作用。一般不需处理,3～6 个月后逐渐恢复。若出血多,遵医嘱用止血药治疗。治疗无效者协助更换节育器型号或改用其他避孕方法。

2. 下腹胀痛　因 IUD 过大与子宫腔形态不符,引起子宫收缩所致。轻者不需处理,重者嘱休息,不能缓解者更换节育器。

3. 子宫穿孔　子宫大小、位置未查清或手术操作不当所致。术中受术者突感下腹疼痛,应报告医生,并立即停止操作。损伤小者遵医嘱住院观察。损伤大或出现腹膜炎体征者,遵医嘱立即剖腹探查,做好腹部急诊手术准备。

4. 节育器异位　原因:①子宫穿孔,操作不当;②节育器过大、粗糙或子宫壁薄、软。确诊节育器异位,立即做好术前准备,协助医生经腹或在腹腔镜下或从阴道取出。

5. 节育器脱落　常发生在置器后第 1 年,尤其在 3 个月内。原因:①操作不规范,节育器未放置达子宫底;②节育器与子宫大小、形态不符;③月经过多;④子宫颈内口松弛。协助医生查明原因后选择合适的节育器,下次月经后重新放置。

6. 节育器嵌顿或断裂　因节育器放置时损伤子宫壁或带器时间过长所致。发现后应协助医生及时取出。取出困难者,协助在 B 超、X 线或宫腔镜下取出。

7. 带器妊娠　多见于 IUD 下移或异位。确诊后应协助医生行人工流产术,同时取出节育器。

8. 感染　因术中无菌操作不严或术后未按要求注意卫生、节育器尾丝过长或生殖道原有感染灶等引起上行感染所致。轻症仅感小腹疼痛,重症者可出现全身感染症状。应遵医嘱给予抗生素治疗,并保持外阴清洁。

（五）心理护理

向受术者介绍节育器避孕的作用机制,放置和取出节育器的手术过程、反应及注意事项,说明 IUD 避孕的优点及安全性,消除受术者的紧张、焦虑和恐惧。与家属交流,争取家属对受术者的积极支持。

（六）健康指导

(1)告知术后可有少量阴道流血及轻微腹部不适,2～3 日后可消失。如有发热、腹痛、阴道多量流血或分泌物异味,随时就诊。

（2）嘱术后保持外阴清洁干燥，每日清洗外阴，使用消毒会阴垫。

（3）嘱 IUD 放置术后休息 3 日（IUD 取出术后休息 1 日），1 周内避免重体力劳动，2 周内禁止性生活和盆浴，3 个月内排便或来月经时注意有无节育器脱落。

（4）指导随访：IUD 放置术后 1 个月、3 个月、半年、1 年各随访 1 次，以后每年 1 次。随访安排在月经干净后。

（5）指导按规定时间更换或取出节育器。

二、药物避孕

药物避孕是指用女性甾体激素避孕，是一种高效避孕方法。20 世纪 60 年代首次上市以来，一直显示出可靠的避孕效果。甾体避孕药的激素成分为雌激素和孕激素。甾体激素避孕药的作用机制如下。

1. 抑制排卵　避孕药中雌、孕激素负反馈抑制下丘脑释放 GnRH，从而抑制垂体分泌 FSH 和 LH，同时直接影响垂体对 GnRH 的反应，不出现排卵前 LH 峰，故能抑制排卵。

2. 改变子宫颈黏液性状　孕激素使子宫颈黏液分泌量减少，黏稠度增加，拉丝度降低，不利于精子穿透。

3. 改变子宫内膜形态与功能　避孕药中孕激素成分干扰了雌激素效应，子宫内膜增殖变化受抑制；同时孕激素作用使腺体及间质提早发生类分泌期变化，子宫内膜与胚胎发育不同步，且分泌不良，不适于受精卵着床。

4. 改变输卵管功能　雌、孕激素作用，使输卵管肌肉节段运动、上皮纤毛功能、输卵管液体分泌均受影响，受精卵在输卵管内无法正常运行。

【护理评估】

（一）健康史

对拟采用药物避孕的妇女，询问年龄、月经史、生育史，以往采用何种避孕措施。了解既往身体健康状况，有无急、慢性疾病。

（二）身体评估

通过全身体格检查及妇科检查，评估妇女有无采用药物避孕的适应证和禁忌证。

1. 适应证　要求采用药物避孕而无禁忌证的育龄妇女。

2. 禁忌证　①严重心血管疾病、血栓性疾病：如原发性高血压、冠心病、静脉栓塞等。②急、慢性肝炎或肾炎。③内分泌疾病：如糖尿病、甲状腺功能亢进症等。④恶性肿瘤、癌前病变。⑤哺乳期。⑥年龄＞35 岁的吸烟妇女。⑦精神病长期服药者。⑧严重偏头痛反复发作。

（三）心理-社会评估

评估妇女及其丈夫对药物避孕知识的认知程度，是否自愿采用药物避孕，有无顾虑，如担心服药后体重增加、色素沉着等。

（四）辅助检查

及时收集肝肾功能检查、出凝血时间、甲状腺功能检查、B 超检查等报告单，了解检查结果。

【护理诊断】

1. 舒适改变　与类早孕反应、突破性出血有关。

2. 焦虑　与药物副作用或避孕失败有关。

3. 知识缺乏　缺乏药物避孕相关知识。

【护理目标】

（1）服药者副反应得到及时处理。

（2）服药者情绪平稳，避孕效果佳。

（3）服药者能说出药物避孕相关知识，如用药方法、副反应处理等。

【护理措施】

（一）基础护理

1. 饮食　指导服药者合理饮食，禁吃过甜、味道过浓食品，忌烟酒。

2. 休息　保证充足睡眠，注意劳逸结合。

（二）执行医嘱

1. 指导选择避孕药

（1）口服避孕药：

①复方短效口服避孕药：雌、孕激素组成的复合制剂。服用方法如下。

a. 复方炔诺酮片（避孕片1号）、复方甲地孕酮片（避孕片2号）：自月经周期第5日开始，每晚1片，连服22日，停药7日后服第2周期。

b. 复方去氧孕烯片（妈富隆）、复方孕二烯酮片、屈螺酮炔雌醇片和炔雌醇环丙孕酮片：于月经第1日服药，连服21日，停药7日后服第2周期。若漏服可于次晨（12 h内）补服1片。漏服3片应停药，待出血后再服下一周期。一般在停药后2～3日发生撤药性出血，如月经来潮。若停药7日尚无月经来潮，则当晚开始服下一周期药物。若再次无月经出现，宜停药检查原因，酌情处理。

c. 三相片：每一相雌、孕激素含量是根据妇女生理周期制订的不同剂量，需按箭头所示顺序服药。每日1片，连服21日。按规定正确使用，避孕有效率接近100%。

②复方长效口服避孕药：由长效雌激素和人工合成孕激素配伍制成，服药1次可避孕1个月。有两种用药方法：a. 月经来潮第5日服第1片，5日后加服1片，以后按第1次服药日期每月服1片。b. 月经来潮第5日服第1片，第25日加服1片，以后每隔28日服1片。长效避孕药停药时，应在月经周期第5日开始服用短效口服避孕药3个月，作为停用长效雌激素的过渡。因为此时体内还有雌激素蓄积，可能有2～3个月发生月经失调。

（2）长效避孕针：目前有单孕激素制剂和雌、孕激素复合制剂两种。有效率达98%。尤其适用于口服避孕药有明显胃肠道反应者。单孕激素制剂优点是不含雌激素，可用于哺乳期避孕，但易并发月经紊乱。雌、孕激素复合制剂肌注1次可避孕1个月。第1次于月经周期第5日和第12日各肌注1支，以后于每次月经周期第10～12日肌注1支。一般于注射后12～16日月经来潮。

（3）探亲避孕药：这类避孕药除双炔失碳酯外均为孕激素类制剂或雌、孕激素复合制剂。服用时间不受经期限制，适用于短期探亲夫妇。常用的有炔诺酮探亲片、甲地孕酮探亲避孕片和炔诺孕酮探亲避孕片。

（4）缓释避孕药：又称缓释避孕系统。缓释避孕药是以具备缓慢释放性能的高分子化合物为载体，将甾体激素（主要是孕激素）1次给药，在体内持续、恒定、微量释放，达到长效避孕目的。有皮下埋植剂、阴道药环、避孕贴片及含药IUD，另有微球和微囊。

2. 指导正确服药　①帮助选择适宜的口服避孕药。②向服药者详细说明避孕药服用方法。③告知在睡前或饭后服药,以减轻副作用。④强调按时服药的重要性,督促其严格按医嘱服药,一旦漏服,须 12 h 内及时补服,以免发生突破性出血或避孕失败。

3. 应用长效避孕针护理　①告知必须按时注射。②抽吸药液时必须将药液全部吸净。③注射时须将药物全部注完,并注入深部肌肉组织内,以免剂量不足影响避孕效果。

（三）甾体激素避孕药副作用者护理

1. 类早孕反应　服药初期,约 10% 的妇女可出现头晕、乏力、食欲不振、恶心呕吐等类似早期妊娠的反应。①一般不需特殊处理,坚持服药几个周期后可自然消失。②稍重者遵医嘱服用维生素 B$_6$ 片、维生素 C 片及山莨菪碱片。③症状严重时可遵医嘱更换制剂或停药,改用其他措施避孕。

2. 不规则阴道流血　又称突破性出血,即服药期间阴道流血。①轻者点滴出血,不用处理,可随服药时间延长而渐停。②流血较多者,遵医嘱在服用避孕药同时加服雌激素如炔雌醇 0.005～0.015 mg,直至停药。③若流血似月经量或时间已接近月经期,则停止服药,算作月经来潮。于出血第 5 日开始服用下一周期药物,或遵医嘱更换避孕药。

3. 闭经　常发生于月经不规则妇女,占 1%～2%。①月经不规则妇女慎用避孕药。②先排除妊娠,停药 7 日后可继续服药。③若连续停经 3 个月,需停药观察,或改用其他方法避孕。

4. 色素沉着、体重增加　一般不需处理,若症状严重可改用其他措施避孕。

（四）心理护理

详细讲解药物避孕的作用机制、服药方法、常见副反应及应对措施。帮助服药者选择适宜的避孕药。耐心解释服药后的恶心、呕吐等副反应,只需坚持服药即可消失,消除紧张心理。

（五）健康指导

1. 指导妥善保管口服避孕药　避孕药的有效成分在糖衣上,脱落、潮解可影响避孕效果。指导将药物保存在阴凉、干燥处,同时避免让儿童找到,以防误服。

2. 告知服药期间禁用苯巴比妥、利福平等　这些药可使肝酶活性增强,加速药物代谢,降低血中避孕药浓度,影响避孕效果。

3. 长效避孕药停药指导　告知长效避孕药服药者若需停药,应在停药后服用短效口服避孕药 3 个月,以免引起月经失调。

4. 长效针剂应用指导　告知注射后留观 15 min,以便及早发现过敏反应。

5. 妊娠及哺乳指导　指导要求生育者需在停药 6 个月后再受孕,以防避孕药的影响。告知哺乳期妇女不宜服用避孕药,以免影响乳汁分泌量及营养成分。

6. 随访指导　指导长期用药者每年随访 1 次,遇到异常随时就诊。

三、其他避孕

其他避孕包括紧急避孕、安全期避孕和外用避孕等。

1. 紧急避孕　指在无保护性生活或避孕失败后几小时或几日内,妇女为防止非意愿妊娠发生而采用的补救避孕法。包括放置宫内节育器和口服紧急避孕药。

2. 安全期避孕　又称自然避孕,是根据女性生殖生理知识推算排卵日期,判断周期中的易受孕期,在此期禁欲以达到避孕目的。一般排卵前后 4～5 日为易受孕期,其余时间视为安全期。自然避孕法不可靠,不宜推广。

3. 外用杀精剂　性交前置入阴道,具有灭活精子作用的一类化学避孕制剂。临床常用的有避孕栓剂、片剂、胶冻剂、凝胶剂、避孕薄膜等。

4. 阴茎套　即避孕套,为男性避孕工具。

5. 其他　有阴道套(女用避孕套)、免疫避孕法等。

【护理诊断】

1. 焦虑　与害怕怀孕和担心副反应有关。

2. 知识缺乏　缺乏避孕常识。

【护理目标】

(1) 使用者情绪平稳。

(2) 使用者能说出相关避孕常识。

【护理措施】

(一) 执行医嘱

1. 遵医嘱用药　紧急避孕:在无保护性生活 3 日(72 h)内,遵医嘱口服紧急避孕药。

(1) 非激素类:米非司酮,性交后 120 h 内单次服用 25 mg。

(2) 激素类:①雌、孕激素复方制剂:复方左炔诺孕酮片,无保护性生活后 72 h 内即服 4 片,12 h 再服 4 片。②单孕激素制剂:左炔诺孕酮片,无保护性生活 72 h 内服 1 片,12 h 重复 1 片。目前我国生产的"毓婷""惠婷""安婷"均为左炔诺孕酮片。

2. 指导计算排卵期

(1) 日历表法:适用于月经周期规律妇女。排卵通常发生在下次月经前 14 日左右。

(2) 基础体温法:根据基础体温曲线变化推算排卵期。不恒定。

(3) 子宫颈黏液观察法:观察子宫颈黏液量、黏稠度、拉丝度来判断排卵期。需要培训。

3. 指导使用避孕套　选择合适避孕套型号。每次性交时均应使用。使用前应先行吹气检查有无漏孔,同时排出小囊内空气。射精后在阴茎未软缩时即捏住套口和阴茎一起取出。

(二) IUD 放置术者护理

带铜 IUD 可用于紧急避孕,特别适合希望长期避孕且符合放置节育器条件者。指导在无保护性生活后 5 日(120 h)内放置,有效率达 95% 以上。做好 IUD 放置术准备及护理。

(三) 心理护理

主动与使用者沟通,缓解其紧张、恐惧心理。简明扼要介绍避孕方法及其有效性,增强使用者信心。

考点提示

1. 宫内节育器(IUD)避孕是我国育龄妇女最主要的避孕措施。

2. IUD 放置时间、IUD 副作用及并发症、指导随访。

3. 复方短效口服避孕药服用方法、甾体激素避孕药副作用。

任务二　输卵管绝育术妇女的护理

输卵管绝育术是一种安全、永久性绝育措施,通过手术结扎输卵管或用药物使输卵管粘连堵塞,阻止精子和卵子相遇,达到绝育目的。目前常用方法为经腹输卵管绝育术和经腹腔镜输卵管绝育术。经阴道手术已基本不做。药物黏堵也已少用。

经腹输卵管绝育术是经腹壁小切口结扎输卵管,为国内应用最广的绝育方法。手术操作简单、方便,采用局麻,受术者损伤小。

经腹腔镜输卵管绝育术是指在腹腔镜直视下,采用机械手段或热效应使输卵管阻塞而达到绝育目的,是一种安全、有效、并发症较少的绝育方法。

【护理评估】

（一）健康史

询问月经史、生育史和既往病史。

（二）身体评估

通过全身体格检查及妇科检查,评估妇女有无输卵管绝育术适应证和禁忌证。

1. 经腹输卵管绝育术

（1）适应证:①要求接受绝育手术且无禁忌证者。②患严重全身性疾病不宜生育者。③患严重遗传病或精神分裂症不允许生育者。

（2）禁忌证:①各种疾病急性期。②全身状况不佳,不能耐受手术,如心力衰竭、血液病等。③腹部皮肤感染或盆腔炎性疾病。④严重神经官能症。⑤24 h内2次体温达到或超过37.5 ℃。

（3）手术时间:①非孕妇在月经干净后3～4日。②人工流产或分娩后48 h内。③哺乳或闭经妇女排除早孕后。④剖宫产术同时。⑤某些非感染性妇科手术同时。

2. 经腹腔镜输卵管绝育术

（1）适应证:同经腹输卵管绝育术。

（2）禁忌证:①腹腔粘连。②心肺功能不全。③膈疝。其余同经腹输卵管绝育术。

（3）手术时间:①月经干净后3～7日内。②人工流产后24 h内。③正常分娩后48 h内。④闭经妇女排除早孕后。

3. 心理-社会评估　了解受术者及家属对绝育术的认知情况与态度,是否因害怕手术、担心手术效果而紧张、恐惧。

4. 辅助检查　及时收集血尿常规、出凝血时间、肝功能及白带常规检查结果。

【护理诊断】

1. 恐惧　与不了解输卵管绝育术手术过程有关。

2. 有感染危险　与术中出血、术后不注意卫生有关。

3. 有围术期受伤危险　与盆腔脏器粘连、解剖结构不清有关。

【护理目标】

（1）受术者情绪平稳，主动配合手术。

（2）未发生感染，受术者切口按期愈合。

（3）术后未发生盆腔脏器粘连、肠管损伤。

【护理措施】

（一）术前准备

1. 用物准备　备好输卵管绝育包，查看消毒日期。

2. 受术者准备

（1）对受术者进行全面身心评估，协助医生完成各项常规辅助检查。

（2）按妇科腹部手术要求备皮，做普鲁卡因皮试。

（3）嘱手术前晚进半流食，术前 4 h 禁食。

（4）精神紧张者，遵医嘱术前 30 min 给予镇静剂。

（5）核对受术者姓名、手术名称，测量体温。

（6）嘱受术者排尿后，护士将受术者和病历一起送入手术室，向手术室护士交班。

（二）术中护理配合

1. 经腹输卵管绝育术

（1）协助受术者取仰卧位，留置导尿管。

（2）术中严密观察，发现异常及时报告医生。

（3）手术野常规消毒铺巾。

（4）麻醉：0.5%～1%盐酸普鲁卡因局部浸润麻醉。

（5）切开：一般取下腹正中耻骨联合上 3～4 cm 处约 2 cm 纵切口或横切口，若为产妇则在子宫底下方 2 cm 处，逐层切开，进入腹腔。

（6）提取输卵管：有卵圆钳夹取法、指板法和吊钩法。

（7）辨认输卵管：用鼠齿钳夹持输卵管，用 2 把无齿镊依次夹取输卵管至暴露伞部。

（8）结扎输卵管：抽心近端包埋法。

（9）检查，无出血，送回腹腔。同法结扎对侧输卵管。

（10）清点器械、纱布，无误后逐层关闭腹腔。切口覆盖无菌纱布，固定。

2. 经腹腔镜输卵管绝育术

（1）取头低臀高仰卧位。手术野常规消毒铺巾。

（2）麻醉：局麻、连续硬膜外麻醉或全麻。

（3）脐孔下缘作 1～1.5 cm 小切口，插入气腹针，充入 CO_2 2～3 L，插入套管针穿刺，放入腹腔镜。

（4）在腹腔镜直视下，将弹簧夹或硅胶环置于输卵管峡部。也可用双极电凝法烧灼输卵管峡部 1～2 cm。

（5）检查腹腔内无出血及脏器损伤，取出腹腔镜，放出腹腔内气体，拔出套管，缝合切口，覆盖无菌纱布，固定。

（三）术后护理

（1）嘱术后平卧位休息。

（2）密切观察生命体征，每日测体温 4 次，体温正常 3 日后改为每日 2 次。

（3）观察有无腹痛及内出血征象。

（4）观察伤口有无渗血，保持敷料干燥清洁。

（5）鼓励受术者 4～6 h 后下床活动，减少腹腔粘连。

（6）术后进半流食，排气后方可正常进食。

（7）术后 4～6 h 督促受术者自解小便。

（四）并发症受术者护理

1．出血、血肿 过度牵拉或钳夹损伤输卵管或其系膜血管，或因术中止血不彻底、结扎线松弛，引起腹腔内积血或血肿。一经发现，协助医生查明原因，协助缝扎止血。若血肿形成，协助医生切开止血后再缝合。

2．脏器损伤 膀胱、肠管损伤，多因解剖关系辨认不清或操作粗暴所致。一旦发现，协助医生修补。

3．感染 体内原有感染灶未行处理；手术器械、敷料消毒不严或手术操作无菌观念不强所致。遵医嘱使用抗生素治疗。

4．输卵管再通 绝育术有 1‰～2‰ 再通率，也可因施术时技术误差引起。多发生宫内妊娠，尚需警惕可能形成输卵管妊娠。要求手术者操作谨慎。

（五）心理护理

主动与受术者沟通，简单介绍手术过程，说明输卵管绝育术简单、安全、时间短、效果可靠，增强受术者信心，消除顾虑和恐惧，使受术者积极配合。

（六）健康指导

（1）指导受术者术后卧床 4～6 h 后下床活动，减少腹腔粘连。

（2）出院后休息 3～4 周，加强营养，不做重体力劳动。

（3）禁止性生活 1 个月。术后 1 个月复查。

任务三　人工终止妊娠妇女的护理

 案例导入

案例 19-2　黄女士，46 岁，1-0-4-1，足月妊娠分娩 1 次，新生儿健康，现孩子已 16 岁。因国家二孩政策开放，其与丈夫商量后，成功怀有二胎，现怀孕 19 周，因羊水穿刺发现胎儿有 13-三体综合征高风险，要求人工终止妊娠。

问题：①根据该女性的妊娠月份，你觉得她应该采取哪种方法终止妊娠？②该手术方式有什么禁忌证及注意事项？③如何对她进行整体护理？

人工终止妊娠是避孕失败的补救措施,常用方法有药物流产、手术流产、乳酸依沙吖啶引产术和水囊引产等。

　　人工流产是指因意外妊娠、疾病等原因,采用人工方法终止妊娠,是避孕失败的补救措施。终止早期妊娠的人工流产方法包括手术流产和药物流产。

一、手术流产

　　手术流产是采用手术方法终止妊娠,主要有负压吸引术和钳刮术。

　　负压吸引术是利用负压吸引原理,用吸管将妊娠物从子宫腔内吸出的手术,适用于10周内妊娠。钳刮术是先通过机械或药物方法使子宫颈扩张,然后用卵圆钳钳夹胎儿和胎盘,再行负压吸引的手术,适用于10～14周妊娠。

【护理评估】

（一）健康史

　　询问月经史、末次月经时间、生育史和既往病史,了解孕前采用何种避孕措施。

（二）身体评估

　　询问停经后症状,通过全身体格检查和妇科检查,评估孕妇有无人工流产术适应证或禁忌证。

　　1. 适应证　①妊娠14周内要求终止妊娠而无禁忌证者。②因各种疾病不能继续妊娠者。

　　2. 禁忌证　①生殖器官急性炎症。②各种疾病急性期。③全身情况不良,不能耐受手术,如重度贫血、心力衰竭等。④术前间隔4 h测体温,2次达到或超过37.5 ℃。

（三）心理-社会评估

　　评估受术者对人工流产术的认知程度,对手术有何顾虑,是否因害怕手术而紧张、恐惧。了解家属对受术者的支持程度。

（四）辅助检查

　　收集妊娠试验、血尿常规、白带常规及B超检查结果。

【护理诊断】

　　1. 焦虑、恐惧　与害怕手术和担心术后恢复有关。

　　2. 有感染危险　与术后阴道流血、不注意卫生或性生活有关。

　　3. 潜在并发症　人工流产综合反应、子宫穿孔、吸宫不全等。

【护理目标】

　　（1）受术者情绪平稳,积极与医护人员合作。

　　（2）受术者未发生感染。

　　（3）并发症得以有效预防或被及早发现并处理。

【护理措施】

（一）术前准备

　　（1）用物准备:①人工流产手术包:消毒备用(包内器械与IUD放置术基本相同,需增加子宫颈扩张器1套、6～8号吸管各1个、连接橡胶管1根、小号卵圆钳及有齿卵圆钳各1把、刮匙大中小各1把)。②无菌手套、消毒药品、抢救药品等。③负压吸引器:接通电源,调整好负压。

（2）若为无痛人流（应用静脉麻醉），应有麻醉医师监护。

（二）术中护理配合

1. 负压吸引术

（1）核对、评估：核对受术者姓名、手术名称，测量体温。解释操作目的和过程，争取受术者配合。

（2）消毒外阴、阴道：嘱受术者排空膀胱后取膀胱截石位。常规消毒外阴、阴道。

（3）打开人流包：检查器械包的消毒有效期，铺开，取消毒棉球（2.5％碘酊和75％乙醇棉球）放于弯盘和药杯内。

（4）铺巾、检查：洗手、穿无菌衣、戴消毒手套，铺无菌巾于外阴部。常规双合诊检查，了解子宫大小、位置、形态及附件情况。排列器械。

（5）暴露子宫颈：用阴道窥器暴露子宫颈，消毒子宫颈、子宫颈管、阴道穹隆部。

（6）探测子宫腔：用子宫颈钳夹持子宫颈前唇稍向外牵拉，用子宫探针顺子宫方向探测子宫腔深度。

（7）扩张子宫颈：执笔式用子宫颈扩张器依次逐号扩张子宫颈，扩至比所用吸管大半号至一号。

（8）负压吸引：将吸管接好橡胶管，再连接到负压吸引器橡胶管前端接头上，经负压吸引试验无误后，根据子宫大小选择负压，一般控制在53～67 kPa。将吸管缓慢送入子宫底，吸头遇阻力后稍向外退，开启负压，顺时针方向吸子宫腔1～2圈（图19-3）。组织吸净后折叠橡胶管，取出吸管。妊娠组织吸净的标志为：①子宫缩小；②子宫壁粗糙；③吸头紧贴子宫壁，移动受阻；④仅见少量血性泡沫。

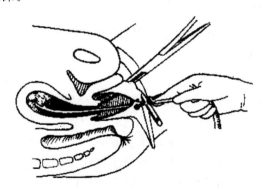

图19-3 人工流产负压吸引术

（9）清理子宫腔：用小号刮匙轻刮子宫腔1周，注意子宫底和两侧子宫角是否吸净。必要时，换小号吸管用低负压再吸子宫腔1圈。确认吸净后，用子宫探针复测子宫腔深度，一般比吸宫前缩小1～3 cm。取下子宫颈钳，用棉球拭净子宫颈和阴道血迹，观察无异常后取出阴道窥器，术毕。

（10）检查吸出物：将全部吸出物过滤，测量血液及组织容量，检查有无绒毛。如肉眼观察有异常或未见绒毛组织，需送病理检查。

（11）术中严密观察：术中陪伴受术者，观察面色、腹痛及生命体征。必要时遵医嘱给予缩宫素。

2. 钳刮术　因胎儿较大,术前应充分扩张子宫颈,然后再钳刮。

(1)扩张子宫颈:方法:①术前12 h,遵医嘱将16或18号无菌橡皮导尿管放置在子宫颈管,达子宫腔深度1/2以上,露在阴道内的一段导尿管用无菌纱布包裹,置于后穹隆内。子宫颈可自动缓慢扩张。术前取出。②术前3~4 h,遵医嘱给予前列腺素制剂口服、塞入阴道或肌注,软化、扩张子宫颈。③遵医嘱术前给予米非司酮和米索前列醇口服。④遵医嘱术前将丁卡因栓或艾司唑仑置于子宫颈管内口处。

(2)行钳刮术:手术时,用子宫颈扩张器充分扩张子宫颈(扩至8~12号),先用卵圆钳夹破胎膜,待羊水流净,再钳出胎儿、胎盘组织,然后吸宫。吸宫操作同负压吸引术。术中遵医嘱应用缩宫素,术后观察有无出血。

(三)术后护理

(1)嘱受术者在观察室休息1~2 h。

(2)观察腹痛及阴道流血,发现异常立即报告医生并遵医嘱给予药物治疗。

(3)2 h后,无异常方可离院。

(四)人工流产术并发症妇女的护理

1. 出血　①妊娠月份较大,宫缩欠佳,出血量多,遵医嘱子宫颈注射缩宫素,同时快速取出绒毛组织。②吸管过细、胶管过软或负压不足引起出血,应及时更换吸管和胶管,调整负压。

2. 人工流产综合反应　指手术中或术毕,因疼痛或局部刺激,受术者出现面色苍白、大汗淋漓、头昏、胸闷、心动过缓、心律不齐,严重者出现血压下降、昏厥、抽搐等迷走神经兴奋症状。①发现症状应立即停止手术,给予吸氧,一般能自行恢复。②严重者遵医嘱加用阿托品0.5~1 mg静脉注射。③术前精神安慰,术中动作轻柔,吸宫时负压适当,减少不必要反复吸刮,可降低人工流产综合反应发生率。

3. 子宫穿孔　人工流产严重并发症。手术时突然感觉无子宫底,或手术器械进入深度超过原测量深度,提示子宫穿孔。①立即停止手术。②穿孔小,无脏器损伤或内出血,手术已完成,可配合医生保守治疗,遵医嘱应用宫缩剂和抗生素,密切观察生命体征。若宫内组织未吸净,可在B超引导或腹腔镜下完成手术。③破口大、有内出血或怀疑脏器损伤,应协助医生剖腹探查,做好相应护理。

4. 吸宫不全　指人工流产术后部分妊娠组织残留,是人工流产术常见并发症,表现为手术后阴道流血时间长(超过10日)、血量多或流血停止后又现多量流血。B超检查有助于诊断。①无明显感染征象,应尽早刮宫,刮出物送病理检查。术后遵医嘱给予抗生素。②伴有感染征象者,遵医嘱控制感染后再刮宫。

5. 漏吸或空吸　人工流产术未吸出胚胎及绒毛,使妊娠继续或胚胎停止发育,称为漏吸。发现漏吸,应再次行负压吸引术。误诊宫内妊娠而行人工流产术,称为空吸。嘱重复尿妊娠试验或B超检查。警惕宫外孕。

6. 感染　发生急性子宫内膜炎或盆腔炎性疾病,遵医嘱应用抗生素。

7. 羊水栓塞　少见。若发生羊水栓塞,病情较足月分娩并发羊水栓塞轻,应配合医生治疗。

8. 远期并发症　有子宫颈粘连、子宫腔粘连、月经失调、盆腔炎性疾病后遗症或继发不孕等。

（五）心理护理

术前向受术者简要介绍手术过程,告知手术配合要求,安慰受术者,并教会受术者缓解术中紧张和不适的方法,消除恐惧心理。争取家属配合,关爱受术者,提供心理支持。

（六）健康指导

（1）保持外阴清洁,嘱每日清洗外阴,使用消毒会阴垫。

（2）禁止性生活和盆浴 1 个月。

（3）负压吸引术后休息 2 周,钳刮术后休息 2～4 周,1 个月后随访。

（4）嘱术后如有发热、腹痛、阴道流血量多或持续流血超过 10 日,及时就诊。

（5）指导恢复性生活后合理避孕。

二、药物流产

药物流产又称药物抗早孕,是用药物而非手术终止早孕的一种避孕失败补救措施。目前临床应用的药物是米非司酮配伍米索前列醇,终止早孕完全流产率达 90% 以上。米非司酮是一种类固醇抗孕激素制剂,具有抗孕激素和抗糖皮质激素作用。米索前列醇具有兴奋子宫和软化子宫颈作用。

【护理评估】

（一）健康史

询问月经史、末次月经时间、生育史和既往病史。

（二）身体评估

询问停经后症状,通过全身体格检查和妇科检查,评估孕妇有无药物流产适应证或禁忌证。

1. 适应证　①妊娠≤49 日,年龄<40 岁,自愿采用药物流产的健康妇女。②尿 hCG 阳性,B 超检查确诊宫内妊娠。③人工流产术高危因素者,如子宫颈发育不良、哺乳期等。

2. 禁忌证　①使用米非司酮禁忌证,如肾上腺及其他内分泌疾病、血液病、血管栓塞等病史。②使用前列腺素禁忌证,如心血管疾病、青光眼、哮喘、癫痫、结肠炎等。③带器妊娠、宫外孕。④其他:妊娠剧吐,过敏体质,长期服用抗结核、抗癫痫、抗抑郁、抗前列腺素药等。

（三）心理-社会评估

评估有无紧张、忧虑、担心能否成功。

（四）辅助检查

B 超检查、尿妊娠试验。

【护理诊断】

1. 焦虑　与不了解药物流产过程及效果有关。

2. 有感染危险　与阴道流血时间长、术后不注意卫生有关。

【护理目标】

（1）用药者情绪平稳。

（2）未发生感染。

【护理措施】

（一）用药前护理

（1）向用药者介绍药物作用、剂量、效果及不良反应，如恶心、呕吐等。

（2）告知用药注意事项：①每次服药前后至少空腹 1 h，用温开水吞服；②用药期间忌用前列腺素拮抗剂吲哚美辛；③米索前列醇应到医院在医生指导下空腹口服，并留院观察。

（二）用药护理

（1）核对用药者姓名、记录用药时间。

（2）遵医嘱指导用药：①米非司酮分服法：第 1 日晨服 50 mg，8～12 h 再服 25 mg；第 2 日早晚各服 25 mg；第 3 日上午 7 时再服 25 mg。②米索前列醇顿服法：第 3 日早上用米索前列醇 600 μg 顿服。

（3）监测生命体征。

（三）用药后护理

（1）核对用药者姓名、用药情况。

（2）留院观察：应用米索前列醇后，留院观察 6 h。①观察生命体征。②观察有无腹痛、腹泻、阴道流血，发现异常及时报告医生。③仔细检查阴道排出物是否完整，有无绒毛及胚胎组织。必要时送病理检查。

（3）备好急救药品如缩宫素、止血药等，做好输血、输液准备。

（4）药物流产失败或不全流产出血量多，应及时报告医生并做好急诊刮宫准备。阴道流血时间长者，遵医嘱应用抗生素预防感染。

（四）心理护理

向用药者详细讲解药物作用、剂量、效果及不良反应等，使其有充分的思想准备，消除紧张心理。与家属沟通，为用药者争取家属的最大支持。

（五）健康指导

（1）告知药物流产后出血时间较长，一般持续 10～14 日，出血量较吸宫术多。

（2）嘱保持外阴清洁，2 周内禁止性生活和盆浴。

（3）指导月经恢复后合理避孕，5 周后随访。

三、中期妊娠引产术

用人工方法终止中期妊娠称为中期妊娠引产术，包括药物引产（依沙吖啶引产）和手术引产（水囊引产）。

依沙吖啶引产是将依沙吖啶经腹壁羊膜腔内注射，方法简便，成功率高（90%～100%）。依沙吖啶（利凡诺）是一种强力杀菌剂，可诱发宫缩并使胎儿中毒死亡。依沙吖啶引产安全量为 50～100 mg。

水囊引产是将预先制备消毒的水囊置于子宫壁和胎膜之间，囊内注入一定量的生理盐水，诱发宫缩，促使妊娠物排出。

【护理评估】

（一）健康史

询问月经史、生育史、既往病史及手术史，了解妊娠前采用何种措施避孕。

（二）身体评估

了解本次停经后的表现，通过全身体格检查和妇科检查，评估孕妇有无中期妊娠引产术的适应证和禁忌证。

1. 适应证 ①妊娠 13～28 周，患有严重疾病不宜继续妊娠，要求终止而无禁忌证者。②妊娠早期接触致畸因素，检查发现胎儿异常或死胎者。

2. 禁忌证 ①严重全身性疾病，如心、肝、肺、肾疾病活动期或功能严重异常。②各种疾病急性期。③生殖器官急性炎症。④感染：术前 24 h 内体温 2 次不小于 37.5 ℃。⑤剖宫产术或子宫肌瘤剔除术后 2 年内、子宫颈发育不良及陈旧裂伤等。⑥前置胎盘为水囊引产禁忌证，但肝肾疾病能耐受手术者不是水囊引产禁忌证。

（三）心理-社会评估

评估受术者紧张、焦虑程度。

（四）辅助检查

了解血尿常规、出凝血时间、白带常规、肝肾功能检查结果。协助 B 超检查胎盘及穿刺点定位。

【护理诊断】

1. 焦虑、紧张 与不了解药物引产过程及效果有关。

2. 有感染的危险 与阴道流血、放置水囊有关。

【护理目标】

（1）受术者情绪平稳，积极与医护人员合作。

（2）受术者体温正常，未发生感染。

【护理措施】

（一）术前准备

1. 用物准备

（1）依沙吖啶引产：①无菌穿刺包（内置 20～22 号腰穿针 1 枚、纱布若干、20 mL 注射器及 5 mL 注射器各 1 具、洞巾 1 块）。②消毒用物：无菌卵圆钳、无菌手套、胶布、2.5％碘酊、75％乙醇。③药物准备：0.5％～1％依沙吖啶，根据妊娠月份使用。

（2）水囊引产：水囊引产包（内置阴道窥器 1 个、子宫颈钳 1 把、子宫颈扩张器 1 套、无齿长镊子 1 把、卵圆钳 2 把、橡皮导尿管 1 根、纱布若干、10 号丝线、20 mL 注射器 1 具、洞巾 1 块）、消毒双层阴茎套制备水囊 1 个、消毒用物、生理盐水等。

2. 受术者准备

（1）嘱术前 3 日禁性生活，水囊引产者术前 3 日行阴道冲洗，每日 1 次。

（2）嘱受术者排空膀胱，送至手术室。

（二）术中护理配合

1. 依沙吖啶引产

（1）定位：嘱孕妇取平卧位，腹部触诊或 B 超下选定穿刺点。

（2）消毒、铺巾：常规消毒，打开穿刺包，戴无菌手套，铺无菌洞巾。

（3）穿刺、注药：用 20 号左右腰椎穿刺针在穿刺点垂直进针，经 2 次落空感后进入羊膜腔（图 19-4）。拔出针芯有羊水溢出，接上 5 mL 空注射器，抽出少量证实为羊水。再接上装有依沙吖啶药液的注射器,将药液注入羊膜腔内。

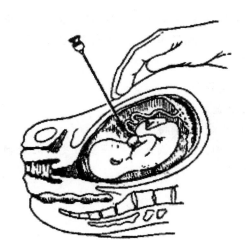

图 19-4 羊膜腔穿刺术

(4) 拔针、压迫:将针芯插入穿刺针管,迅速拔针,用无菌纱布加压 5 min 后,胶布固定。

(5) 观察:术中观察生命体征,注意有无呼吸困难、发绀等羊水栓塞症状。术毕,观察无异常后送回病房休息。

2. 水囊引产

(1) 嘱孕妇取膀胱截石位,常规消毒外阴,打开水囊引产包,戴无菌手套,铺无菌洞巾。

(2) 暴露子宫颈,消毒子宫颈、子宫颈管,用子宫颈钳夹持子宫颈前唇稍向外牵拉,用子宫颈扩张器扩张子宫颈达 8～10 号。

(3) 用卵圆钳将水囊全部送入子宫腔。

(4) 从水囊内导尿管注入 300～500 mL 生理盐水,扎紧导尿管,折叠放于阴道后穹隆。

(5) 取下子宫颈钳和阴道窥器。术毕。

(三) 术后护理

(1) 嘱受术者尽量卧床休息,防止突然破膜。不得擅自离开病房。

(2) 严密观察:①定时监测生命体征,依沙吖啶羊膜腔注射者,注药后 24～48 h 出现体温升高,少数体温升高至 38 ℃左右,短时间内自行恢复正常。若体温持续超过 38 ℃,应报告医生并遵医嘱处理。②严密观察并记录宫缩及阴道流血情况。

(3) 接生:按正常分娩接生。检查胎盘胎膜是否完整,软产道有无裂伤,发现异常及时报告医生并配合处理。

(4) 胎儿胎盘排出后护理:①遵医嘱常规行清宫术。②观察宫缩、阴道流血及膀胱是否充盈。③观察生命体征,发现异常及时报告医生并配合处理。

(5) 羊膜腔注药后,一般 12～24 h 开始出现宫缩,约用药后 48 h 排出胎儿胎盘。若用药 5 日后仍未临产,即为引产失败,及时报告医生、通报家属,协商再次给药或改用其他方法引产。

(6) 放置水囊后,24 h 内出现宫缩,当宫缩规律有力时,即可放出囊内液体,取出水囊。若 24 h 仍无宫缩或宫缩较弱,也应取出水囊。

（四）心理护理

耐心倾听受术者诉说，为其提供表达内心焦虑、恐惧的机会。向受术者讲解各种引产的特点、效果及用药后可能出现的反应，解除其顾虑，使病人积极配合。

（五）健康指导

（1）嘱术后注意休息，加强营养。
（2）术后立即采取退奶措施。
（3）保持会阴清洁，每日清洗，用消毒会阴垫。
（4）引产术后禁止性生活和盆浴6周。指导恢复性生活时正确避孕。
（5）嘱发现异常随时就诊。

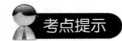考点提示

1. 避孕失败的补救措施。
2. 人工流产、人工流产负压吸引术、人工流产综合反应、药物流产的概念。
3. 人工流产负压吸引术、钳刮术、药物流产各适用的妊娠周数。
4. 人工流产术的并发症及护理要点。
5. 依沙吖啶引产和水囊引产的禁忌证。

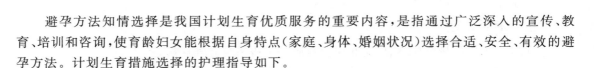

任务四　计划生育措施选择的指导

避孕方法知情选择是我国计划生育优质服务的重要内容，是指通过广泛深入的宣传、教育、培训和咨询，使育龄妇女能根据自身特点（家庭、身体、婚姻状况）选择合适、安全、有效的避孕方法。计划生育措施选择的护理指导如下。

（一）新婚期

1. 原则　新婚夫妇尚未生育，应选择方便、不影响生育的避孕方法。

2. 方法指导　首选复方短效口服避孕药。性生活适应后可选用避孕套，也可选用外用避孕栓。因尚未生育，一般不选用宫内节育器。不宜选用安全期、体外排精及长效避孕药来避孕。

（二）哺乳期

1. 原则　不影响乳汁质量及婴儿健康。

2. 方法指导　避孕套是哺乳期最佳避孕措施。也可选用IUD、单孕激素制剂长效避孕针或皮下埋植剂。不适用避孕药膜，不宜用雌、孕激素复合避孕药、避孕针或安全期避孕。

（三）生育后期

1. 原则　选择长效、安全、可靠的避孕方法，减少非意愿妊娠发生。

2. 方法指导 各种避孕方法（IUD、皮下埋植剂、复方口服避孕药、避孕套等）均适用。根据个人身体情况选择，对某种避孕方法有禁忌证则不宜使用。已生育2个或以上的妇女采用绝育术为妥。

（四）绝经过渡期

1. 原则 此期仍有排卵，应坚持避孕。选择以外用避孕药为主的避孕方法。

2. 方法指导 可采用避孕套。原来使用的IUD，无不良反应可继续使用，至绝经后半年取出。此期阴道分泌物少，不宜选择避孕药膜，可选避孕栓、凝胶剂。不宜选用复方避孕药及安全期避孕。

（肖　萍）

🏥 直通护考

一、A1/A2 型题（以下每一道考题下面有 A、B、C、D、E 五个备选答案，请从中选择一个最佳答案。）

1. 人工流产术术后护理不包括（　　）。
   A. 观察 1～2 h　　　　　B. 禁盆浴、性交 2 周　　　　C. 保持外阴清洁
   D. 合理营养　　　　　　E. 嘱阴道流血多或超过 10 天应就诊

2. 育龄妇女咨询放置宫内节育器的合适时间，护士回答不包括（　　）。
   A. 月经干净后 3～7 日　　B. 产后 42 日恢复正常　　　C. 剖宫产后 6 个月
   D. 哺乳期随时　　　　　　E. 人工流产后子宫腔 < 10 cm

3. 我国女性应用最广的避孕措施是（　　）。
   A. 避孕套　　　　　　　B. 宫内节育器　　　　　　C. 阴道隔膜
   D. 口服避孕药　　　　　E. 长效避孕针

4. 刘女士，26 岁，自诉人工流产负压吸引术后，阴道流血 12 日。护士首先应考虑（　　）。
   A. 月经失调　　　　　　B. 子宫内膜炎　　　　　　C. 吸宫不全
   D. 子宫穿孔　　　　　　E. 子宫内膜异位症

5. 一育龄妇女咨询放置宫内节育器的副作用及并发症，护士回答不应包括（　　）。
   A. 体重增加　　　　　　B. 经量增多　　　　　　　C. 腰酸腹胀
   D. 子宫穿孔　　　　　　E. 感染

6. 一妊娠 13 周妇女，拟行人工终止妊娠，护士告知最适宜措施为（　　）。
   A. 负压吸引术　　　　　B. 天花粉肌注　　　　　　C. 米索前列醇口服
   D. 利凡诺羊膜腔注射　　E. 钳刮术

7. 一育龄妇女咨询人工流产术的并发症，护士回答不应包括（　　）。
   A. 吸宫不全　　　　　　B. 白带增多　　　　　　　C. 人工流产综合反应
   D. 子宫穿孔　　　　　　E. 漏吸或空吸

8. 护士指导育龄夫妇选择避孕措施时，不应包括（　　）。
   A. 人工流产术　　　　　B. 口服避孕药　　　　　　C. 宫内节育器放置术
   D. 经腹输卵管绝育术　　E. 避孕套

9. 育龄妇女咨询口服避孕药的禁忌证,护士回答不包括(　　)。

A. 严重心血管疾病　　　　B. 急慢性肝肾疾病　　　　C. 哺乳期妇女

D. 月经过多　　　　E. 内分泌疾病

10. 孕妇,29 岁,停经 48 天,拟行药物流产。护士指导不包括(　　)。

A. 药物流产适用于≤49 日的宫内妊娠

B. 目前临床用药为米非司酮配伍米索前列醇

C. 米索前列醇应在家空腹口服

D. 用药后严密观察,必要时清宫

E. 药物流产后出血时间较长,一般 10～14 日,出血量较吸宫术多

11. 中期妊娠引产术适宜孕周为(　　)。

A. 妊娠 12～14 周　　　　B. 妊娠 12～15 周　　　　C. 妊娠 13～18 周

D. 妊娠 13～20 周　　　　E. 妊娠 13～28 周

12. 育龄妇女咨询口服避孕药的避孕原理,护士回答不包括(　　)。

A. 抑制排卵　　　　B. 阻止受精卵着床　　　　C. 无菌性炎症反应

D. 改变子宫颈黏液性状　　　　E. 改变输卵管蠕动

13. 病人,女,23 岁,停经 57 天,要求终止妊娠,行人工流产负压吸引术,下列哪项不是妊娠物吸净的标志?(　　)

A. 见少量血性泡沫　　　　B. 子宫缩小　　　　C. 子宫壁粗糙

D. 见血液流出　　　　E. 吸头紧贴子宫壁,移动受阻

14. 李某,女,27 岁,要求避孕。平素月经规律,量中等,G_3P_1,人工流产 2 次,现有子女 1 个。化验检查尿蛋白(＋)。护士指导该妇女选择最佳避孕方法应是(　　)。

A. 口服避孕药　　　　B. 避孕套　　　　C. 皮下埋植剂

D. 安全期避孕　　　　E. 放置宫内节育器

15. 在负压吸引术中,吸管进出子宫颈管时应注意(　　)。

A. 降低负压　　　　B. 关闭负压　　　　C. 加大负压

D. 维持负压　　　　E. 保持吸引时的负压

16. 病人,女,32 岁,口服短效避孕药物进行避孕已 2 年,因工作忙,当晚漏服,寻求帮助,应告知补服时间为房事后(　　)。

A. 3 h 内　　　　B. 6 h 内　　　　C. 9 h 内

D. 12 h 内　　　　E. 24 h 内

二、A3/A4 型题(以下提供若干个案例,每个案例下设若干个考题。请根据各考题题干所提供的信息,在每道题下面的 A、B、C、D、E 五个备选答案中,选择一个最佳答案。)

(17～20 题共用题干)

孕妇,20 岁,停经 59 天,伴恶心、呕吐 20 天,要求人工终止妊娠。在人工流产负压吸引术过程中,护士观察发现孕妇面色苍白、大汗淋漓,孕妇自诉头晕、胸闷。测 BP 80/50 mmHg,HR 52 次/分。

17. 护士首先考虑该孕妇发生了(　　)。

A. 子宫穿孔　　　　B. 羊水栓塞　　　　C. 人工流产综合反应

D. 子宫破裂　　　　E. 出血性休克

18. 此时护士首选的护理措施是(　　)。

A. 平卧、保暖   B. 吸氧   C. 建立静脉通道
D. 安慰受术者   E. 配合医生尽快结束手术

19. 护士应清楚,该受术者首选的药物是静脉注射(   )。
A. 阿托品   B. 硫酸镁   C. 利托君
D. 肾上腺素   E. 毛花苷 C

20. 家属咨询孕妇出现上述症状的原因,护士回答正确的是(   )。
A. 宫缩乏力   B. 孕妇患有心脏病   C. 子宫穿孔引起疼痛
D. 人工流产出血过多 E. 手术刺激子宫或子宫颈局部引起迷走神经兴奋

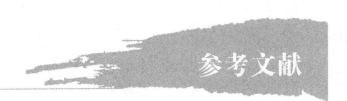

[1] 谢幸,苟文丽.妇产科学[M].8版.北京:人民卫生出版社,2013.

[2] 刘文娜,闫瑞霞.妇产科护理[M].3版.北京:人民卫生出版社,2015.

[3] 郑修霞.妇产科护理学[M].5版.北京:人民卫生出版社,2012.

[4] 翟向红,吴晓琴.产科学基础[M].3版.北京:人民卫生出版社,2015.

[5] 王傲芳.妇产科护理学[M].武汉:武汉大学出版社,2013.

[6] 罗琼,王娅莉.妇产科护理学[M].2版.北京:高等教育出版社,2015.

[7] 闫金凤,韦秀宜.助产技术[M].北京:人民卫生出版社,2015.

[8] 金庆跃.妇婴护理技术[M].杭州:浙江大学出版社,2011.

[9] 柏树令.系统解剖学[M].8版.北京:人民卫生出版社,2013.

[10] 耿丽华,宋雁宾,张洪君.护理实训教材——妇产科护理分册[M].3版.北京:科学出版社,2007.

[11] 袁素华,马梅,黄丽荣.妇产科护理[M].武汉:华中科技大学出版社,2015.

[12] 莫洁玲,朱梦照.妇产科护理学[M].北京:人民卫生出版社,2013.

[13] 简雅娟,杨峥.妇科护理[M].北京:人民卫生出版社,2011.

[14] 蔡文智,王玉琼.妇产科护理学[M].2版.北京:人民卫生出版社,2013.

[15] 朱壮彦.妇产科护理学[M].2版.北京:科学出版社,2012.

[16] 李晓琳,王炜振.妇产科护理学[M].北京:北京大学医学出版社,2013.